普通高等医学院校五年制临床医学专业第二轮教材

U0297199

医学心理学

（第2版）

（供基础医学、临床医学、预防医学、口腔医学、护理学及相关专业用）

主　编　朱金富　林贤浩

副主编　刘传新　张旺信　徐浩岚

编　者　（以姓氏笔画为序）

王立金（蚌埠医学院）

朱金富（新乡医学院）

刘传新（济宁医学院）

李宝芬（承德医学院）

张东军（新乡医学院）

张旺信（山东第一医科大学）

陈　芸（湖南中医药大学）

陈思宇（川北医学院）

林贤浩（福建医科大学）

聂光辉（广西医科大学）

徐浩岚（西南医科大学）

董再全（四川大学华西医院）

秘　书　张东军

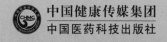

中国健康传媒集团

中国医药科技出版社

内 容 提 要

　　本教材是"普通高等医学院校五年制临床医学专业第二轮教材"之一，根据本套教材编写总体原则、要求及本课程教学大纲的基本要求和课程特点编写而成。本教材在第一版的基础上，遵循总结教学经验、借鉴优秀成果、突出自身特色、更新优化知识体系的原则进行了再版修订，系统阐述了医学心理学的基本知识和最新研究进展。教材分为六部分，包括医学心理学概述、基础心理、健康心理、临床心理、医患关系与医患沟通、心理评估与心理咨询和心理治疗等方面的内容，可使学生在了解基础心理学知识的基础上，进一步学习与临床医学有关的心理学知识，提升医患沟通技巧与医学人文素养。为了让学生加深理解、开拓视野，教材中还设置了"学习目标""案例引导""知识链接""目标检测"等模块；同时，为适应数字化教育的特点和提高学生的实践学习能力，本教材还附有在线学习平台等配套资料。

　　本教材供普通高等医学院校基础医学、临床医学、预防医学、口腔医学、护理学及相关专业师生教学使用。

图书在版编目（CIP）数据

医学心理学/朱金富，林贤浩主编．—2 版．—北京：中国医药科技出版社，2023.1

普通高等医学院校五年制临床医学专业第二轮教材

ISBN 978 – 7 – 5214 – 3645 – 7

Ⅰ.①医…　Ⅱ.①朱…②林…　Ⅲ.①医学心理学 – 医学院校 – 教材　Ⅳ.①R395.1

中国国家版本馆 CIP 数据核字（2023）第 017401 号

美术编辑　陈君杞

版式设计　友全图文

出版　**中国健康传媒集团** | 中国医药科技出版社

地址　北京市海淀区文慧园北路甲 22 号

邮编　100082

电话　发行：010 – 62227427　邮购：010 – 62236938

网址　www.cmstp.com

规格　889 × 1194mm $\frac{1}{16}$

印张　11 $\frac{3}{4}$

字数　337 千字

初版　2016 年 8 月第 1 版

版次　2023 年 1 月第 2 版

印次　2023 年 1 月第 1 次印刷

印刷　三河市万龙印装有限公司

经销　全国各地新华书店

书号　ISBN 978 – 7 – 5214 – 3645 – 7

定价　**45.00 元**

获取新书信息、投稿、为图书纠错，请扫码联系我们。

为了贯彻《中共中央、国务院中国教育现代化2035》"加强创新型、应用型、技能型人才培养规模"的战略任务要求，落实《国务院办公厅关于加快医学教育创新发展的指导意见》，紧密对接新医科建设对医学教育改革的新要求，满足新时代医疗卫生事业对人才培养的新需求，中国医药科技出版社在教育部、国家药品监督管理局的领导下，通过走访主要院校对2016年出版的"全国普通高等医学院校五年制临床医学专业'十三五'规划教材"进行了广泛征求意见，有针对性的制定了第二版教材的出版方案，旨在赋予再版教材以下特点。

1.立德树人，融入课程思政

把立德树人贯穿、落实到教材建设全过程的各方面、各环节。课程思政建设应体现在知识技能传授中厚植爱国主义情怀，加强品德修养、增长知识见识、培养奋斗精神，不断提高学生思想水平、政治觉悟、道德品质、文化素养等。医学教材着重体现加强救死扶伤的道术、心中有爱的仁术、知识扎实的学术、本领过硬的技术、方法科学的艺术的教育，培养医德高尚、医术精湛的人民健康守护者。

2.精准定位，培养应用人才

坚持体现《中共中央、国务院中国教育现代化2035》"加强创新型、应用型、技能型人才培养规模"的战略任务，落实《国务院办公厅关于加快医学教育创新发展的指导意见》中"立足基本国情，以服务需求为导向，以新医科建设为抓手，着力创新体制机制，分类培养研究型、复合型和应用型人才"的医学教育目标，结合医学教育发展"大国计、大民生、大学科、大专业"的新定位，注重人才培养应从疾病诊疗提升拓展为预防、诊疗和康养，以健康促进为中心，服务生命全周期、健康全过程的转变，精准定位教材内容和体系。教材编写应体现以医疗卫生事业需求为导向，以岗位胜任力为核心，以培养医工、医理、医文学科交叉融合的高素质、强能力、精专业、重实践的本科医学人才培养目标。

3.适应发展，优化教材内容

必须符合行业发展要求。构建教材内容结构，要体现医疗机构对医学人才在临床实践能力、沟通交流能力、服务意识和敬业精神等方面的要求；体现临床程序贯穿于教学的全过程，培养学生的整体临床意识；体现国家相关执业资格考试的有关新精神、新动向和新要求；注重吸收行业发展的新知识、新技术、新方法，体现学科发展前沿，并适当拓展知识面，为学生后续发展奠定必要的基础；满足以学生为中心而开展的各种教学方法的需要，充分发挥学生的主观能动性。

4.遵循规律，注重"三基""五性"

遵循教材规律。针对普通高等医学院校本科医学类专业教学需要，教材内容应注重"三基"（基本知识、基础理论、基本技能）、"五性"（思想性、科学性、先进性、启发性、适用性）；内容成熟、术语规范、文字精炼、逻辑清晰、图文并茂、易教易学；注意"适用性"，即以普通高等学校医学教育实际和学生接受能力为基准编写教材，满足多数院校的教学需要。

5.创新模式，提升学生能力

加强"三基"训练，着力提高学生分析问题和解决问题的能力。在不影响教材主体内容的基础上要保留"案例引导""学习目标""知识链接""目标检测"模块，去掉知识拓展模块。进一步优化各模块的内容，培养学生理论联系实践的实际操作能力、创新思维能力和综合分析能力；增强教材的可读性和实用性，培养学生学习的自觉性和主动性。

6.丰富资源，优化增值服务内容

搭建与教材配套的中国医药科技出版社在线学习平台"医药大学堂"（数字教材、教学课件、图片、视频、动画及练习题等），实现教学信息发布、师生答疑交流、学生在线测试、教学资源拓展等功能，促进学生自主学习。

本套教材凝聚了省属院校高等教育工作者的集体智慧，体现了凝心聚力、精益求精的工作作风，谨此向有关单位和个人致以衷心的感谢！

尽管所有参与者尽心竭力、字斟句酌，教材仍然有进一步提升的空间，敬请广大师生提出宝贵意见，以便不断修订完善！

普通高等医学院校五年制临床医学专业第二轮教材

建设指导委员会名单

主任委员　樊代明

副主任委员　（以姓氏笔画为序）

于景科（济宁医学院）　　　　　王金胜（长治医学院）

吕雄文（安徽医科大学）　　　　朱卫丰（江西中医药大学）

杨　柱（贵州中医药大学）　　　吴开春（第四军医大学）

何　涛（西南医科大学）　　　　何清湖（湖南医药学院）

宋晓亮（长治医学院）　　　　　郑金平（长治医学院）

唐世英（承德医学院）　　　　　曾　芳（成都中医药大学）

委　　　员　（以姓氏笔画为序）

于俊岩（长治医学院附属和平　　于振坤（南京医科大学附属南京
　　　　医院）　　　　　　　　　　　　　明基医院）

马　伟（山东大学）　　　　　　丰慧根（新乡医学院）

王　玖（滨州医学院）　　　　　王伊龙（首都医科大学附属北京天坛医院）

王旭霞（山东大学）　　　　　　王育生（山西医科大学）

王桂琴（山西医科大学）　　　　王雪梅（内蒙古医科大学附属医院）

王勤英（山西医科大学）　　　　艾自胜（同济大学）

叶本兰（厦门大学医学院）　　　付升旗（新乡医学院）

朱金富（新乡医学院）　　　　　任明姬（内蒙古医科大学）

刘春扬（福建医科大学）　　　　闫国立（河南中医药大学）

江兴林（湖南医药学院）　　　　孙国刚（西南医科大学）

孙思琴（山东第一医科大学）　　李永芳（山东第一医科大学）

李建华（青海大学医学院） 李春辉（中南大学湘雅医学院）

杨　征（四川大学华西口腔医
　　　学院） 杨少华（桂林医学院）
杨军平（江西中医学大学）

邱丽颖（江南大学无锡医学院） 何志巍（广东医科大学）

邹义洲（中南大学湘雅医学院） 张　闻（昆明医科大学）

张　敏（河北医科大学） 张　燕（广西医科大学）

张秀花（江南大学无锡医学院） 张晓霞（长治医学院）

张喜红（长治医学院） 陈万金（福建医科大学附属第一医院）

陈云霞（长治医学院） 陈礼刚（西南医科大学）

武俊芳（新乡医学院） 林友文（福建医科大学）

林贤浩（福建医科大学） 明海霞（甘肃中医药大学）

罗　兰（昆明医科大学） 周新文（华中科技大学基础医学院）

郑　多（深圳大学医学院） 单伟超（承德医学院）

赵幸福（南京医科大学附属
　　　无锡精神卫生中心） 郝少峰（长治医学院）
郝岗平（山东第一医科大学）

胡　东（安徽理工大学医学院） 姚应水（皖南医学院）

夏　寅（首都医科大学附属北京 夏超明（苏州大学苏州医学院）
　　　天坛医院） 高凤敏（牡丹江医学院）

郭子健（江南大学无锡医学院） 郭崇政（长治医学院）

郭嘉泰（长治医学院） 黄利华（江南大学附属无锡五院）

曹玉萍（中南大学湘雅二医院） 曹颖平（福建医科大学）

彭鸿娟（南方医科大学） 韩光亮（新乡医学院）

韩晶岩（北京大学医学部） 游言文（河南中医药大学）

数字化教材编委会

主　编　朱金富　林贤浩
副主编　刘传新　张旺信　徐浩岚
编　者　（以姓氏笔画为序）
　　　　王立金（蚌埠医学院）
　　　　朱金富（新乡医学院）
　　　　刘传新（济宁医学院）
　　　　李宝芬（承德医学院）
　　　　张东军（新乡医学院）
　　　　张旺信（山东第一医科大学）
　　　　陈　芸（湖南中医药大学）
　　　　陈思宇（川北医学院）
　　　　林贤浩（福建医科大学）
　　　　聂光辉（广西医科大学）
　　　　徐浩岚（西南医科大学）
　　　　董再全（四川大学华西医院）
秘　书　张东军

PREFACE 前　言

本教材在编写理念上坚持以"5＋3"为主体的临床医学教育综合改革为引领，以强化医学生职业道德、医学人文素养教育和临床实践能力培养为核心，以提升临床胜任力为导向；在内容安排上紧密结合医疗卫生行业要求和社会用人需求，既体现"早临床、多临床、反复临床"的理论模块与临床实践紧密结合的编写要求，又注重与国家执业医师资格考试和职称考试相对接。在上述理念的引导下，根据教育部提出的教材必须注重"三基""五性"的基本要求，结合我国医学院校临床医学专业的教学要求和实际需要及临床医学专业学生的特点，参照目前国内外有关医学心理学的最新成果，在第一版教材的基础上进行了修订与优化，编写了本教材。编写过程中坚持以医学心理学的基本知识、基本理论和基本技术为依托，突出教材内容的针对性、实用性、思想性、科学性、先进性，强调可操作性，突出临床应用性，并努力反映国内外本领域最新研究进展。

教育部高等学校教学指导委员会印发的《普通高等学校本科专业类教学质量国家标准》（2018）（以下简称《国家标准》）指出本科临床医学专业教育的目标是培养具备初步临床能力、终生学习能力和良好职业素质的医学毕业生。本科医学院校在办学时应设置包括心理学在内的行为科学、人文社会科学以及医学伦理学课程。作为医学与心理学结合的交叉学科，医学心理学是把心理学的理论、方法与技术应用到医疗实践中的产物。因此，本教材在内容上参照《国家标准》的要求，兼顾心理学、医学、伦理学等人文科学的相关内容。以期通过学习，在提高医学生自身心理素质和人文素养的同时，全面提升医学生对医学心理学知识和技能的理解和应用能力。本教材主要适用于医学院校基础医学、临床医学、预防医学、口腔医学、护理学等专业的学生和参加国家执业医师资格考试的人员作为教材或参考书使用。

具体来说，本教材从模块上分为六部分：第一部分即第一章绪论，介绍医学心理学基本内容，由朱金富编写；第二部分是医学心理学相关的心理学知识，包括第二章心理学基础和第三章主要理论流派，由刘传新、董再全、李宝芬编写；第三部分是健康心理相关内容，包括第四章心理的健康发展、第五章行为与健康，由董再全、刘传新、陈芸编写；第四部分为临床常见心理问题及异常心理，包括第六章应激与应激相关障碍、第七章心身疾病、第八章疾病诊疗过程中的心理问题及第九章常见异常心理现象，由聂光辉、张东军、陈思宇、林贤浩、张旺信编写；第五部分介绍医患角色的相关内容，主要为第十章医患关系与医患沟通，由张东军编写；第六部分介绍了心理评估、心理咨询、心理治疗的概述和一般方法，主要包括第十一章心理评估、第十二章心理咨询与心理治疗和第十三章常用的心理治疗技术，由王立金、徐浩岚、朱金富、张东军编写。

参加本教材编写的编者均是目前活跃在医学心理学、健康心理学、临床心理学和精神病学等相关领域的一线教师或临床医生，具有丰富的教学经历和经验，教材中所选案例，多来源于编者的实际工作。本教材能得以成稿离不开各位编者的辛勤劳动与付出。同时，本教材在编写过程中参考了许多国内外专家的经典著作和研究成果，在此，谨向他们致以诚挚的谢意。但由于科学发展的日新月异，加上编写人员的水平有限，本教材难免存在一些不足之处。敬请各位同行、专家和学生在使用本教材的过程中提出宝贵意见和建议，以便在本教材再版时及时得到更正和修改。

编　者
2022 年 10 月

目 录 CONTENTS

第一章 绪 论

PPT

1. 掌握 医学心理学的概念与内涵；医学模式的概念与生物－心理－社会医学模式的特点；医学心理学的研究原则与方法。

2. 熟悉 医学心理学的学科性质；医学心理学的产生与发展过程；医学心理学在现代医学中的地位。

3. 了解 医学生学习医学心理学的意义；我国医学心理学的发展现状；医学心理学与相关学科的关系。

4. 学会生物－心理－社会医学模式内涵，具备运用生物－心理－社会医学模式解释常见医学现象及初步的医学心理学研究设计的能力。

⇒ **案例引导**

临床案例 钱某，女，66岁，因恶心、嗳气、上腹部不适5年余多次到综合性医院消化科、肿瘤科等科室就诊，多次行影像学检查、胃镜等检查均未发现明显器质性病变，期间服用药物治疗，病情时轻时重，患者坚信自己有消化系统的疾病，反复到各级医院就诊、检查。后在医生的建议下到临床心理科就诊，诊断为"躯体症状相关障碍"，但患者不愿相信该诊断，不愿接受心理科治疗，在家人监督下坚持服用抗抑郁剂及情感稳定剂，治疗4周后症状有明显缓解。

讨论 钱某反复到精神心理科以外的其他科室就诊的原因有哪些？

第一节 医学心理学的概念与内涵

一、医学心理学的概念

医学心理学（medical psychology）是运用心理学的原理和方法，研究心理因素在人体健康与疾病及其相互转化过程中的作用规律，并研究如何预防、控制心理危险因素导致的疾病及利用心理保护因素促进健康的策略和措施的科学。

医学心理学是研究健康和疾病之间的心理现象及其规律的科学，研究和解决人类健康或患病以及二者相互转化过程中的一切心理问题。因此，医学心理学既有医学的特点，又有心理学的特点。

二、医学心理学的性质

医学心理学既是一门交叉学科，又是一门应用学科。医学心理学与医学的交叉不仅包括与基础医学的交叉，还包括与临床医学的交叉。

1. 与基础医学的交叉 医学心理学涉及几乎所有医学领域的心理行为问题，其包含的心理、行为学等知识属于医学的基础知识，从这一层面来说，医学心理学具有基础医学的性质。

2. 与临床医学的交叉　有的学者把临床心理学看作是医学心理学的最大临床分支学科，实际上临床心理学要解决的许多问题和医学有关，而医学心理学的一些问题和方法是通过临床心理学来实现和完成的，两者之间的界限很难确定。

可见，从其学科性质上来说，医学心理学既有医学的特点，又有心理学的特点。

三、医学心理学的内涵

作为研究健康与疾病相互转化过程中心理因素作用规律的学科，医学心理学是把心理学的理论、方法和技术应用于医疗实践中的科学。其基本内涵如下。

（1）研究疾病现象、疾病和健康者之间的关系。

（2）研究各种各样的疾病，而不单是心理疾病。

（3）运用心理学理论知识和实验技术，研究预防和控制心理危险因素及其对健康的影响。

（4）利用心理保护因素提供机体功能改变的早期信息，促进和保护人体健康。

（5）医学心理学既是自然科学也是社会科学，既是理论学科也是应用学科。

四、学习医学心理学的意义

1. 有利于医学生更系统全面地掌握医学知识　现代医学的许多临床调查表明，人的心理状态与健康、疾病密切相关，心理社会因素是致病的重要因素，许多躯体疾病也会同时合并有心理问题，不少精神障碍患者也更倾向于首诊选择综合性医院。因此，能正确识别各种心理障碍也是临床医生需要具备的基本技能之一。医学心理学把医学和心理学相结合，致力于探讨心理因素在致病、临床诊断、治疗护理、医患关系等方面的作用。通过学习相关知识，有助于提高医学生对常见精神障碍与心理问题的识别水平，帮助其养成系统化整体诊疗的理念，树立生物－心理－社会医学模式的观点，使其在以后的实际临床工作中能更深刻地认识患者、认识疾病，协调医患关系，全面提高医疗质量，满足人们对卫生服务日益增长的需要。

2. 有利于培养医学生的医学人文意识　医学中的人文内涵是医学教育的重要组成部分，特别是在新的医学模式的影响下，现代医护工作者必须从"只关心病、不关心人"向"既关心病、又关心人"转变。培养出具有更强人文精神和良好人文素养的医学人才是当代医学教育的真谛所在。教育部高等学校教学指导委员会印发的《普通高等学校本科专业类教学质量国家标准》（2018）指出本科临床医学专业教育的目标是培养具备初步临床能力、终生学习能力和良好职业素质的医学毕业生。其中"终生学习能力和良好的职业素质"蕴含着医学生的基本人文素质要求。在课程计划中明确心理学是"行为科学、社会科学以及医学伦理学课程"模块中的一门必修课程。《国务院办公厅关于加快医学教育创新发展的指导意见》（国办发〔2020〕34号）更是要求以新内涵强化医学生培养。"加强救死扶伤的道术、心中有爱的仁术、知识扎实的学术、本领过硬的技术、方法科学的艺术的教育，培养医德高尚、医术精湛的人民健康守护者。"通过医学心理学的学习，首先，可以帮助医学生正确地认识心理现象和社会现象，有助于医学生更好地了解自己，通过对心理学基础理论和心理测量的学习，可帮助医学生了解自己的人格特点，有利于其辩证地看待人生，进而能够有的放矢地发展、完善自己；其次，心理学基本理论中包含丰富人文精神，通过学习，可以让学生切实感悟到人文精神的内涵，并在实践中潜移默化地影响他们，提高其人文素养，增强其对患者的人文关怀理念。

3. 有助于提高医学生的人际沟通能力　新的医学模式下，医患沟通越来越受人们的关注。对医学生人际沟通能力的培养也越来越受到重视。人际关系协调能力是人文素质和心理行为的综合表现，良好的人际关系往往有助于生活质量的提高和学业的成功。因此，建立和谐的人际关系既是医学生的人生重要课题，也是医学生获得心理健康的重要途径，同时也为今后走上工作岗位，处理好医疗工作中各种复杂的人际关系打下基础。医学心理学课程具有丰富的相关知识，通过学习，可以帮助学生了解有关心理学理论和方法在人际交往中的应用，使他们学会有效的人际沟通，以建立和谐的人际关系。

4. 有助于提高医学生的心理学素养 在医学生的整体素质中，心理素养是重要的组成部分，而医学职业的特殊性又使医学生心理健康的重要性显得尤为突出。在校医学生正处于青少年时期，是学知识、长身体的关键时期，具有强烈的求知欲，很容易受环境的影响，引导不当，可能出现各类心理健康问题。我国医学生的心理问题主要有以下几个方面：人际交往障碍、情绪控制力差、学习障碍、生理与心理成熟不协调、社会适应能力差、自我意识不健全等。医学心理学所包含的心理健康相关知识能够帮助学生全面地认识自己，学会积极地控制和调节自己的情绪，充分发掘自身的潜能，培养乐观进取、不畏艰难、自信自律、友善合群、开拓创新的健全人格。

第二节　医学心理学的发展历史与现状

一、医学模式的转变与医学心理学的产生

医学模式（medical model）是指一定时期内人们对疾病和健康的总体认识，是医学发展的指导思想，也是一种哲学观在医学上的反映。随着社会的进步和发展，人们对健康的需求不断变化与提高，促使医学模式不断发展和完善，其终极目标是运用医学模式思想，不断充实、发展、深化和完善医学理论与实践，以满足人类对健康的追求。

世界卫生组织（WHO）1948 年在其宪章中把健康定义为，健康是一种生理、心理和社会适应的完好状态，不仅仅是没有疾病和虚弱。随着社会的发展，影响人类健康的疾病谱系也发生了很大的变化，各种生物因素所致疾病得到了很好的控制，导致人类死亡的原因也发生了根本性的变化，与心理社会因素密切相关的一类疾病，即心身疾病的死亡率已跃居首位，引起卫生部门及全社会的关注。为适应社会发展的需要，我国的医学模式由原来的生物医学模式向生物 – 心理 – 社会医学模式转变。

1. 生物医学模式 生物医学模式（biomedical model）是指人类对医学的研究强调生物学改变，从解剖、生理、病理、生化等方面去探究疾病的病因和治疗方法。生物医学模式认为，健康就是各器官生理功能正常和生物细胞没有损伤；疾病就是微生物浸入人体或组织细胞受到损伤产生病变，可通过测定偏离正常的生物学变量来诊断。在人类的历史上，这一模式对医学的发展做出了不可磨灭的贡献，如：Harvey 的血液循环学说，Morgani 所揭示疾病的器官损害本质，Virchow 的疾病为细胞损害学说，Pasteur 及 Koch 发现的许多病原微生物，各种维生素和激素的研究成功等。直到近代，这样的贡献仍然在延续，如细胞与分子水平上的医学研究、人工生殖技术、干细胞技术、人工脏器和器官移植的应用等。尤其是20 世纪中叶以来，生物医学取得了许多光辉成就，在认识疾病、治疗和预防疾病方面做出了巨大贡献，许多生物源性的疾病已经消失或得到了良好的控制，人类的平均寿命明显延长。生物医学的这些成就吸引了社会的注意力，在整个医学教育体系中，生物医学的有关课程占用了主要的学时，也造成现代医学实践中对人的心理、行为和社会方面的相对忽视。患者在医生眼里成了一架等待修理的机器，"只见病不见人"也就成了一种现实的医学实践的危险和偏向。随着人类学、社会学和心理学的发展，在医疗实践中，这一医学模式也逐渐暴露出了种种缺陷和消极影响。其中，最主要的不良影响是它从根本上忽视

了"人"的完整性，把人类疾病归结为细胞器官的病理变化，未意识到心理社会因素的影响，致使在医学实践中注重局部而忽略整体，诊疗的对象是患病的器官而不是患病的人。

2. 生物－心理－社会医学模式　生物－心理－社会医学模式（bio－psycho－social medical model）是指从生物、心理、社会三个层面综合看待人类健康和疾病问题。这种模式认为健康和疾病的发生与三种因素都有关系；心身是统一的，相互影响的；对任一疾病的诊断、治疗、预防、康复和护理都应从生物、心理、社会层面全面考虑。

1977年美国纽约州 Rochester 大学精神病学和内科学教授恩戈尔（G. Engel）根据疾病谱已由生物因素单一致病为主的急性传染病谱，转变为主要由社会、心理行为和生物因素综合致病的慢性病谱，且死因谱也做了相应转变的客观事实，在《科学》杂志上著"需要新的医学模式——对生物医学模式的挑战"一文。文中批评生物医学模式的局限性是"既包括还原论，即最终从简单的基本原理中推导出复杂现象的哲学观点，又包括心身二元论，即把精神同身体分开"。他认为生物医学模式需要转变为生物－心理－社会医学模式。过去的结核、天花、鼠疫、霍乱等单一因素致病的传染病，目前这些已被基本消灭，有的发病率、死亡率已明显下降。当前的多发病为心脑血管病、内分泌疾病、肿瘤等病因复杂的慢性非传染性疾病。此外，意外死亡、自杀、物质依赖等问题也日益增多，这些都是由生物、心理、社会等综合因素致病。死亡原因也由以往的生物因素引起的传染病，演变为生物、心理、社会等综合病因所致的各种疾病。

生物－心理－社会医学模式主要包括以下几个方面的特征。

（1）承认心理社会因素可成为重要的致病原因　随着社会的发展，社会竞争越来越激烈，生活节奏越来越快，人们的心理压力不断增大，心理应激与疾病之间的关系越来越受到重视。个体作为向着社会和自然界开放的一个有机体系统，其"心""身"两个方面均会受到自然或社会环境的影响，进而引起机体的系统、器官乃至细胞及分子水平的变化。事实证明，心理社会因素对躯体健康可引起利、害两个方面的影响。所以，心理社会因素也可以像生物学病因一样，成为重要的致病因素。

（2）对心理社会因素有关疾病的关注日益增多　随着社会的进步和医疗水平的不断提高，人类对各种传染病已经有了很好的控制。但是，心脑血管病、肿瘤、免疫性疾病等与心理社会因素关系密切的疾病给人们的健康造成了很大的影响。发达国家综合性医院的门诊患者中，仅有1/3患者属于单纯的躯体性疾病，而与心理社会因素关系密切的精神障碍和心身疾病患者各占1/3。WHO 对15个合作中心调查结果显示，综合医院就诊者中心理障碍患者占24%。国内资料显示综合医院住院患者中心理障碍的发生率为20%～70%。由此可见，与心理社会因素有关的疾病已成为当前疾病谱中的主要疾病。另一方面，在社会快速发展的过程中，高压力、快节奏的生活和与之而来的紧张心理等也可能会使心身疾病的发病率大幅度增高。

（3）强调全面了解患者的相关情况　西方医学之父希波克拉底说过，"了解一个什么样的人得了病，比了解一个人得了什么病更重要"。当我们面对患者时，不但要重视患者的躯体痛苦，还要关注患者的心理状态和社会背景，才能做出更合乎患者实际的诊断和治疗。研究发现不同患者患病后对疾病的反应和感受亦有不同，如可能会对症状进行夸大或缩小。由于社会文化可影响患者的疾病行为，不同地区的文化风俗也可以对疾病的表现形式产生一定影响。疾病行为的表现取决于患者对其症状的感受、评价和反应方式，只有真正了解患者的全面情况，才能做出正确的诊断与处理。

（4）心理状态的改变可为机体的功能改变提供早期信息　正如有经验的母亲常会发现自己的孩子在躯体疾病的初期常会表现为情绪不稳、好哭、不安等一样。许多躯体疾病都可以伴随着心理状态的改变，甚至在疾病早期只表现出心理状态的改变。因为在疾病早期，往往只有功能上的变化，有些患者的心理状态对此却颇为敏感，易发生变化，而现有的实验室检查方法，一般须在有器质性改变后才能检测出来。应用心理学的观察方法和测量技术，则可以弥补这方面的不足。新发展起来的神经心理检查，在脑功能早期变化的测定方面显示了很大的优越性，有助于进行疾病部位的早期判定。其他诸如人格测验和智能检查等方法也可以提供许多功能性改变方面的信息，有助于全面了解患者的情况和医学研究深入开展。

（5）针对性地开展心理治疗和心理护理是提高医疗质量的重要措施　无论个体患了何种疾病都会伴随心理状态的改变，并且会伴有患者家属的心理和行为的改变。因此，医护人员在治疗和护理上掌握并应用心理学方法就显得十分重要。并且，心理治疗和护理的实施也不需要增加很多设备和仪器，主要要求医护人员伴随着治疗和护理的理念的变化，掌握必要的心理学知识和技能，以备不时之需。在实际工作中，只有结合患者的实际情况，认真地做好心理治疗和护理，才能够不断提高服务质量，改善医患关系，提高医疗效率。

（6）建立良好的医患关系有利于提高治疗效果　医患关系是一种人际关系，而人际关系的好坏直接影响到个体之间交流的效果。如果医生不能取得患者的信任，就不能收集到全面的病史资料，也不能取得患者的配合。这样，再高的医疗水平也不会收到良好诊疗效果。现代医学的研究证明，良好的医患关系的建立，对治疗本身就有帮助作用。现代医学的进步，虽然为疾病的诊疗提供了大量的有效生物学治疗办法，但建立良好的医患关系仍然重要。在医学实践中建立良好的医患关系，有利于提高治疗效果。

⊕ 知识链接

医学模式的发展阶段

医学的发展经历了经验医学、实验医学和现代医学三个阶段，医学模式经历了神灵主义医学模式、自然哲学医学模式、机械论医学模式、生物医学模式、生态医学模式、生物 – 心理 – 社会医学模式六种模式。

随着医学模式的转变，全球疾病防治战略也经历了不同的变化阶段。第一阶段是环境卫生，即改善环境，阻断和消灭传染病，以预防传染性疾病的发生与流行。第二阶段是个人卫生，即通过计划免疫、妇幼保健、围产期保健等提高个体体质，预防疾病。第三阶段是行为卫生，即通过改变不良行为习惯和矫正不卫生的生活方式，以达到预防疾病的目的。心理因素起作用的心身疾病大多数属于慢性非传染性疾病，其预防必须依赖综合防治措施，其中强化心理卫生至关重要，如心脑血管疾病可通过改变 A 型行为、高盐饮食行为、致胖行为、吸烟行为、过度应激和竞争的生活方式等进行预防。为适应医学模式的转变和发展，自 20 世纪 80 年代初开始，我国的医药院校也已经陆续设置了医学心理学课程，医学生和医学工作者也在通过各种途径系统地了解和学习医学心理学的有关知识。

二、医学心理学的发展

从科学发展的历史来看，心理学是科学发展到一定阶段才出现的学科，而医学心理学是医学与心理学相结合并逐步形成的一个独立分支学科的历史。"心理"一词来源于一位希腊女神普赛克（Psyche，灵魂的化身）的名字。近代心理学的概念主要来自法国 17 世纪的唯理论和英国 17～18 世纪的经验论。1852 年，德国医生和哲学家陆宰（B. H. Lote）最早提出了"医学心理学"一词，并出版了世界第一本《医学心理学》著作，书中讨论了心理与健康和疾病的关系，成为医学心理学诞生的标志。之后，德国心理学家、哲学家冯特（W. Wundt，1832—1920）于1879年在莱比锡大学创办了世界上第一个心理学实验室，将心理学研究纳入科学的轨道，心理学开始成为一门独立的科学。医学心理学在应用方面的发展，应追溯到1896年，美国的魏特曼（L. Wittman）在宾夕法尼亚大学建立了第一个临床心理诊所，首次提出了临床心理学的概念。大致来说，医学心理学的发展可分为3个阶段。

第一阶段：19世纪80年代到20世纪20年代。这一阶段发生的重大医学心理学事件有：1883年，魏特曼建立了第一个儿童心理学实验室，1887年创办了美国《临床心理学》杂志；1890年，美国的卡特尔（J. M. Cattel）首先提出了"心理测验"这一术语；1908年，美国耶鲁大学的皮尔斯（G. Perris）出版了《一颗失而复得的心》一书，开创了心理卫生的先河，并于同年在美国组建了世界上第一个心理卫生协会。19世纪末到20世纪初，还出现了一些与医学心理学发展关系密切的研究成果，如奥地利精神科医生弗洛伊德提出心理冲突与某些疾病的发生有关，创立了精神分析治疗；还有一些心理学家如坎农（W. B. Cannon）、巴甫洛夫（I. Pavlov，1840—1936）和塞里（H. Selye）等开始研究情绪的心理生理活动、皮层与内脏活动关系及应激机制等，为探讨心身相关问题和治疗精神疾患提供了有力的帮助。

第二阶段：20世纪20年代到20世纪50年代。这一时期，美国心理学家华生（J. B. Watson，1878—1958）创立了行为主义学派，通过对人类外显行为的实验研究，取得了关于外部惩罚和奖励对人类行为影响的重要发现，成为行为治疗的重要理论依据。20世纪30年代，美国成立心身医学会和创办《心身医学》杂志，促成了医学心理学的交流和发展。

第三阶段：20世纪50年代至今。这一阶段，医学心理学有了显著的进步，许多新的研究成果与社会需求紧密结合。1970年以后，随着认知心理学的发展，出现了贝克（Beck）的认知治疗。此后，认知理论与行为主义理论的进一步结合形成了认知行为治疗模式。1976年，在美国耶鲁大学举行的一次由著名行为学家和生物医学家共同参加的行为医学会议上，首次提出了行为医学的概念；1977年，美国成立了"行为医学研究组"；1978年，创立《行为医学》杂志；同年，健康心理学成为医学心理学的一个新分支。这一时期，从事医学心理学相关工作的人越来越多，各项基础研究工作取得了很大的发展，共同推动学科向纵深发展。不少国家综合性医院还设有临床心理学家的工作岗位，为提高人类健康水平做出了重要贡献。

三、我国医学心理学的发展现状

由于历史环境和东西方文化的差异，我国医学心理学的发展和国外不尽相同。在我国古代虽然没有心理学专著，也没有专门的心理学家，但是有许多丰富的心理学思想。几个具有代表性的中国古代心理学思想是：①人贵论。万物以人为贵，"人为万物之灵"。②形神论。心和身、心理和生理有相互联系的理论。如荀子的"形具而神生"的唯物心理观。③性习论。人性、个性与环境熏陶有密切关系的理论。如孔子的"性相近，习相远"、墨子的"慎染说"等。④知行论。强调认知与行为关系的理论。清初的王夫之提出"知行相资以互用"的观点，这是比较接近辩证法的理论思维。⑤情欲论。关于情绪与欲望、需要的理论。《黄帝内经·素问》中提出了七情与疾病的关系。王夫之提出的"声色、货利、权势、事功"四种欲望，其观点与马斯洛（A. H. Maslow，1908—1970）的需要层次理论有异曲同工之妙。

1840年，颜永京（1838—1898）出任上海圣·约翰书院院长，开设了心理学课程，并于1889年出版了译著《心灵哲学》。1907年王国维翻译出版了丹麦心理学家霍夫丁（H. Hoffding，1843—1931）的著作《心理学》。1917年北京大学建立了第一个心理学实验室。

🔵 **知识链接**

《黄帝内经》中的医学心理学思想

《黄帝内经》中蕴藏着丰富而朴素的医学心理学学术思想，包括心理学理论与实践方面。《黄帝内经》中的中医心理治疗思想，包括情志相胜法、暗示疗法、言语开导法等，体现了中国古代唯物观心理学，亦是我国医学心理学的珍贵遗产。

1970 年，在原卫生部的督促和支持下，举办了医学心理学师资培训班。随后，全国许多医学院校开始逐步设置医学心理学课程，并建立教研组织。1979 年，卫生部要求有条件的医学院校应开设医学心理学课程，一些医学院校先后成立了医学心理学教研室，各院校还纷纷尝试编写医学心理学讲义和教材，逐渐形成不同风格的教材体系。1978 年，个别医学院校开始招收医学心理学研究生。1979 年，中国心理学会设置二级学会——医学心理学专业委员会。1985 年，中国心理卫生协会成立，创办了《中国心理卫生》杂志。1987 年，卫生部组编《医学心理学》全国教材，并确定为高等医药院校的必修课。1993 年，《中国临床心理学》杂志创刊。1999 年，国家开始实施执业医师资格考试，把医学心理学作为16 门考试科目之一。自 2001 年开始，心理治疗师考试也作为了全国卫生专业技术资格考试的一种，分为初级和中级两种。这些标志着我国医学心理学相关领域的教育培训和职业制度的日趋丰富和完善。

目前，我国从事医学心理学相关工作的人员主要由两部分构成。一是医学专业人员，包括精神病学、神经科学、预防医学、行为医学、康复医学和公共卫生学等专业人士；二是心理学专业人员，还包括教育工作者、社会工作者等。这种现状显示了医学心理学与其他学科广泛交叉的特征。这也使得目前国内各高校的医学心理学工作形成了多种方向和不同特色：有的偏重理论，有的偏重应用；有的偏重测验技术的研发，有的偏重临床基地的建立等。这种百花齐放的格局对于我国医学心理学的初期发展和壮大是有利的。

四、医学心理学在现代医学中的地位

医学心理学在现代医学中占据重要地位，它促进了医学模式与疾病谱的转变，符合临床医疗工作的需要，有利于改善医患关系。

（一）顺应且促进了医学模式的转变

医学心理学之所以越来越受到重视与医学模式的转变是分不开的。现代医学认为，人的疾病和健康不仅与生物因素关系密切，还与心理因素和社会因素密切相关。研究者越来越重视心理因素对健康和疾病的影响作用，逐渐从生物、心理、社会层面系统综合地看待健康与疾病的相互转化过程，即认为健康是生物、心理、社会适应都处于良好状态，疾病的发生是和上述因素偏离良好状态有关。在疾病治疗上逐步认识到心身是统一和相互影响的，逐步开始身心同治的治疗理念，相关的理论与实践成果也对新的医学模式的进一步发展起到了重要的促进作用。

（二）适应疾病谱系的转变，促进疾病预防战略的调整

人类疾病和死亡谱的变化提示，过去是以传染病为主，而现在则以慢性的非传染性疾病为主。WHO 指出，人类健康正面临由不良生活方式和不良行为习惯所导致疾病的严重困扰，心理障碍的发病率越来越高。在美国，20% 的被调查者肯定自己曾经有过濒临精神崩溃的感受，每年都有约 0.6% 的人加入精神分裂症患者的行列。全世界抑郁症患者的人数已达到 2 亿人，比 20 世纪 70 年代翻了一番。据

估算，约有 30% 至 40% 的求医者有心理卫生问题，而居民中有 20% 的人存在心理卫生问题或精神障碍。黄悦勤等人的流调研究发现，我国成人群体中精神障碍终身患病率为 16.57%。另有研究显示，儿童青少年的患病率为 17.5%。精神障碍的全球意外死亡占人类死亡原因的第三位，而自杀则高居意外死亡之首。随着新的医学模式的确立，综合性医院患者的心理健康问题也被日益关注，国内 4 省市的一项调查显示，综合医院的患者中有 1/4 合并有抑郁、焦虑等精神卫生问题。除此而外，心身疾病概念的提出更使得人们日益重视心理因素在疾病防治过程中的重要性，因此现代疾病预防理念越来越重视心理因素在疾病的预防和康复中的积极意义。

（三）新型医患关系及临床医疗工作特点的需要

医患关系是临床医疗的重要问题。传统的医患关系模式，是从生物医学模式衍生而来的，在医疗活动中，医生关心的主要是疾病本身，很少考虑患者的主观期望与满意度。新型医患关系基于人本主义哲学和心理学理念，顺应生物－心理－社会医学模式转变的需要，体现人文关怀，在医疗活动中，医生和患者由"隶属"关系转变为"协同"关系，共同为健康负责。医生除了具有诊断和治疗的通常作用外，还作为合作者、教育者、情绪抚慰者、社会性支持的提供者以及患者的技术顾问等角色，故无论是在技术或非技术层面上，医患之间都需要有充分的时机与条件进行相互沟通。

综合性医院患者中有相当数量的心理障碍患者，临床上一般对此视而不见，不予处理。WHO 调查发现，我国城市大医院中仅有 1/5 的医生会处理抑郁障碍。面对一些有躯体症状而实为心理疾病患者，医生往往不能做出适宜的心理诊断。可见，实际的医学实践工作需要医师掌握心理学的知识和技能，对患者的心理问题做出初步的识别及干预，这就反映出了临床医学工作者和医学生学习医学心理学的必要性、紧迫性和实际意义。

（四）满足现代医学教育发展的需要

目前，医学科学日益呈现出综合化和多元化的发展趋势，并与自然科学、社会科学、人文科学、工程科学等相互渗透融合，形成一些新的交叉学科，进而促进医学自身的发展。这种发展趋势也对新型医学人才的培养模式提出了严峻的挑战，在医学教育中加强医学心理学教育已经成为医学教育模式改革的迫切要求，这也有助于彻底改变过去只注重生物学因素的单一"专才"教育模式，培养既具有扎实的医学的基本理论、基本知识和基本技能，又具有宽泛的人文科学知识和素养，人格健全，职业道德优良，能够适应社会发展的新型医学人才，这也是新医科建设背景下，对医学教育要求的应有之意。

第三节 医学心理学的研究原则与方法

任何一门学科的形成和发展都依赖于一定的研究而不断产生新观点、新理论和新技能。科学的研究必须反映客观事物的本质和规律，科学的研究方法必须遵循一定的原则和步骤，才能获得客观正确的结论。每一门学科的研究都有其自身的特点，医学心理学是自然科学和社会科学的交叉学科，因此其研究兼有自然科学和社会科学的研究属性。

医学心理学要研究和解释的是人的心理和行为，对每一个人的认知、思维、情感、意志、个性的测量不可能像体重、身高等生理指标那样精确，这些研究和解释有其自身的困难，如一些概念和变量难以精确地界定和测量，心理现象受主观随意性影响很大，研究内容常涉及多种因素等。因此，医学心理学研究常需要应用多学科的方法，需要多学科共同参与。

一、医学心理学研究的基本原则

1. 客观性原则 即实事求是的原则，研究人员必须根据可以观察和检验的客观事实作为依据，根据心理现象的本来面貌来研究心理的本质、规律和机制，而不能主观盲目地根据自己的需要去找证据，或者推测患者的心理。

2. 发展性原则 任何心理现象都有其发展过程，即使是较稳定的心理特征，在内外环境因素作用下，也会发生变化。因此，在医学心理学研究中，不仅要看其现实特征，而且还要看其发展、变化的特征。

3. 系统性原则 人是一个各系统相互联系的整体，这种联系是十分复杂多样的，当改变其中一个因素的时候，其他因素的改变和整体的改变是不确定的，所以在医学心理学的研究中要从各因素的相互作用中去认识整体，并进一步认识其相互联系及整合机制。

4. 理论与实践相结合的原则 心理学是个多理论并存的学科，构造主义、机能主义、行为主义、格式塔学派、精神分析、认知理论、人本主义等心理学派或理论对当今心理学的发展及研究发挥了重要的作用。但是，不同民族、种族、文化背景以及社会体制等因素均会影响人的心理与行为。因此，研究中必须考虑多因素的影响，不仅要遵循相关理论和方法，还要结合国情实际和民族特征进行研究。

二、医学心理学的研究方法

根据不同的原则，可以将医学心理学的研究方法作不同的分类。依据研究方向的不同可以分为回顾性研究（retrospective study）和前瞻性研究（prospective study）。回顾性研究指向过去，如病例对照研究，先确定某种心理障碍为研究对象，另建立一个无此种心理障碍的对照组，然后，追溯两组在历史上的某种特定因素，比较两组的差异。比如通过病例对照研究检验早期丧失与抑郁症的发生是否有联系。生活事件与心身疾病关系的研究多数也是回顾性的。受到记忆等因素的影响，回顾性研究有时不能获得过去的可靠资料，因此不如前瞻性研究可信。前瞻性研究指向未来，在研究人类某种心理特征或行为问题时，设置两组样本，然后定期会谈和检查，以比较两组发生有关疾病或心理障碍的危险概率。这种研究比较准确可靠，但研究时间较长时可能发生研究对象缺失，而且样本量大，人力物力财力花费也大，研究中困难也多。

在研究年龄和疾病问题时，有横断面研究（cross – sectional study）和纵向研究（longitudinal study）。前者在同一时期研究不同年龄的样本，如果样本典型，可以反映总体当时的状况。后者是对同一群人在不同年龄阶段长期追踪观察，也是一种前瞻性研究。

根据变量是否控制和控制变量的多少以及研究的目的、内容不同，医学心理学的研究方法可以分为实验法、心理测验法、观察法和心理生物学研究法。

（一）实验法

实验法（experimental approach）是医学心理学主要的研究方法，该方法是指有目的的操纵自变量，并严格控制影响因变量的所有变量的研究方法。该方法主要用于检验假设和判断干预措施的效果。自变量是指设想研究的原因事件。在医学心理学的研究中，这些变量包括环境（应激等）、进食什么样的食物、接受何种治疗等；但有些自变量是不能操纵的，如年龄、性别、人格等。实验研究应遵循随机、对照、双盲或盲性评定的原则。实验法的一般步骤为：先从目标人群中通过随机抽样获得实验人群，根据研究的纳入标准和排除标准，决定入组对象，随机将入组对象分为实验组和对照组，对两组进行基线测评；然后对实验组和对照组进行不同实验的干预，采用适当的测量指标，比较两组的干预效果。由于自变量和有关变量均进行了良好的控制，故认为两组结局差异是由不同的干预变量引起的。研究过程中，为消除研究对象受暗示的作用和实验者的期待作用，常采用盲法，让实验者、研究对象、结局评价者不知道具体的干预方案，这样就避免了一些人为的研究偏倚，使研究结果尽量客观。尽管如此，临床上对一些因变量的因素还是难以控制的，如患者的人格特征、生理特征、营养状况、情绪状态、遗传条件等。

实验法的优点在于其精确性，可深入地了解心理行为的因果关系，能深入地从分子水平认识心理行为的本质。但也有其片面性，还要宏观与微观结合。

（二）心理测验法

心理测验法（psychological test method）是对人的心理行为进行客观的、标准化的定量测量的方法。该方法广泛应用于医学心理学的研究之中。它与实验法的不同在于，如果说实验法是通过控制条件，以求得确切的心理材料的，那么测验法常常是用来对那些难以确定自变量和因变量的关系的、复杂的心理社会学因素的研究。

心理测验法经常使用的工具是各种心理测验量表。这些量表既可以是以前别人使用过的，也可以是根据所要研究的问题制订的针对性的量表或问卷。受试对象按照量表或问卷上的项目或题目做出回答，可得到所要研究问题的资料。为了求得受试对象回答问题的准确性和客观性，对自行编制的问卷或量表需要进行标准化后方可使用。量表或问卷本身的制订过程，就是科学研究的过程。这个过程，需要根据一定的科学原理，对随机样本进行信度、效度、常模、标准化积分程序等进行一系列的研究和测试后，才能作为测量工具使用。测验法可用于一般智力、特殊能力、人格特征、神经心理、症状评定、临床诊断、职业人员选拔等方面。

心理测验作为一种有效的对心理症状的定量手段，在医学心理学的研究中得到普遍使用，心理测验和量表种类繁多，必须严格按照心理测验的规范实施，才能得到正确的结论。有关内容详见第十一章。

（三）观察法

观察法（observational method）是科学研究中最常用的方法之一，是指测试者有目的、有计划地对被试者的行为、言语、仪表、表情、态度、举止的观察和分析（主观观察法或内省法）以研究其心理行为规律的方法。它的价值在于观察所得的材料是直接从生活中得来的，更接近生活实际。观察法通常是在自然条件下采用的一种研究方法。观察前要有严格完善的研究计划，尤其是对某一过程的变化情况的了解，或对心理某一方面的发展情况的研究，要在一定的时间间隔之内有计划地、连续地进行观察记录，以便积累资料，进行比较和分析，并推断其结果。观察法的优点在于保持了心理表现的自然性，而不加入人为的影响，观察过程的进行一般不让被试者知晓。现代化仪器设备和技术（如单向屏蔽式行为观察室、摄像技术等）在观察中相当重要，它们被用来记录观察资料，供收集资料和事后分析研究使用。其常用的形式有以下几种。

1. 个案观察法　个案观察法（case observation method）顾名思义就是对单一个案的研究，个案资料的来源可以由患者自己提供，也可以由其他有关人员如家属、同事、同学、朋友等提供。对资料必须要分析可靠程度，必要时须进行调查核实。个案资料的内容一般包括个人经历、个体发展、家庭关系、生活体验、工作情况、社会关系以及生活中的重要事件、精神创伤等；还应尽量探索患者对事物与人际关系的态度及行为方式、性格特点；同时要注意患者的社会地位、经济状况和价值观念等。个案观察还适应于少数特殊案例的研究，如狼孩、羚羊孩等问题的研究。

2. 群体观察法　群体观察法（group observation method）是指对一组或几组具有某种生活习惯或生

活特征的群体进行心理和行为特征观察和研究的方法。常用于对某一年龄阶段或某一特殊群体行为心理的观察和研究，如研究移民和战争与心理障碍关系等。另外，可以利用各种引起剧烈情绪波动的自然环境，观察和分析由此而产生的生理和心理后果，例如为了研究丧失亲人所引起的反应，就可对孩子意外亡故的父母进行研究，但这种情况下一定要认真思考研究伦理问题。

群体观察法常用问卷、量表、会谈、测验等方法收集内省和自我报告的资料，但对这些资料的真实性和可靠性必须十分谨慎地对待。对资料的解释要注意其合理性，不可轻易做出因果性的推论。

（四）心理生物学研究法

心理生物学研究（psychology biological study）是最近几年随着科学技术飞速发展而出现的新型的心理学研究方法，在分子遗传学方面由 DNA 重组技术、聚合酶联反应（PCR）技术和基因识别、测序、基因组作图，在脑影像技术方面有计算机辅助断层摄影（CT）、磁共振成像（MRI）、功能磁共振脑成像（fMRI）、正电子发射断层摄影（PET）、近红外光学成像（fNIRS），在神经生理方面有脑电图及相应的睡眠脑电图、脑地形图、诱发电位等，这些新方法和新技术正在为探索心理行为的生物学基础、心身相关性和心理病因学等医学心理学的深层次问题提供有力的武器。心理生物学研究通常采用实验室实验法，有时也采用临床试验法，或者结合测验法、观察法等。

第四节　医学心理学与相关学科的关系

一、基础心理学

基础心理学（basic psychology）即普通心理学（general psychology），是研究心理学基本原理和心理现象的一般规律的心理学，是所有心理学分支的最基础和一般的学科，也是学习心理学的入门课程。它研究心理学基本原理和心理现象的一般规律，涉及广泛的领域，包括心理的实质和结构，心理学的体系和方法论问题，以及感知觉与注意、学习与记忆、思维与言语、情绪情感、动机、意识、能力、性格、气质等一些基本的心理现象及其有关的生物学基础。基础心理学的相关理论知识也是医学心理学的重要基础知识。

二、精神病学与变态心理学

精神病学（psychiatry）是现代医学科学的一个重要组成分支，它主要研究精神障碍的病因、发病机理、临床表现和疾病发展规律以及预防、诊断、治疗和康复等有关问题。变态心理学（abnormal psychology）或称病理心理学（pathological psychology）是研究异常心理过程和个性心理特征的科学，以揭示异常心理现象的种类、原因、规律及机制。变态心理学与精神病学关系密切，其研究成果是医学心理学某些理论和证据的重要来源。广义的医学心理学包括精神病学和变态心理学的内容。

三、临床心理学

临床心理学（clinical psychology）属于应用心理学的范畴，主要研究和解决医学心理学的临床问题，包括心理评估、心理治疗、心理测量以及咨询、会谈等专业问题，是医学心理学的最大分支。从事这项专业的人称为心理医生。临床心理学将研究、评估和干预结合在一起，力图从个体水平上去理解人类的行为及其困扰。"临床"一词原为医学中的专有名词，但在临床心理学领域，"临床"一词的含义已大为扩展。从临床心理学早期或目前的工作性质来看，它确实是以帮助有行为障碍和精神疾病的人尽快康复为目的。因此，人们自然认为，临床心理学是运用心理学知识帮助患者康复的应用学科。然而，临床心理学的任务并非仅限于此，它还经常帮助正常人，用心理学知识缓解人们的心理压力，解决人们的心理问题，培养和训练人们良好的个性，使其达到最有成效的水平并具有良好的适应能力，使正常人的精神活动更具有创造力。综上所述，对临床心理学的定义可以概括如下：临床心理学是运用心理学的知识和原理，帮助患者纠正自己的精神和行为障碍，通过心理咨询指导和培养健全的人，使其有效地适应环境和更有创造力。

四、健康心理学

健康心理学（health psychology）是运用心理学知识和技术探讨和解决保持或促进人类健康、预防和治疗躯体疾病有关问题的心理学分支。它主要研究心理学在矫正影响人类健康或导致疾病的某些不良行为，尤其是在预防不良行为与各种疾病发生中所应发挥的特殊功能；探求运用心理学知识改进医疗与护理制度，建立合理的保健措施，节省医疗保健费用和减少社会损失的途径，以及对有关的卫生决策提出建议。在一定意义上说，它是心理学知识在促进人类心身健康领域的应用，与医学心理学具有一定的重叠与交叉。

五、行为医学

行为医学（behavioral medicine）是行为科学与医学相结合而发展起来的一门新兴的医学学科。它研究行为科学中与健康相关的知识和技术，并把这些知识和技术应用于疾病的预防、诊断、治疗、康复的学科领域。行为医学关注的重点是那些与人的健康关系密切的行为，从而指导人们建立健康行为，矫正异常行为，改变不合理的生活方式和不良习惯。行为医学自 20 世纪 70 年代在我国兴起，立即被医学界及广大群众所重视，并建立了专业学会和专业队伍。目前，我国行为医学专业的研究和应用已接近国际先进水平，为人民群众的心身健康做出了积极的贡献。

六、生理心理学与神经心理学

生理心理学（physiological psychology）是研究心理现象和行为产生的生理过程的心理学分支。生理心理学是一门综合性学科，它与生理学、神经解剖学、神经生理学、生物化学、精神药理学、神经病学、神经心理学、内分泌学以及行为遗传学等都有密切的联系。生理心理学综合各邻近学科的研究成果，来探究心理现象赖以产生的内部生理机制以及心理与生理活动的相互影响。因此，生理心理学又属于心理学领域的基础性学科，其研究成果和理论在医学心理学中具有很大的应用潜力。

神经心理学（neuropsychology）是研究大脑与心理活动的具体关系（如心理现象的脑机制问题）的学科。神经心理学又进一步分为实验神经心理学、认知神经心理学和临床神经心理学。神经心理学为医学心理学提供了基础理论知识，如大脑功能定位与脑功能损伤后代偿的研究等。

七、护理心理学

护理心理学（nursing psychology）主要研究在患者护理过程中的心理学问题，指导护理人员按照生物－心理－社会模式，结合患者的心理需要和在不同疾病状态下的心理活动特点，做好护理工作。

答案解析

目标检测

一、选择题

1. 最早提出"医学心理学"的学者是（　　）

　　A. 冯特　　　　　　　B. 弗洛伊德　　　　　C. 魏特曼　　　　　　D. 陆宰

2. 当前的医学模式是（　　）

　　A. 生物医学模式　　　　　　　　　　B. 生物 – 心理 – 社会医学模式

　　C. 整体健康医学模式　　　　　　　　D. 自然哲学医学模式

3. 医学心理学的研究方法包括（　　）

　　A. 观察法　　　　　　B. 心理测验法　　　　C. 实验法　　　　　　D. 心理生物学研究法

二、问答题

1. 医学心理学的内涵有哪些方面？

2. 如何理解医学心理学与生物 – 心理 – 社会医学模式的关系？

3. 医学心理学的研究原则和方法有哪些？

4. 结合自身体会，谈谈学习医学心理学对医学生专业发展的意义。

（朱金富）

书网融合……

本章小结

题库

第二章 心理学基础

PPT

📖 学习目标

    1. 掌握 感觉与知觉、意识与注意、记忆、思维和想象的定义及其特点；情绪的概念及功能；意志的概念及特征；需要、动机、能力、气质与人格的定义和主要特点。

    2. 熟悉 情绪与情感的关系；情绪的分类、维度和两极性；表情的定义及其分类；意志的作用和基本过程；意志品质；个性的概念及基本特征。

    3. 了解 心理现象的产生及其机制；情绪理论。

    4. 学会医学心理学相关基础知识，具备运用心理学基础知识分析常见生活现象的能力。

⇒ **案例引导**

    临床案例 王某，男，63 岁，3 年前因家人患病离世开始出现情绪低落，紧张、郁闷、心烦，思维速度变慢，记忆力下降，注意力集中困难，伴有对声音敏感，胃部不适，腹部发胀，口干，肌肉发紧，上肢发烫及入睡困难、多梦、早醒等症状。到多家综合性医院进行各种检查，结果均无明显异常。但总觉得是检查不够全面，反复就诊。为此还与家人闹了矛盾。

    讨论   1. 王某存在哪些异常心理现象？

               2. 这些异常心理现象之间有何关系？

第一节 心理现象

一、心理现象概述

心理现象（mental phenomenon）是心理过程的表现形式，一般是指个体在生活中由切身经历和体验而表现出的情感和意志等活动。从形式上可分为心理过程和个性心理两个部分。

心理过程是在客观事物的作用下，在一定的时间内大脑反映客观现实的过程，亦是人的心理活动发生、发展的过程。认知过程、情绪情感过程和意志过程共同构成了人的心理过程，它们从不同方面反映了心理活动的不同特征，三者之间相互联系、相互影响。由于个人先天资质不同，后天的生活条件和所受教育程度有所差别，心理过程在每个人身上表现时总带有个人特征，即个性心理，称之为人格或个性。它包括个性倾向性（如兴趣、需要、动机、理想、信念等）、个性心理特征（如能力、气质、性格）以及自我意识系统（自我认识、自我体验、自我调控）。

人的心理过程和个性心理互相联系又有所不同。心理过程侧重于心理现象的组成，它具备发生、变化的过程并具有共性规律。个性心理则从心理现象在个体中的表现来分析，它较稳定、频繁地表现出个体有别于他人的特征，并具有差异性规律。深入分析研究人的各种心理现象，并将它们结合起来考察，有利于掌握人的心理全貌。

二、心理现象的产生

人与动物在种系发展上有连续性。人的心理与动物心理也有连续性。这里旨在说明人的心理渊源（psychogenesis）问题。但是，人的心理与动物的心理有本质的区别，要研究人的心理发展，必须用历史唯物论观点从社会制约性方面进行了解。

（一）心理现象的发生

心理的标志是生物具有信号性反应，也就是能够建立条件反射。当一个动物能把一个刺激变成另一个刺激的信号，就说明它不仅有了生命，而且还有了心理。所以，心理是在生物发展到一定水平上才有的，即出现了神经系统（脑）后才发生。

（二）动物心理的发展

动物心理的发展可划分为三个阶段：感觉阶段、知觉阶段和思维的萌芽阶段。

心理发展处于感觉阶段的动物只能对单一的刺激形成条件反射，即只能把单一的刺激作为信号。一般来说，具有较高发展水平的动物，特别是哺乳动物才出现知觉。它们能把复合刺激当作信号建立条件反射。动物在心理上发展的第三阶段是思维的萌芽阶段。如猩猩可以搬动木箱并站上去抓挂在高处的香蕉。可见，猩猩已"聪明"到能够"知道"现在还没有出现但将来可能出现的事件。

（三）人的心理发展

从整个人类来说，当类人猿经历直立人到智人（在长江巫峡发掘出我国最早的直立人——巫山人，距今 200 万年），发展到能够制造工具和使用工具阶段就变成了人。所以说劳动使类人猿变成了人，劳动使人的心理上升为意识。劳动从一开始就是集体的，集体劳动必须协作才能形成社会。所以说人的心理是在社会活动中发展起来的。

三、心理的本质

心理学（psychology）是研究心理现象发生、发展规律的科学，明确心理现象的本质和概念是极其必要的。对于心理现象的理解是人类认识史上重大的原则问题。心理的实质是什么？唯物论与唯心论的理解是根本对立的。随着自然科学的发展，大量的事实证明：心理是脑的机能，是人脑对客观现实主观能动的反映。这一论断科学地阐释了心理现象的本质属性。

四、心理的脑机制

（一）心理是脑的机能

现代科学证明，神经系统与脑是心理产生的器官，而心理是脑的机能。

1. 心理是物质发展到一定阶段才产生的　物质发展到生命阶段，当生物有了神经系统就出现了心理这种功能。它在进化的不同阶段，发生相应的、不同水平的心理现象。一般来说，无脊椎动物（蚂蚁、蜜蜂）只有感觉，脊椎动物发展出了知觉，哺乳动物的灵长类开始具有思维的萌芽。

2. 心理的器官是脑　历史上，由于科学水平的限制，在很长一段时期内，人们曾经认为心脏是产生心理活动的器官，心理是心脏的功能。随着事实和经验的积累，人们逐渐认识到心理活动不是与"心"而是与脑联系的。人的心理是随着人类进化过程中"脑"的发展而产生的。1861 年，法国医生布罗卡（Broca P）通过对失语症患者的尸体解剖，在大脑左半球发现了语言中枢，才把脑是人的心理器官完全确定下来。现今关于心理是脑的机能已不仅是看法，而是有更多事实证明。

3. 心理是在反射活动中实现的　反射是有机体对于客观刺激的规律应答，是有机体与环境相互作用的基本形式。脑在反射中起异常复杂的联系转换功能，即整合（integration）作用。脑不但可以接受各种刺激，同时还受过去刺激的影响，加之反馈的作用，就使得在反射的中间环节中产生的心理变得极为复杂。了解心理产生的物质过程，掌握神经系统和脑的组织与功能，以及内分泌系统对人的心理和行为的调节，是学习心理学重要和必要的一环。

（二）心理是人脑对客观现实主观能动的反映

心理作为脑的功能是以活动的形式存在的，脑的神经活动是生理、生化过程，在这些过程中发生对现实外界刺激作用的反映活动则是心理活动。一切心理活动都是由神经活动过程携带的对客观现实的反映。心理的反映有以下重要特点。

1. 心理是观念的反映　在哲学中，物质相互作用并留下痕迹的过程称为反映。反映性是物质的普遍特性。物质世界的反映形式有物理的、化学的、生物的，都是物质的相互作用和影响。唯有心理的反映形式是非物质的、观念的反映。心理在反射中的作用就在于它能反映客观事物的情况，支配身体某些部分去做出适当的反应。这种观念反映，在人的阶段，可为产生这些观念的主体所知觉，成为人的意识。观念的反映构成了人的精神世界，它使人认识外界、存储知识、制订计划、调节行为。

2. 心理的内容来自客观现实　人对客观现实的反映不限于现在的事物，还涉及过去经历过的事物，而且后者又会影响前者。心理的内容虽然可以远远超过面临的客观现实，但总是受所处时代的局限，归根到底不能脱离客观现实，客观现实是心理活动的源泉。没有实践活动，就没有心理。

3. 心理是客观世界的主观能动的映像　"反映"本是一种物理事实，如照镜子，镜子里面和外面的东西是一样的。心理的主动性的最基本表现是反映的选择性，包括人和动物。反映外界事物随当时处境和过去经历及需要而转移，即表现出选择性。动物的选择性是由它的生物性决定；人的选择性不只取决于生物性，人的生活寄托于一定的社会地位，因而更重要的是取决于人的社会需要。正是这种社会性需要才使人的心理的主动性上升为主观能动性。

4. 人的心理具有社会制约性　人的反映的选择性虽然也取决于生物性，即其特定的生物学需要，但这是次要的。什么事能引起个体的注意、深思，这都由个体在社会关系中所处的地位来决定。这就是所谓人的心理社会制约性。另一方面，尽管人的高度复杂的需要使人的心理有了高度复杂的主观能动性，但也不是可以主观任意的。归根到底，人的需要本身还是由社会存在决定的。

第二节　认知过程

认知过程（cognitive process）是指个体认识客观事物的过程，是对信息进行加工处理的过程，是个体运用知识和经验由表及里，由现象到本质地反映客观事物特征和内在联系的心理活动。认知过程是人的最基本的心理过程，它包括感觉、知觉、意识、注意、记忆、思维、想象、表象等过程。

一、感觉与知觉

（一）感觉

1. 感觉的概念　感觉（sensation）是指直接作用于感觉器官的客观事物的个别属性在人们脑中的反映。人们时时刻刻都接触到外界各种各样的事物，而每种事物都具有多种属性，这些属性直接作用于个体的各种感觉器官，进而在人脑中产生多种感觉。除此之外，人们还能通过内部感受器感受到自身的活动情况，如姿势和运动、躯体内部各器官的变化等。

2. 感觉的分类　根据感受器所在部位，可将感觉划分为两类。

（1）外部感觉　是指由外感受器引起的感觉。外部感受器位于身体表面并感受外在环境刺激变化，包括眼、耳、鼻、舌、身，分别感受视、听、嗅、味及皮肤的触压觉和温度觉。

（2）内部感觉　是指由内感受器引起的感觉。内部感受器位于身体内部（血管、内脏、骨骼肌、肌腱）并感受内环境刺激变化。它能分别感受机体运动、平衡及内脏感觉等。

3. 常见的感觉现象

（1）适应（adaptation）　是指刺激物持续作用于同一感受器，引起感受性改变的现象。一般规律是强刺激持续作用时会使感受性降低，而弱刺激持续作用时会使感受性增高。例如，"入芝兰之室久而不闻其香"就是感受性降低的过程，进入电影院光线变弱，人眼慢慢看清周围环境就是感受性增高的过程。适应可以使人们提高对弱刺激的感觉能力，并能防止超强刺激对感受器的伤害，使人更好地适应环境。

（2）后像（after‐image）　是指刺激物对感受器的作用停止以后，感觉并不立即消失，而能短时间保留的现象。后像根据性质不同可分为正后像（positive afterimage）和负后像（negative afterimage），其中后像的品质与刺激物相同叫正后像；后像的品质与刺激物相反叫负后像。颜色视觉也有后像，一般为负后像，颜色的负后像是原来注视颜色的补色，比如，注视一个红色正方形约1分钟，然后将视线转向身边的白墙，那么在白墙上将看到一个绿色正方形后像；如果先注视一个黄色正方形，那么后像将是蓝色的。

（3）联觉（synesthesia）　是一种特殊的感觉相互作用，指一种感觉器官受到刺激时同时引起另一种感觉的心理现象。生活中联觉的现象相当多见，尤其是颜色刺激，例如红、橙、黄三种颜色，由于与太阳和火焰的颜色相近，因此往往使人们产生温暖的感觉，被称为暖色调；更深一些的颜色如深蓝、青色、紫色等，这些色彩使人感到凉爽甚至寒冷，被称为冷色调。

⊕ 知识链接

医用口罩外层为什么多数是蓝色的？

留心观察的话会发现，大部分的医用口罩外层都是蓝色或浅蓝色的。这是为什么呢？一方面，用蓝色有利于避免医务工作者在工作中产生视觉疲劳，若是一身白大褂与白色口罩相结合，外加工作环境的耀眼灯光，很容易引起视觉疲劳，不利于医务人员开展工作，用蓝色有利于缓解视觉压力。另一方面，医务人员，尤其是外科医务人员经常会注视血液等红色器官组织，容易产生绿色的视觉后像，利用蓝色可以减少或避免这一现象，同时，不小心溅上血污颜色也不会太明显。再者，蓝色属于冷色系，有利于消除紧张焦虑情绪。

（二）知觉

1. 知觉的概念　知觉（perception）是指人脑对直接作用于感觉器官的客观事物的整体属性的反映。当客观事物作用于人的感觉器官时，人不仅能够反映事物的个别属性，而且可以通过各种感受器的协同活动，在大脑将事物的各种属性联系起来，整合为一个整体，形成对事物的完整映像。

2. 知觉的特性

（1）知觉的选择性　自然界中的客观事物是纷繁复杂、千变万化的，人们置身于自然界及社会环境之中，并不能对所有事物都做出反应，人们只能选择其中的一部分作为知觉的对象，而把其他事物作为知觉的背景（图2‐1），这种特性称为知觉的选择性。

人的知觉对象往往受注意指向的影响而发生转移，前面的知觉会直接影响后面的知觉，成为后续知觉的准备状态，这种现象叫知觉定势（perceptual set）。

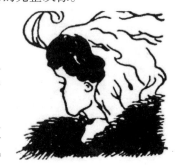

图2‐1　双关图

（2）知觉的整体性　是指人们在知觉过程中，不是孤立地反映刺激物的个别特性和属性，而是反映事物的整体和关系的特性。它具有一定的规则，即空间、时间上接近的客体易被知觉为一个整体；具有相似物理属性的客体易被知觉为一个整体；具有连续性或共同运动方向等特点的客体易被知觉为一个整体（图2－2）。知觉的整体性是知觉的积极性和主动性的重要方面，它不仅依赖于刺激物的结构（空间分布和时间分布），而且依赖于个体的知识经验。

（3）知觉的理解性　是指人们在知觉过程中，以过去的知识经验为依据去理解和解释事物，并用词语加以标志，使其具有一定意义的特性。理解可以使知觉更深刻、更精确，并且可以提高知觉的速度。理解有助于知觉的整体性，人们对于自己理解和熟悉的东西，容易当成一个整体来知觉。相反，在不理解的情况下，知觉的整体常受到破坏。在观看某些不完整图形时（图2－3），正是理解帮助人们把缺少的部分补充起来。此外，语言的指导作用、知觉的任务以及知觉者的态度、情绪、个性等都会影响对知觉对象的理解。

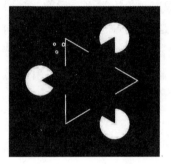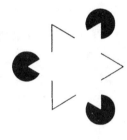
图2－2　知觉的整体性

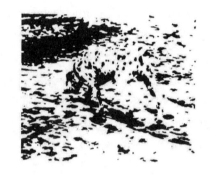
图2－3　不完整图形

（4）知觉的恒常性　是指当客观条件在一定范围内改变时，人们的知觉映像，仍保持相对不变的特性。知觉的恒常性包括大小恒常性、形状恒常性（图2－4）和颜色恒常性。知觉的恒常性对于人类来说具有重要意义。它有利于人们能够准确地适应环境，即使知觉的环境条件发生变化时，仍能对知觉的对象保持稳定的印象。

3. 两种常见的知觉现象

（1）似动（apparent movement）　是指在一定的时空条件下，人们把静止的物体看成运动的，或把不连续位移看成是连续运动的现象。似动现象的产生，既不是由于物体的真实移动，也不是由于个人与物体之间的相对移动，而是观察者在主观意识上产生的一种假的移动。似动现象的原理在于视觉的后像作用，日常生活中，电视、电影的视觉效果就是由似动现象引起的。

（2）错觉（illusion）　是指人们由于受到内外界环境的影响，在观察物体时，产生与实际不相符的错误知觉。错觉现象十分普遍，在几乎各种知觉中都可以发生，其中视错觉（图2－5）在各类错觉中表现得最为明显，常见的有图形错觉、大小错觉、形重错觉和方位错觉。

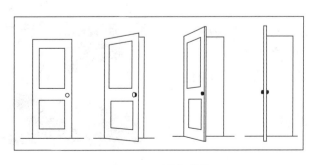
图2－4　形状恒常性

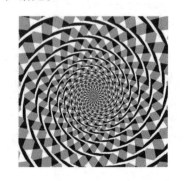
图2－5　视错觉

二、意识与注意

(一)意识的概念

意识（consciousness）是一种高级的心理过程，一种觉知，同时是一种心理状态。人们能意识到外部事物的存在，也能察觉到某些内部状态，意识对个体的身心系统起整合、管理和调控的作用。

(二)几种不同的意识状态

1. 睡眠 睡眠（sleep）是一种与觉醒对立的意识状态，一共包含有四个阶段。人体在第一阶段处于浅睡状态，脑电成分为混合的、频率和波幅都较低的脑电波。在第二阶段，偶尔会出现一阵短暂爆发的，频率高、波幅大的脑电波，称为睡眠锭。第三阶段有时也会出现睡眠锭，脑电的频率会降低，波幅变大。第四阶段即为深度睡眠阶段，在这个阶段，身体功能的各项指标变慢。前四个阶段大约要持续60~90分钟，稍后会进入一个新的阶段，出现高频率、低波幅的脑电波，即快速眼动睡眠期（rapid eye movement sleep），简称REM阶段。

2. 梦 梦（dream）是睡眠中最生动有趣又不可思议的环节，梦经常发生于快速眼动睡眠阶段。长期以来，对于梦的解释有以下几种观点。①精神分析的观点：精神分析学家弗洛伊德和荣格等人认为，梦是潜意识过程的体现，是通向潜意识的可靠途径。②生理学观点：霍布森认为，梦的本质是对脑的随机神经活动的主观体验。③认知观点：在睡眠中，认知系统依然对存储的知识进行检索、排序、整合、巩固等，这些活动一部分会进入意识，成为梦境。

(三)注意的概念

注意（attention）是心理活动或意识对一定对象的指向与集中，所以，注意具有指向性和集中性。注意的指向性指人在每一瞬间，心理活动或意识选择了某个对象，而忽略了另外一些对象，指向不同，人接收的信息也不相同。注意的集中性指心理活动或意识在一定方向上活动的强度或紧张度，心理活动或意识的强度越大，紧张度越高，注意也就越集中。

(四)注意的种类

1. 无意注意 是指没有预定目的，也不需要做意志努力的注意。如新异的刺激物、强度大的刺激物、刺激物背景的差异大以及刺激物的运动和变化都是引起无意注意的客观因素。无意注意是一种初级的、被动的注意形式，它的产生和维持，不依靠意志的努力。

2. 有意注意 是指有预定的目的，需要一定意志努力的注意，是注意的一种高级形式。如人们在劳动、工作和学习中都需要大量的有意注意才能完成，有意注意自觉主动服从一定目的和任务。需通过一定意志努力自觉调节和支配，去注意那些必须注意的事物。

3. 有意后注意 是指事先有预定的目的，但不需要付出努力去注意，有意后注意是在有意注意的基础上发展起来的，它具有高度的稳定性。如打字、开车等熟练的机械性工作。在进行这些熟练的工作时，并不需要意志力的努力。

(五)注意的品质

1. 注意的广度 是指个体在单位时间内能够清晰把握对象的数量。正常成人能注意到4~6个毫无关联的对象。

2. 注意的稳定性 是指个体在同一对象或同一活动上注意所能持续的时间，是注意品质在时间上的特性。注意保持的时间越长稳定性越好。注意的稳定性是间歇性地增强和减弱，而不是一成不变的，也称为注意的动摇。一般人的注意集中时间为约为10分钟，但经过严格训练（如外科医生等）集中注意力时间可达数小时。

3. 注意的分配　是指个体同一时间内把注意同时指向两种及以上活动或对象的能力。注意分配的能力可以通过训练得到提高，如经过长期的针对性训练的篮球运动员在比赛中可以做到眼观六路、耳听八方。

4. 注意的转移　是指个体有目的、主动地把注意从一个对象转移到另一个对象。注意转移的速度主要取决于注意的紧张性和引起注意转移的新的刺激信息的性质。

三、记忆

（一）记忆的概念

记忆（memory）是指人脑对经历的事物识记、储存、再认和再现的心理过程。从信息加工观点来看，记忆就是对输入信息的编码、储存和提取过程。编码相当于识记阶段，储存相当于保持阶段，再认和回忆相当于提取过程。

记忆作为一种重要的心理过程，贯穿在人们的各种心理活动中，它对保证个体的正常生活起着重要的作用。记忆不仅可使个体积累经验，学习新知识以适应不断变化的环境，而且在个体的发展以及个性特征的形成中也起着决定性的作用。记忆可使个体的心理活动的过去和现在连成一个整体，如果没有记忆，一切心理发展、一切智慧活动都是不可能的。

（二）记忆的种类

1. 按记忆的内容进行分类　可以分为形象记忆、逻辑记忆、情绪记忆和运动记忆。

2. 按记忆保留的时间长短和编码方式分类　可有瞬时记忆（感觉记忆、感觉登记）、短时记忆、长时记忆之分。

（三）记忆的加工过程

认知加工理论认为，当外界信息作用于感官时，首先进行感觉登记，即产生对信息的瞬时记忆。当对瞬时记忆的内容加以注意时便可使信息进入短时记忆系统。短时记忆系统的内容再经过复述和编码等进一步加工，即可转入长时记忆系统。长时记忆可以对信息做出最高水平的编码、加工和储存，当需要解决当前问题时，可随时从长时记忆中提取有用的信息。三种记忆阶段或三种记忆系统之间是相互联系、相互影响、协同活动的（图2-6）。

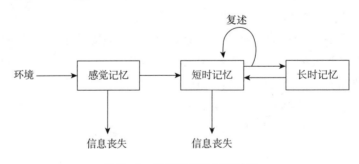

图2-6　记忆的信息加工过程

（四）记忆的基本过程

1. 识记（memorization）　识记是反复感知事物，在大脑中留下印象的过程，是记忆过程的开始和前提。人们识记事物具有选择性，根据人在识记时有无明确目的性，识记可分为无意识记（unintentional memorization）和有意识记（intentional memorization）。

无意识记也称不随意识记，是指人们事先没有识记的目的和意图，无需付出意志努力地识记。这种识记常与人们的职业、兴趣、动机及需要有密切关系。有意识记也叫随意识记，是指有预定识记目的，运用一定的策略和方法，经过特殊的努力而进行的识记。人们掌握系统的、复杂的知识和技能主要靠有意识记。

2. 保持与遗忘　保持（retention）是指过去经历过的事物在脑中得到巩固的过程，是一种内部潜在的动态过程。随着时间的推移以及后来经验的影响，保持的内容会在数量和质量上发生明显的变化。其质方面的变化大致有两种倾向：一种是原来识记内容中的细节趋于消失，主要、显著的特征得以保持，记忆的内容变得简略、概括与合理；另一种是增添了原来没有的细节，内容更加详细、具体，或者突出夸大某些特点，使其更具特色。其量方面的变化也显示出两种倾向：第一种是记忆回溯现象，即在短时间内延迟回忆的数量超过直接回忆的数量，也有人称之为记忆恢复现象。第二种倾向是识记的保持量随时间的推移而日趋减少，有部分内容不能回忆或发生错误，这种现象叫遗忘。

遗忘（forgetting）是对识记过的事物不能再认或回忆，或者再认或回忆出现错误。遗忘分为两种：一种是永久性遗忘，即不重新学习，永远不能再认或回忆；另一种是暂时遗忘，即一时不能再认或回忆，但在适当条件下记忆还可能恢复。德国心理学家艾宾浩斯（Ebbinghaus H）最早研究了遗忘的发展过程。他利用无意义音节为材料，以重学法为方法，得到了著名的艾宾浩斯遗忘曲线（图2-7）。

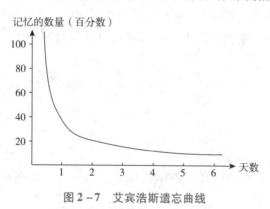

图2-7　艾宾浩斯遗忘曲线

3. 再认和回忆　再认（recognition）和回忆（recall）都是对长时记忆所储存的信息提取的过程。再认是指过去经历过的事物重新出现时能够识别出来的心理过程。回忆是指过去经历过事物的形象或概念在人们头脑中重新出现的过程。例如，考试时对选择题的解答就属于再认；而对问答题的解答则属回忆。通常是能够回忆的内容都可以再认，而可以再认的内容不一定能够回忆。再认和回忆的正确程度一般取决于两方面因素，一方面是对原识记材料的巩固程度，越巩固就越容易回忆或再认；另一方面是积极的思维活动，在回忆或再认时的思维活动越积极，回忆或再认的效果越好。

四、思维

（一）思维的概念

思维（thinking）是人脑借助于语言、表象和动作而实现的，以已有知识为中介，对客观现实的本质属性和内在联系的概括、间接的反映。思维是认知的高级形式，它揭示了事物的本质特征和内部联系，并以概念的形式进行判断、推理，解决人们面临的各种问题。但思维又离不开感知觉，人们只有在大量感性认识的基础上，才能揭示出事物的本质特征和规律。

（二）思维的特征

人的思维具有概括性、间接性特征。

1. 思维的概括性　是指在大量感性材料的基础上，人们把一类事物共同的特征和规律抽取出来，加以概括。概括性在人们的思维活动中具有重要的作用，它使人们可以脱离具体的事物进行抽象思维，并使思维活动在一定条件下进行迁移。

2. 思维的间接性　是指人们借助于一定的媒介和知识经验对客观事物进行间接反映。由此可知，正是思维的间接性才能使人们能够超越感知觉提供的信息，去认识没有或者不能直接作用于人的各种事物和特性，从而揭示事物的本质和规律，预见事物的发展。

（三）思维的基本过程

思维是人类所具有的一种高级心理现象，思维的过程是人们运用概念、判断、推理的形式对外界信息不断进行分析、综合、比较、抽象和概括的过程。

分析与综合是思维的最基本过程，分析是指在头脑中把事物的整体分解为各个部分或各种属性；综合则是在头脑中把事物的各个部分、各种特征和属性结合起来，即把分析的结果加以整合，形成对事物的整体认识。分析与综合是同一思维过程中不可分割的两部分。

比较则是把各种事物和现象加以对比，确定其异同，发现其关系的思维过程。比较是以分析为前提的，只有把不同对象的各个部分或特征区别开来，才能进行比较，而比较的结果又是一个综合过程。

抽象与概括也是重要的思维过程，抽象是在头脑中抽出各种事物与现象的共同特征与属性，舍弃其个别特征和属性的过程。概括是把头脑中抽象出来的事物共同的、本质特征综合起来并推广到同类事物中去，使之普遍化的过程。在抽象的基础上，人们就可以得到对事物的概括的认识，从而形成事物的概念。

总之，任何思维活动都是分析、综合、比较、抽象和概括这些过程协同活动的结果。

五、想象和表象

（一）想象的概念

想象（imagination）是对头脑中已有的表象进行加工改造，形成新形象的过程。想象是人的高级的、复杂的认知活动。

（二）想象的作用

想象在人类的生活中有着重要的作用，主要表现为以下内容。

1. 补充作用　人类感知活动的局限性可以由想象得到补充，例如我们没有去过月球，但是通过宇航员的介绍，可以在头脑中产生月球表面的形象。

2. 预见作用　人类活动的一个重要特点，是它具有预见性和计划性，在这方面，想象有着巨大的作用。人类的任何劳动，从制造简单工具到艺术创作和科学发明都离不开想象。

3. 代替作用　当人们的需要在实际中不能得到满足，或者人的某些活动不能实际得到实现时，人们可以借助于想象得到满足和实现，以此来保持心理上的平衡。

（三）表象

表象（representation）是指曾经感知过的事物在大脑中留下的映像。表象是想象的素材，但想象不是表象的简单再现，而是对表象进行加工改造，重新组合形成新形象的过程。表象具有直观性、概括性和可操作性的特点。

第三节　情绪和情感

人在认识和改造客观世界的实践活动中，以及在与人的交往过程中，必然接触到自然界和社会中的各种对象和现象，也一定会遇到得失、顺逆、荣辱、美丑等各种情境，从而产生喜、怒、哀、乐、爱、恨等情绪和情感体验。正是各种情绪、情感的不同变化，才使得人们的心理活动丰富多彩，各具特色。

一、情绪和情感的基本概念

情绪（emotion）与情感（affection）是人们对客观事物的一种反映形式，客观事物是产生情绪、情感的来源，离开了客观事物，情绪、情感就成了无源之水，无本之木。当客观事物满足了人的需要和愿望时，就会引起高兴、快乐、满意、爱慕等积极肯定的情绪和情感，反之则会引起生气、苦闷、不满、憎恨等消极否定的情绪和情感。

二、情绪和情感的关系

情绪和情感在历史上曾统称为感情（affection），它既包括感情发生的过程，也包括由此产生的各种体验，因而用单一的感情概念难以表达这种心理现象的全部特征。在当代心理学中则分别采用"情绪"和"情感"来更确切地表达感情的不同方面。所以情绪和情感既相互联系又有区别。情绪主要是指感情过程，也就是脑的神经机制活动的过程。情绪代表了感情的种系发展的原始方面，所以情绪的概念可用于动物和人。情绪和情感又是人类社会历史发展的产物，而且情感是人才具有的高级心理现象，情感的概念是感情性的"觉知"方面，集中表达感情的体验和感受，经常用来描述那些具有稳定的、深刻的社会意义的感情。

三、情绪的功能

1. 适应生存的心理工具　情绪是进化的产物。当特定的行为模式、生理唤醒及相应的感受状态三种成分出现后，就具备了情绪的适应性，其作用在于发动机体能量使机体处于适宜的活动状态。所以，情绪自产生之日起便成为适应生存的工具。情绪的适应功能根本在于改善和完善人的生存和生活条件。人们常通过快乐表示情况良好，通过痛苦表示急需改善不良处境。

2. 激发心理活动和行为的动机　情绪构成一个基本的动机系统，它能够驱策有机体发生反应、从事活动，在最广泛的领域里为人类的各种活动提供动机。情绪的这一动机功能既体现在生理活动中，也体现在人的认识活动中。

3. 心理活动的组织者　作为脑内的一个监测系统，情绪对其他心理活动具有组织作用。情绪的组织作用包括对活动的促进或瓦解两方面，正性情绪起协调、组织作用，负性情绪起破坏、瓦解或阻断作用。

研究证明，情绪能影响认知操作的效果，影响效应取决于情绪的性质和强度。愉快强度与操作效果呈倒"U"型，即中等唤醒水平的愉快和兴趣为认识活动提供最佳的情绪背景，过低或过高的愉快唤醒均不利于认知操作。

4. 人际交往的重要手段　情绪和语言一样，具有服务于人际沟通的功能。情绪通过独特的无词沟通手段，即由面部肌肉运动、声调和身体姿态来实现信息传递和人际间相互了解。其中面部表情是最重要的情绪信息媒介。表情信号的传递不仅服务于人际交往，而且常常成为人们认识事物的媒介。例如当面临陌生的不确定情景时，人们常从他人面孔上搜寻表情信息，然后才采取行动。这种现象称作情绪的社会性参照作用（social reference of emotion）。

四、情绪的分类

1. 情绪的分类　关于情绪的分类，我国古代《礼记》中提出人具有"七情"，即喜、怒、哀、惧、爱、恶和欲七种基本情绪。

从生物进化的角度来看，人的情绪可分为基本情绪和复合情绪。基本情绪是人与动物共有的、先天的、不用学习就能掌握的，每一种基本情绪都具有独立的神经生理机制、内部体验和外部表现，并有不同的适应功能。复合情绪则是由基本情绪的不同组合派生出来的。

20世纪70年代初，美国心理学家伊扎德（Izard CE）用因素分析的方法提出人类的基本情绪有11种，即兴趣、惊奇、痛苦、厌恶、愉快、愤怒、恐惧、悲伤、害羞、轻蔑和自罪感等。由此产生的复合情绪有三类：第一类是基本情绪的混合，如兴趣—愉快、恐惧—害羞等；第二类是基本情绪与内驱力的结合，如疼痛—恐惧—怒等；第三类是基本情绪与认知的结合，如多疑—恐惧—内疚等。

2. 情绪状态的分类　情绪状态是指在某种事件或情境的影响下，在一定时间内所产生的某种情绪，其中较典型的情绪状态有心境、激情和应激三种。

（1）心境（mood）　是指微弱、持久、带有渲染性的情绪状态。心境不是对于某一事物的特定体验，而是以同样的态度体验对待一切事物。

（2）激情（intense emotion）　是一种迅猛爆发、激动短暂的情绪状态。这种情绪状态通常是由对个人有重大意义的事件引起的，例如重大成功之后的狂喜、惨遭失败后的绝望。在激情状态下人往往出现"意识狭窄"现象，即认识活动的范围缩小，理智分析能力受到抑制，自我控制能力减弱，进而使人的行为失去控制。

（3）应激（stress）　是指人对某种意外的环境刺激所做出的适应性反应。例如人们遇到某种意外危险或面临某种突然事变时，身心处于高度紧张状态，即为应激状态。例如飞驰的汽车刹车突然发生故障等。

五、情绪的维度与两极性

情绪的维度（dimension）是指情绪所固有的某些特征，主要指情绪的动力性、激动性、强度和紧张度等方面，这些特征的变化幅度又具有两极性（bipolarity），即每个特征都存在两种对立的状态。

1. 情绪的动力性有增力和减力两极　一般来说，需要得到满足时产生的肯定情绪是积极的、增力的，可提高人的活动能力，对活动起促进作用；需要得不到满足时产生的否定情绪是消极的、减力的，会降低人的活动能力，对活动起瓦解作用。

2. 情绪的激动性有激动与平静两极　激动是由一些重要的刺激引起的一种强烈、外显的情绪状态，如激怒、狂喜、极度恐惧等；平静的情绪是指一种平稳安静的情绪状态，它是人们正常生活、学习和工作时的基本情绪状态，也是基本的工作条件。

3. 情绪的强度有强、弱两极　在情绪的强弱之间有各种不同的强度，如从愉快到狂喜，从微愠到狂怒，在微愠到狂怒之间还有愤怒、大怒、暴躁等不同程度的怒。情绪强度的大小决定于情绪事件对个体意义的大小，较重大的情绪反应强烈，较小的则情绪反应弱。

4. 情绪的紧张度有紧张和轻松两极　人们情绪的紧张程度决定于面对情境的紧迫性、个体心理的准备状态以及应变能力。如果情境比较复杂，个体心理准备不足而且应变能力比较差，人们往往容易紧张，甚至不知所措。如果情境不太紧急，个体心理准备比较充分，应变能力比较强，人就不会紧张，而会觉得比较轻松自如。

六、表情

情绪和情感本是一种内部的主观体验，当这种体验发生时，又总是伴随着某些外部表现，并可观察到。人的外显行为主要指面部可动部位的变化、身体的姿态和手势，以及言语器官的活动等。这些与情绪、情感有关联的行为特征称为表情（emotional expression），它包括面部表情、身段表情和言语表情。

1. 面部表情 面部表情（facial expression）是指通过眼部肌肉、颜面肌肉和口部肌肉的变化来表现各种情绪状态。因为人的表情具有原始的生物学根源，所以，许多最基本的情绪，如喜、怒、悲、惧的原始表现是通见于全人类的。美国心理学家艾克曼（Ekman）等人研究了不同民族、不同文化背景下的人们对愉快、悲伤、恐惧、愤怒、惊奇、厌恶六种面部表情的辨别，发现各国人的判断具有相当高的一致性，这说明表情具有先天性。

2. 身段表情 身段表情（body expression）是指情绪发生时身体各部分呈现的姿态，通常也称为"体语"。例如兴奋时手舞足蹈、悔恨时捶胸顿足、愤怒时摩拳擦掌等身体姿势都可以表达个人的某种情绪。

手势（gesture）是一种重要的身段表情，它通常和言语一起使用来表达人的某种思想感情。在一些情况下，手势也可以单独使用，如人们在无法用言语进行沟通时，往往是通过手势等肢体语言进行交流，表达个人的情感，传达个人信息，它为人们提供了非言语信息和感觉反馈。

3. 言语表情 言语表情（language expression）是指情绪发生时在语调、节奏和速度等方面的变化，是人类特有的表达情绪的手段。言语中音调的高低、强弱，节奏的快慢等所表达的情绪是言语交际的重要辅助手段。例如喜悦时语调高昂，语速较快；悲哀时语调低沉，语速缓慢；此外，感叹、激愤、讥讽、鄙视等也都有一定的语调变化。

总之，面部表情、身段表情和言语表情构成了人类的非言语交往形式，是人们表达情绪、情感的重要外部方式，是伴随言语沟通的"言外之意"，故亦称为副语言（para language）。但由于这些外部表达方式具有习得性，人们往往为达到某种目的而故意隐瞒或装扮出某种情绪表现，因此情绪的外部表达常常带有掩饰性和社会称许性，所以在观察个体的情绪变化时，只注意他的外在表现是不够的，还需要注意观测个体的一些生理变化指标。

七、情绪理论

关于情绪理论的研究，由于不同学派的观点不同，采取的研究方法不同，导致得出的结论也各不相同，主要的情绪理论有以下几种。

1. 詹姆士－兰格的情绪外周学说 美国心理学家詹姆士（James W）和丹麦生理学家兰格（Lange C）各自于 1884 年和 1885 年提出了观点基本相似的理论。詹姆士认为情绪是由内脏器官和骨骼肌肉活动在脑内引起的感觉，情绪是对身体变化的知觉。在他看来，悲伤是由哭泣引起，而愤怒是由打斗而致。兰格还特别强调情绪与血管变化的关系。在这一理论中，他们认为情绪产生的方式是：首先外部的刺激引发个体的生理变化，接着导致直接的行为反应，最后个体对身体反应的知觉产生情绪。

詹姆士－兰格理论提出了机体生理变化与情绪发生的直接联系，强调了自主性神经系统在情绪产生中的作用，因此也称为情绪的外周学说。

2. 坎农－巴德的情绪丘脑学说 坎农（Cannon WB）对詹姆士－兰格理论提出了三点质疑：①机体生理变化的速度相对缓慢，不能够解释情绪迅速发生、瞬息变化的事实。②各种情绪状态下的生理变化并没有很大的差异，因此通过机体变化难以分辨感觉到的不同情绪。③机体的某些生理变化可以通过药物引起，但是药物只能激活某种生理状态，而不能造成某种情绪。坎农认为情绪产生的中心不在外周系统，而在于中枢神经系统的丘脑。坎农和巴德于 20 世纪 20～30 年代提出了情绪的丘脑学说，他们认为由外界刺激引起感官的神经冲动，通过内导神经传至丘脑，再由丘脑同时向上、向下发出神经冲动，向上传到大脑产生情绪的主观体验，向下传至交感神经引起机体的生理变化。

3. 阿诺德的评定－兴奋学说 美国心理学家阿诺德（Arnold MB）于 20 世纪 50 年代提出了情绪的

"评定－兴奋学说"，强调情绪的来源是大脑皮质对刺激情境的评估，大脑皮质的兴奋是情绪产生最重要的条件。刺激情境并不能直接决定情绪的性质，对于同一刺激情境，人对它的认知和评估不同，就会产生不同的情绪，例如人们在森林里看到熊会产生恐惧，而在动物园里看到关在笼子里的熊却不产生恐惧。阿诺德认为情绪产生的具体模式是：外界刺激作用于感受器，产生神经冲动，通过内导神经上传至丘脑，进而传至大脑皮质，在大脑皮质刺激得到评估，形成一种特殊的态度，这种态度通过外导神经将皮质的冲动传至丘脑的交感和副交感神经，并进而将冲动下行传至血管和内脏组织，引起血管和内脏反应。血管和内脏的反应进一步反馈到大脑皮质，大脑皮质再次进行评估，使纯粹的认识经验转化为被感受到的情绪体验。

阿诺德的评定－兴奋学说同时看到了大脑中枢神经系统以及外周生理变化在情绪产生中的重要作用，强调情绪的产生是大脑皮质和皮层下组织协同活动的结果。

4. 沙赫特－辛格的情绪三因素学说　20世纪60年代美国心理学家沙赫特（Schachter S）提出情绪的产生是受认知过程、环境刺激、生理反应三种因素所制约，其中认知因素对情绪的产生起关键作用。沙赫特和心理学家辛格（Singer J）1962年用实验来验证他们的理论，证明情绪状态是由认知过程、环境刺激、生理反应在大脑皮质中整合的结果，即环境中的刺激因素通过感受器向大脑皮质输入外界信息；同时生理因素通过内部器官、骨骼肌的活动也向大脑输入生理变化的信息；认知过程是对过去经验的回忆和对当前情境的评估，来自这三方面的信息经过大脑皮质的整合作用之后，才产生某种情绪体验。沙赫特－辛格理论认为认知评价在情绪产生中起着关键作用，故亦称之为认知学说。

5. 情绪智力理论　20世纪90年代，美国耶鲁大学心理学家萨洛维（Salovey P）和新罕布什尔大学的梅约（Mayer J）创造了一个新的概念——情绪商数（emotional quotient，EQ），简称"情商"。戈尔曼（Goleman D）在其《情绪智力》一书中推广了这一概念而使其流行起来。情商概念的提出使人们意识到影响学业成绩和工作绩效的心理变量中，除了智力因素外，还有一些非智力因素在起作用。诸如情绪的表达方式、个性品质、自我意识的特点、成就动机和合作性等。其实，EQ并不是指具体的情绪商数，而是评价"情绪智力"（emotional intelligence，EI），可以说EQ是EI的代名词。情商是指个体控制和调节自身情绪体验的能力。情商包括四个方面的内容：①情绪的知觉、评价与表达能力；②思维过程中的情绪促进能力；③理解与分析情绪的能力；④对情绪进行成熟调节的能力。

第四节　意　志

一、意志的概念与特征

1. 意志的概念　意志（will）是人类所特有的一种极其复杂的心理过程，是和人类所独有的第二信号系统的作用分不开的。意志使人的内部意识转化为外部的动作，充分体现了意识的能动性。意志具有引发行为的动机作用，但比一般动机更具选择性和坚持性，因而可以看成是人类特有的高层次动机。意志过程是指人们自觉地确定目标，有意识地支配、调节行为，通过克服困难以实现预定目标的心理过程。

2. 意志的特征

（1）明确的目的性　这是意志的首要特征，是意志活动的前提。人为了满足某种需要而预先确定目的，并有计划地组织行动来实现这一目的。人在从事活动之前，活动的结果已经把行动的目的以观念的形式存在于头脑中，并用这个观念来指导自己的行动，同时还能制止不符合目的的其他行动。意志的这种调节作用是意志的能动性表现。

（2）与克服困难相联系　这是意志的第二个特征，是意识活动的核心。意志是在人们克服困难中集中表现出来的，这种困难包括内部困难和外部困难，内部困难指来自于自身内部的困难，如缺乏信心等；外部困难是指来自于外部环境的困难。所以，个体的行动需要克服的困难越大，意志的特征就显得越充分、越鲜明。

（3）以随意活动为基础　这是意志的第三个特征。人的活动可分随意活动和不随意活动两种。不随意活动是指那些不以人的意志为转移的、自发的、控制不了的运动，主要指的是由自主神经支配的内脏运动。随意运动是指可以由人的主观意识控制的运动，主要是由支配躯体骨骼肌的神经控制的躯干和四肢的运动。意志行动是有目的的行动，这就决定了意志行动是受人的主观意识调节和控制的。

二、意志的作用

1. 意志使认识活动更加广泛、深入　意志是在人的认识和情感活动基础上产生的。同时，认识活动也离不开意志的作用，意志使认识活动更加广泛深入。在认识活动中，有意注意的维持、知觉的合理组织、解决问题的思维活动的展开等，都需要人的意志努力和意志行动。同时，积极的意志品质如自觉性、恒心等能促进人认知能力的发展。

2. 意志调节着人的情绪、情感　首先，情绪、情感影响着意志行为。积极的情绪、情感是意志行动的动力，消极的情感是意志行为的阻力。其次，意志对情绪、情感起调节控制作用。意志坚强的人可以控制与克服消极情绪的干扰，使情绪服从理智，把意志行动贯彻到底。相反，意志薄弱者则易成为情绪的俘虏，使意志行动不能持之以恒。

三、意志的基本过程

人的意志是通过行为表现出来的，受意志支配的行为称为意志行动。意志行动的基本过程包括采取决定阶段和执行决定阶段。采取决定阶段是意志行动的初始阶段，它包括确定行动的目标，选择行动的方法并做出行动的决定；执行决定阶段是意志行动的完成阶段，一方面它要求个体坚持执行预定的目标和计划好的行为程序，另一方面制止和修改那些不利于达到预定目标的行动。只有通过这两个阶段，人的主观目的才能转化为客观结果，主观决定才能转化为实际行动，实现意志行动。

四、意志品质

意志品质是指构成人意志的某些比较稳定的心理特征。意志品质是人格的一个组成部分，它具有明显的个体差异。良好的意志品质是在人生中逐渐形成的，需要从小进行培养和自我锻炼。

1. 自觉性　是指能主动地支配自己的行动，使其能达到既定目标的心理过程。个体具有明确的行动目的，并能充分认识行动效果的社会意义，使自己的行动符合社会、集体的利益，不屈从于周围人的压力，按照自己的信念、知识和行动方式进行行动的品质。与自觉性相反的有意志的动摇性、受暗示性、盲从、随波逐流、刚愎自用和独断性等。

2. 果断性　是指人善于明辨是非，迅速而合理地采取决断，并实现目的的品质。这种品质以深思熟虑和大胆勇敢为前提，在动机斗争时，能当机立断，在行动时，能敢作敢为，在不需要立即行动或情况发生变化时，又能立即停止已做出的决定。与果断性对立的是优柔寡断、患得患失和草率从事。

3. 坚韧性　是指人能长期保持充沛的精力，战胜各种困难，不屈不挠地向既定的目的前进的品质。与坚韧性相悖的是做事虎头蛇尾、见异思迁、急躁、轻浮、疑虑和执拗等。

4. 自制性　是指能够自觉、灵活地控制自己的情绪和动机，约束自己的行动和语言的品质。这种人能够克服懒惰、恐惧、愤怒和失望等内、外诱因的干扰能力。善于使自己做与自己愿望符合的事情，执行已确定的目的和计划。与自制性相对立的是任性和怯懦。易冲动、易激惹、感情用事则是自制性差的表现。

第五节　个性心理

人的心理现象包括心理过程和个性心理（也称为人格）两大部分，个性心理又可分为个性倾向性和个性特征。本节将着重介绍其中主要的个性倾向性和个性特征。

一、基本概念

（一）个性

到目前为止，由于心理学家各自所持的理论观点或研究角度不同，对个性概念的理解众说不一。目前我国多数心理学教材接受前苏联心理学家从人的精神面貌方面考察个性的观点，将个性（personality）定义为如下内容。个性指一个人整个的精神面貌，即具有一定倾向性的、稳定的心理特征的总和。这一定义认为人的许多心理特征不是孤立存在的，而是在需要、动机、兴趣、信念和世界观等心理倾向性制约下构成的稳定的有机整体。是一个人区别于他人的稳定而统一的心理品质。

（二）个性的特征

个性是一个具有丰富内涵的概念，它反映了一个人的多种心理品质特征。

1. 稳定性与可塑性　个性不是指一时表现出来的特点，而是指人在较长时间的社会实践活动中经常表现出来的个性心理特征。正是个性的这种稳定性特点，才能把一个人与另一个人从心理面貌上区别开来。个性具有稳定性的特点，并不排斥个性的可塑性，只是改变它是较为困难的事。

2. 独特性与共同性　个性是在遗传、环境和教育等先天和后天的因素交互作用下形成的，不同的遗传和环境因素塑造了各自独特的个性特征。个性的独特性并不排斥人与人之间心理上的共同性，即个性中还存在着共性。个性中的独特性和共同性是统一的，一个团体共有的个性总是通过团体内成员体现出来，它制约着个人的独特性特点。

3. 整体性　虽然个性是由许多心理特征组成的，但它并不是几种要素的简单组合。个性具有多层次性、多维度性、多侧面性，并有低级与高级、主要与次要、主导与从属之分，其特征是错综复杂地交互联系、交互制约在一起的，是一个复杂的系统。

4. 生物性与社会性　人既有生物属性，也有社会属性。人的生物属性是个性形成的基础，影响着个性发展的道路和方式，影响着个性行为形成的难易。但也不能把个性完全归结为先天的或遗传的。每个人都是社会的一员，都处于一定的社会关系之中，逐渐掌握了社会的风俗习惯和道德准则，形成相应的世界观、价值观、兴趣和性格等，成为具有个性的人。

（三）心理结构

个性是多层次、多维度、多侧面的复杂体系。它主要由个性倾向性、个性心理特征和自我调控系统三部分构成。

1. 个性倾向性　个性倾向性（personality inclination）是人进行活动的基本动力，是个性中最活跃的因素。它以积极性和选择性为特征，制约着人的全部心理活动。个性倾向性主要包括需要、动机、兴趣、理想、信念和世界观等，这些成分并不是孤立的，而是相互联系、相互影响和相互制约的。其中需要是个性倾向性的源泉，只有在需要的推动下，个性才能形成和发展。

2. 个性心理特征　个性心理特征（psychological characteristics of personality）是指在心理活动过程中

表现出来的比较稳定的成分，它包括能力、气质和性格三方面。这三个成分之间的关系错综复杂，相互影响、相互牵制，形成一种环形结构。这三种特征的独特结合，形成了人各不同的稳定的独特特征。因此，人和人在个性心理特征方面是有差异的。

3. 自我调控系统 自我意识（self - regulating）是自我调控系统的核心，它是指个体对自己作为客体存在的各方面的意识，具有自我认知、自我体验和自我控制三个子系统。上述三方面不是截然分开的，而是紧密联系着构成个性结构中的自我调节系统，对个性中的各种心理成分进行调节和控制，以保证个性的和谐、完整和统一。

二、需要

（一）需要的概念

需要（need）是指个体在适应社会生活的过程中，当出现某种生理或心理不平衡时，为了恢复平衡或达到某种新的平衡而产生的一种心理状态或倾向。可以表现为个体的内驱力、对某种目标（如自身生存和发展所必备的条件）的渴求和欲望，它反映了个体对内部环境或外部条件比较稳定的要求。需要也是对客观现实的反映。

（二）需要的分类

需要大体上可以分为生理性需要和社会性需要两大类。

1. 生理性需要 即本能的机体需要，是维持生命和延续种类所必需的条件。如对空气、水、食品、运动、休息、呼吸、排泄、求偶等的需要。生理性需要体现了个体的生物属性，因此又被称为生物性或自然性需要。

2. 社会性需要 是人类在社会化过程中逐步形成的需要，是后天习得的需要，是人类所特有的。如对社会交往、文化学习、友爱、美的享受等的需要。社会性需要通常是从社会要求转化而来的，表现了需要的社会属性。

（三）需要的层次论

美国心理学家马斯洛（Maslow AH）认为，需要的满足是人类发展的一个最基本的原则，他把人类的主要需要依其发展顺序及层次高低分为五个层次，较好地说明了各种需要之间的相互关系。关于需要层次详见图 2 - 8。

1. 生理的需要 即生存的需要，指对阳光、水、空气、食物、排泄、求偶、栖息和避免伤害等的需要，是人类最原始、最基本的需要，具有自我和种族保存的意义，是个体为生存而必不可少的需要，是一切其他需要的基础。在人类的各种需要中，生理需要占据着最强的优势，当个体被生理需要控制时，其他的需要便被推到了次要的位置。

2. 安全的需要 是指要求生活得到保护的需要，即对生活在无威胁、能预测、有秩序的环境中的需要。如生命安全、财产安全、职业安全和心理安全等需要。这一需要在生理需要得到满足后会变得较为突出。

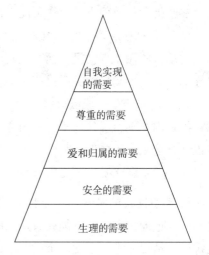

图 2 - 8 马斯洛需要层次示意图

3. 爱和归属的需要 即被接纳、有所属以及爱的需要。被接纳和有所属是指个体需要依附于某个群体，例如组织、团体、种族、国家等。爱的需要包括两个方面，即爱他人和被他人爱。广义的爱和被爱包括人际交往、友谊、互助等。社交的需要表明个体渴望亲密的感情关系、不甘被孤立或疏远。

4. 尊重的需要 是个体对自身价值的认同和追求，包括被他人尊重、尊重他人和自我尊重。被他人尊重是指渴望自己在社会上占有一定的地位，享有一定的声誉和受到他人的赞扬、赏识、敬重；尊重他人表现为对他人成就的羡慕和向往；自我尊重则表现为自信、自强、好胜、求成等。

5. 自我实现的需要 是指追求自我理想的实现，充分发挥个人才能和潜力的需要，是需要的最高级别，是一种创造的需要。这一需要简单地讲，就是个体渴望在社会上发挥自己的最大潜能。例如希望实现自己的理想和抱负，追求较高的名誉、地位和权力，对社会做出较大贡献，从而体现出自身的存在对社会的价值。

马斯洛对需要层次的概括，前后有所变化。他曾在尊重的需要之上加了认识的需要和美的需要，使需要层次变成了七个，但影响最大、广为接受的仍是五层次的概括。

三、动机

（一）动机的概念

动机（motivation）是驱使个体去从事某种活动、指引活动去满足需要、达到目标的内部动力。动机以需要为基础，同时还必须有外部诱因刺激的作用。需要和目标刺激是动机产生的两个必不可少的条件。

（二）动机的种类

人类的动机极其复杂，分类的角度也有多种。

1. 依需要的种类进行分类 与需要相对应，起源于生理需要的动机称为生理性动机，如进食的动机和饮水的动机。起源于社会性需要的动机称为社会性动机，如劳动动机、成就动机、赞许动机、交往动机等。

2. 依动机内容性质分类 符合社会发展和人民利益的动机是高尚动机，在这类动机的驱使下，个体表现出清正廉洁、克己奉公、助人为乐等高尚行为。违反社会发展规律和人民利益的动机是卑劣动机，在此类动机驱使下，个体可能做出贪污受贿、损人利己等不良行为。

3. 依动机在活动中的作用分类 在驱动个体进行某项活动的多个动机中，具有推动和指导该活动的主要动机叫做主导动机。而其他若干个对该活动仅具有辅助作用的动机则叫做辅助动机或从属动机。主导动机和辅助动机的关系是相对的，在某些情况下可以相互转换。

4. 依动机产生的原因分类 由外部事物的吸引力诱发出来的动机是外在动机。出自本身自我激发的动机是内在动机。外在动机和内在动机在日常生活、学习和工作中都具有重要现实意义，只有将二者有机结合起来，才能促使我们主动、积极、勤奋、热情地学习和工作。

（三）动机冲突

1. 动机冲突的概念 在有目的的活动中，常常会同时存在着数个所要达到的目标，当由于时间、空间或其他原因影响下不能同时达到所有目标的时候，便会出现欲达到这些目标的愿望相互矛盾、冲突或排斥的情况，即会出现两个或两个以上相互矛盾、冲突或排斥的动机。若相互排斥的动机在强度上几乎相等，当必须做出抉择却又难于取舍时，就会形成相互冲突的心理现象，这就是动机冲突。在我们的生活实践中，常常会出现动机冲突，有时冲突会十分激烈，此时，个体会表现出紧张、焦虑，甚至因此危及个体的身心健康。所以，认识和处理好动机冲突与维持个体的心理平衡有着密切关系。

2. 动机冲突的主要类型 动机冲突主要有以下四种类型：①双趋式冲突，是指两个目标同时出现，并对个体具有同样的吸引力，但由于实际条件的限制，个体无法同时实现两个愿望时，在心理上出现的难以取舍的斗争。例如，"鱼，我所欲也；熊掌，亦我所欲也"，而鱼和熊掌不能兼得的情况下，就会出现双趋式冲突。②双避式冲突，是指同时出现两件可能危及个体的事件，但由于条件的限制，个体只能回避其中之一，即个体只有忍受其中一个不利因素，才能避开另一个不利因素。"前有悬崖，后有追兵"的处境就是双避式冲突的最好写照。③趋避式冲突，是指对于同一事物既有亲近或实现它的愿望，又有避开或不让其发生的愿望。对于个体而言，亲近是为了满足某种需要，而回避是由于该事物的不利因素对自身所造成的负面影响或危害。即个体对某事物既想趋其利，又想避其害，因而面临着最终是接近还是回避的抉择。例如，既喜欢吃甜食，又害怕因此而发胖。④多重趋避式冲突，是指同时面对两个或两个以上的目标，而每个目标又分别具有吸引和排斥两方面的作用。换言之，就是每个目标都有自己的缺点和优点。例如，当某学生高考成绩并不是非常理想时，在志愿填报上可能就面临到底是选择名牌学校的冷门专业，还是选择普通学校的热门专业的选择。

四、能力

（一）能力的概念

能力（ability）是指人顺利完成某种活动所必备的心理特征。顺利地完成某种复杂的活动需要有多种能力的完备结合。在完成某种活动中，各种能力独特地结合称为才能。如果一个人的各种能力在活动中能达到最完美的结合，能经常创造性地完成一种或多种活动，就可称之为天才。

（二）能力的分类

能力通常可划分为一般能力和特殊能力。

1. 一般能力 又称普通能力，是指大多数活动所共同需要的能力，它是人所共有的最基本的能力，在许多基本活动中表现出来，适用的范围广泛，符合多种活动的要求。一般能力和认识活动密切联系着，并保证人们比较容易和有效地掌握知识。例如，观察力、记忆力、判断理解力、抽象概括能力、想象力、注意力等都是一般能力。这部分能力为每个人从事各种活动所必备，是发展其他方面的能力的基础。一般能力的综合体现就是通常所说的智力。智力测验主要就是检测和评价个体的一般能力，从而推测该个体从事某项专门活动的能力。

2. 特殊能力 又称专门能力，是指为完成某项专门活动所必不可少的能力。如数学能力、音乐能力、绘画能力、体育能力、写作能力等都属于特殊能力，都是在一般能力的基础上发展起来的。人们顺利地完成一种活动，既需要一般能力，也需要与该活动有关的特殊能力。一般能力和特殊能力有机地联系着，一般能力的发展为特殊能力的发展创造了条件，特殊能力的发展也同时会促进一般能力的发展。

（三）能力的形成和发展的相关因素

1. 先天素质 是指个体天生具有的某些解剖和生理特性，主要是神经系统特别是脑的特性以及感觉和运动器官的特性。先天素质是能力形成和发展的自然基础和前提。

2. 营养状况 营养不良，特别是儿童时期的营养不良，会影响神经系统特别是中枢神经系统的发育，从而影响个体心理功能的发展，影响能力的形成和发展。

3. 早期经验 在个体成长的过程中，儿童期十分重要。儿童期智力发展的速度是不均衡的，通常早期阶段有着很快的变化，而且对以后的发展有着很大影响，甚至有可能在一定程度上制约个体一生能力的发展水平。

4. 兴趣、爱好 能力的发展与兴趣及爱好有着密切关系。对某种活动具有强烈而稳定的兴趣和爱好，往往标志着与该活动有关的能力的发展水平。能力和爱好是相互制约的，爱好吸引个体去从事某项活动，活动又促进能力的发展，能力发展了，就能更顺利地从事某项活动，也就进一步发展了这方面的爱好。

5. 知识、技能 知识、技能与能力也有密切关系。能力的发展是在掌握和运用知识、技能的过程中完成的，离开了学习和训练，能力就不可能得到发展。同时，能力在一定程度上决定着个体在对知识、技能的掌握上可能取得的成就。

6. 社会历史因素 社会历史因素对能力的影响体现在两方面。一方面，人类社会的不断进步和生产力的不断发展，使得人类从事实践的领域不断扩大，新能力因而随之产生，旧的能力也获得了新的内容；另一方面，由于社会制度、文化观念、生活环境等因素的影响，也可限制个体某些能力的发展。

五、气质

（一）气质的概念

气质（temperament）是个人心理活动的稳定的动力特征。所谓心理活动的动力特征是指心理过程的速度、强度、易变性、稳定性及指向性，如知觉的广度和速度、思维的敏捷性、注意的稳定性以及个体倾向于外部事物还是内部事物等。

（二）气质的分类

气质的基本类型有四种。关于气质的具体分类及其相应的特点详见表2-1。在日常生活中，典型的这四种类型的气质很少见，多为混合型。

表2-1 气质基本类型及其表现

类型	主要心理特征表现
胆汁质	精力充沛，情感发生快而强，易于冲动，对人直率、热情，心境变换剧烈
多血质	活泼、好动、敏感，反应迅速，好与人交往，注意力易转移，兴趣易变
黏液质	安静、稳重，反应缓慢，沉默寡言，情绪不外露，注意稳定但难于转移，善于忍耐
抑郁质	孤僻，行动迟缓，情感反应慢而强，善于觉察别人不易觉察到的细小事物

（三）气质与神经活动类型

气质依赖于神经活动类型。巴甫洛夫（Pavlov）关于高级神经类型的学说对气质的类型做出了科学的解释。巴甫洛夫通过条件反射的研究指出，气质的生理基础与大脑皮层高级神经的兴奋过程和抑制过程有关。高级神经活动表现为三个特征：①强度，即兴奋过程和抑制过程的强度有强弱之分；②平衡性，即兴奋过程和抑制过程强度的均衡性有平衡与不平衡之分；③灵活性，即兴奋过程和抑制过程相互转换的速度有灵活与不灵活之分。巴甫洛夫根据神经活动过程的这三个特征的不同组合，确定了高级神经活动的四种基本类型，他认为这四种高级神经活动的基本类型是动物与人共有的，它们与气质类型有着对应关系。高级神经活动基本类型是气质的生理基础，气质是高级神经活动基本类型的外在表现，两者的对应关系见表2-2。

表2-2 高级神经活动基本类型与相关气质类型

高级神经活动基本类型	气质类型
强不均衡型兴奋占优势（兴奋型）	胆汁质
强而均衡灵活型（活泼型）	多血质
强而均衡不灵活型（安静型）	黏液质
弱型（抑制型）	抑郁质

六、性格

（一）性格的概念

性格（character）是个体在生活过程中形成，对客观现实稳定的态度以及与之相适应的习惯了的行为方式，是一种与社会相关最密切的个性特征。它是一个人的心理面貌本质属性的独特结合，是人与人相互区别的主要方面。它反映了一个人的本质属性，具有核心的意义。

（二）性格的特征

性格是十分复杂的人格心理特征，主要有态度、情绪、意志和理智四个方面。

1. 性格的态度特征　现实态度的性格特征主要表现在对各种社会关系的处理上。一是对社会、集体、他人的态度。二是对工作、学习、生活的态度。三是对自己的态度。

2. 性格的情绪特征　一是情绪活动的强度；二是情绪的稳定性；三是情绪的持久性；四是主导心境。

3. 性格的意志特征　这是个体对自己行为自觉调整和控制的水平特点。

4. 性格的理智特征　它指人们在感知觉、记忆、思维和想象等认知过程中所表现出来的个别差异。

（三）性格的类型

1. 根据心理功能划分　英国心理学家培因（A. Bain）和法国心理学家李波（T. Ribot）提出了按理智、情绪、意志三种心理功能中，哪一种占优势来确定性格类型的分类方法。理智型者通常以理智来衡量一切，并以理智来支配自己的行动；情绪型者情绪体验深刻，言行举止易受情绪左右；意志型者具有较明确的活动目标，行为活动具有目的性、主动性、持久性、坚定性；中间型是混合型或非优势型。

2. 根据"力比多（libido）"倾向划分　瑞士精神病学家和心理学家荣格（CG Jung）特别重视类型学说，他根据"力比多（libido）"倾向于内部或外部，把人分为内向型或外向型。荣格称内、外向为态度类型；称思维、情感、感觉、直觉等为机能类型。

3. 根据观念划分　奥地利心理学家阿德勒（A. Adler）创立了"个人心理学"，用精神分析的观念来划分性格类型。根据个人竞争性的不同把性格划分为优越型与自卑型两种。优越型主要表现恃强好胜、不甘落后，总是想胜过别人；自卑型主要表现为甘愿退让、不与人争，缺乏进取心。

4. 根据社会文化划分　斯普兰格（E. Spronger）从人类社会文化生活的角度，把性格分为五种类型。①理论型：主要表现追求真理，善于思考与决断，如思想家等。②经济型：主要表现追逐利润，重视经济观和价值观，如商人。③审美型：主要表现为不大关心实际生活，追求艺术美的体验，如艺术家。④权力型：主要表现为总想指挥别人，如权力欲者。⑤社会型：主要表现为愿为社会、为他人谋利益，如社会活动家。

（四）气质与性格的关系

性格与气质是两个较易混淆的概念。两者既有区别又有联系。

1. 性格与气质的区别　首先，从性质上看，性格是指由人对现实的态度和他的行为方式所表现出来的个性心理特征，而气质是表现在人的心理过程和行为中的动力特点。因而在不同的社会生活条件下，气质可表现出相同的特点。其次，从形成机制看，气质较多地受个体生理条件，主要是高级神经活动类型的影响，在社会评价上无好坏、优劣之分。性格主要是在个体后天的生活环境的影响下形成发展起来，更多地受到社会生活条件的制约，在社会评价上有好坏差别。最后，从表现看，气质形成得早，表现在先，可塑性小，变化慢。性格形成得晚，表现在后，虽然具有稳定性，但在社会生活的作用下，它与气质相比，具有可塑性较大、变化较快的特点。

2. 气质与性格的相互联系 首先，气质可以按照自己的动力方式渲染性格特征，从而使性格特征具有独特的色彩。其次，气质可以影响性格形成和发展的速度。如黏液质的人容易形成自制的性格，而胆汁质的人则需要付出更大的努力。最后，性格也可以影响气质，在一定的程度上掩盖或改造气质，使之积极的方面得到发展，消极的方面受到抑制，使其更好地服从社会实践的要求。例如，一名胆汁质的外科医生，从事的工作性质要求他具有沉着、耐心和精细的性格特征，在其形成过程中就可以改造容易冲动和不可遏制的气质特征。

总之，正确认识气质与性格之间的关系，对于正确把握自我、提高心理素质有着重要的意义。

目标检测

答案解析

一、选择题

1. 心理现象包括心理过程和（　　）两方面

    A. 认知　　　　　　　　B. 个性心理　　　　　　C. 性格　　　　　　　　D. 情绪

2. （　　）和概括性是思维的两大主要特征

    A. 间接性　　　　　　　B. 整体性　　　　　　　C. 稳定性　　　　　　　D. 统一性

3. 马斯洛的需要层次理论包括生理需要、安全需要、（　　）和自我实现的需要五个方面

    A. 归属和爱的需要　　　　　　　　　　　　　　B. 尊重的需要

    C. 团结的需要　　　　　　　　　　　　　　　　D. 求生的需要

二、问答题

1. 想象的作用有哪几方面？

2. 请简述马斯洛的需要层次理论？

3. 请简述阿诺德的评定－兴奋说？

4. 请简述气质和性格的关系。

（刘传新　董再全）

书网融合……

本章小结

题库

第三章　主要理论流派

PPT

📝 学习目标

1. **掌握**　精神分析理论；行为主义理论；人本主义理论。
2. **熟悉**　认知心理学理论；存在主义心理学理论。
3. **了解**　现代心理生物学理论；其他心理学理论。
4. 学会各心理学理论流派的基本思想，具备运用心理学理论分析、解释心理现象的能力。

⇒ 案例引导

　　临床案例　李某，女，23 岁，大学四年级，曾是所在学院的学生会主席。因失眠严重曾到神经内科就诊，服用药物 2 周，效果不理想，在医生的建议下到心理科就诊。主诉两年来月经不规律，近半年以来觉得心累，胃部不舒服，没有不开心的事情，但每天都不开心，即便得知自己考上研究生也并不开心。前段时间节食 2 个月，目前偶尔有暴饮暴食。常常会控制不住地哭，想逃离熟悉的人，觉得在家、在熟悉人面前很累，并有自残的想法。焦虑自评量表和抑郁自评量表测评结果为"轻度焦虑、中度抑郁"。

　　讨论　试以不同的理论流派分析导致女孩出现此情况的原因有哪些。如果你是心理医生，对患者的咨询目标是什么。

　　医学心理学是心理学的分支学科，其理论主要源于心理学，是心理学的理论和技术在医学中的应用。在心理学发展过程中，心理学家们提出了众多的心理学理论，以期回答人类心理活动的基本问题。一般来讲，对医学心理学有重要指导作用的心理学理论主要有精神分析理论、行为主义理论、认知理论、人本主义理论以及心理生物学理论。不同的理论对人的心理活动有不同的理解。

第一节　精神分析理论

一、精神分析理论的简介

　　精神分析理论（psychoanalysis）又称心理动力学理论（psychodynamics），是由奥地利精神病学家弗洛伊德（S. Freud，1856—1939）于 19 世纪末创立的一种心理学说。弗洛伊德通过大量的临床实践，形成了有关心理功能、心理发展及异常心理的一系列概念和设想。精神分析注重对潜意识、性欲、动机及人格等深层次心理活动的分析，其中最重要的理论是关于心理结构、人格结构、性心理发展及心理防御机制的学说。

二、心理结构理论

　　弗洛伊德早期在治疗癔症和神经症患者时发现，患者并不能意识到自身的情绪体验。患者经历过的情绪体验（未满足的冲动、遭受过的创伤和未解决的冲突等），被排斥到了他的意识之外，正是这种被压抑的情绪体验导致了症状的产生。在此基础上，弗洛伊德以"心理地形学"（psychical topography）的观点，将人的心理活动划分为意识、潜意识和前意识三个层次，即为心理结构（或意识结构）理论，也称潜意识理论或无意识理论。

1. 意识（conscious） 是人能够清楚地觉知到的心理活动，包括感知觉、情绪、意志、思维以及可以清晰感知的外界的各种刺激等。意识使个体保持对自我状态和环境的知觉，对人的适应具有重要意义。但弗洛伊德认为，在人类浩瀚的心灵世界中，意识只占很小的一部分，它处于心理的表层。

2. 潜意识（unconscious） 也称无意识，位于心理活动的深层，是个体无法直接感知到的那一部分心理活动。包括人的原始冲动和本能，被压抑的欲望，精神创伤的经历，不能被现实所接受的情感、思想、动机冲突与情结等。然而，潜意识中这些得不到满足的本能力量和欲望等却总是试图进入意识而寻求满足，这种潜意识的矛盾冲突正是各种症状的根源。

3. 前意识（preconscious） 前意识介于意识与潜意识之间，是能够进入意识层面的部分。一般情况下，前意识部分不能被觉察到，但通过集中注意，努力回忆或他人提醒等又可以被觉察到。前意识起到警戒作用，不让潜意识的本能冲动直接进入意识层面。

潜意识是精神分析理论的重要概念之一。在弗洛伊德看来，潜意识是精神活动的内驱力，孕育着人的动机，影响人的行为。潜意识通过心理转换机制，通常以梦、失误或某些疾病（如神经症和癔症）的症状等形式表现出来。通过精神分析的自由联想、梦的分析或催眠等能够被发现和证实。

三、人格理论

弗洛伊德于 1923 年提出了人格结构理论，认为人格由本我、自我和超我三个部分组成，三者相互作用，共同管理一个人的行为，并表现其人格特征。

1. 本我（id） 本我存在于潜意识层面，是原始的、与生俱来的自己，是心理能量的基本源泉，是遗传而来的本能（性本能、攻击本能）。本我执行原始的生存功能，包含生存所需的基本欲望、冲动和生命力。它是无意识的、无理性的，遵循"快乐原则"（pleasure principle）行事，只求本能需要的即刻满足，而不顾现实条件，也不知善恶、价值和道德。初生婴儿的人格结构就完全由本我组成。本我追求个体的舒适、逃避痛苦，并维持生存及繁殖。

2. 自我（ego） 自我介于本我和超我之间，是从本我中分化出的、大部分可意识得到、小部分在潜意识中。自我是感觉、思考、判断或记忆的执行部门，是现实化了的本我，代表着人格中的理性部分。自我不会盲目追求满足，而是按"现实原则"（principle of reality）行事，对内满足本我的需求，对外应付外界的现实，对上接受超我的监督和批判。自我维系本我、超我和现实之间的协调一致，当难以达到平衡时便出现心理冲突。

3. 超我（superego） 超我又称为理想自我，是从自我中分化出来的部分，大部分存在于意识。超我是个体在长期的"社会化"过程中通过道德规范、社会价值的逐渐内化而形成。超我是人格中的监控机构，是道德化了的自我，它遵循"至善原则"（principle of ideal）行事，是道德的维护者。其主要功能是按社会价值和道德标准，监督限制本我、指导自我，从而约束个人的行为表现，实现理想的完美的自我。

弗洛伊德认为，人格结构的上述本我、自我和超我三个部分，既可以相互协调，也可以相互矛盾和冲突。如果三者均衡发展或处于动态平衡，则人格和精神健康。反之，个体心理就会不健康甚至导致各种精神障碍和病态行为。

四、性心理发展理论

弗洛伊德认为，推动人类心理发展的是两种本能的内驱力，即生和死的本能。生的本能包括性本能，弗洛伊德用力比多（libido）来表示其心理能量；死的本能或称为攻击驱力。精神分析理论把人的心理发展过程分为五个阶段，在本能内驱力的推动下，每一发展阶段将经历特定的心理冲突并形成心理结构及其特征。

1. 口欲期（oral stage，0~1岁）　对于这一阶段的婴儿来说，口唇是满足欲望以及与外界进行交流的最重要身体部位。在口欲期阶段，活动的中心在口唇，婴儿通过他的口唇来体验和认识他的世界。这个阶段是婴儿形成信赖感和安全感的关键时期，母亲如果能提供持续、恒定的安全联系，则婴儿顺利发展进入下一阶段。

2. 肛欲期（anal stage，1~3岁）　这一时期，肛门成为快感的集中区域，排泄时产生的轻松与快感，使儿童体验到操纵与控制的作用。肛欲期如发展不顺利，成年后可表现为缺乏主见和自信、过分整洁、过度节俭、做事刻板、强迫、喜好挑衅、施虐和受虐、作对或控制欲过强等。

3. 性器期（phallic stage，3~6岁）　又称俄狄浦斯情结期（Oedipus stage）。此期，儿童开始表现出对性器官的兴趣，并由内驱力的发展而出现自体性爱（autoerotism）。当某种满足不能得到实现时，常常通过幻想并刺激身体某个部位来满足自己，进而可能发展为儿童手淫。这一时期孩子开始把异性父母作为最感兴趣和爱的对象，而对同性父母产生竞争抗衡（俄狄浦斯情结），由此而出现的依恋和攻击行为常常导致父母的惩罚。随着外部的禁止和惩罚的内化，孩子逐渐与同性父母认同，尤其是超我（道德观、禁忌）的认同，俄狄浦斯情结逐渐消退而压抑进入潜意识，发育顺利进入下一阶段。如发育不良，成年后可影响到对性的态度、创造力、艺术欣赏和志趣修养，也可影响其性格的形成和神经症症状的发生。

4. 潜伏期（latency stage，6~12岁）　儿童在经过口欲期、肛欲期和性器期后进入一段平稳而安静的阶段。此期的儿童主要在进行社会化，学习和接受教育成为主要活动，兴趣和活动进一步扩展。此时，孩子对父母和兄弟姐妹的兴趣减少，而对自然、动植物、学校学习、体育运动和同伴交往等兴趣增加。

5. 生殖期（genital stage，12~20岁）　这一时期，随着躯体和性生理的成熟，认知功能的持续发展，个体逐渐与家庭客体疏远，开始建立家庭外的亲密客体关系，个体角色逐步确立，形成个性特征，开始对社会和文化价值产生认同和适应。随着青春期的到来，性发育被重新唤醒，个体开始寻求异性关系，早期的自私倾向开始让步于对性伙伴的关心和责任感。随着社会化的顺利发展，个体准备担任成熟的社会成员的角色，接受自己和社会提出的各种要求。此时期如发展不良，则可出现固着、退行、酗酒、物质滥用、攻击和反社会等行为。

五、心理防御机制

心理防御机制（mental defense mechanism）是精神分析理论中的一个重要概念，是指自我为了避免精神痛苦，保护自身不受潜意识冲突的威胁和困扰、保持心理平衡而形成的一些无意识的、自动起作用的心理手段。心理防御机制是"自我"的功能，由"自我"来执行，也被称为"自我防御机制"（ego defense mechanism）。常见的心理防御机制有以下几种。

1. 压抑（repression）　压抑是最基本的防御机制，是指将令人感到不安和痛苦的经验或欲望压抑到潜意识层面。个体的本能欲望、冲动等因社会道德所不容而无法满足会引起焦虑，而自我通过压抑，阻止那些冲动、欲望进入意识水平，从而避免引起焦虑。例如，"忘记"失败的经历或创伤性事件。

2. 投射（projection） 当自己内部的、本能的欲望和冲动令人感到焦虑时，个体将其归于他人，认为此欲望或冲动是别人的，从而避免或减轻内心的不安和焦虑。如考试作弊的学生常常会认定其他同学也都作弊。一个对他人常怀有敌意的人，会说别人不友好。"以小人之心度君子之腹"便属于这种情况。

3. 否认（denial） 是最原始最简单的防御机制，个体通过拒绝承认曾经发生或"完全回忆不起"那些让人过于痛苦、难堪的事实或经历，借以减轻所承受的心理压力，达到暂时避免或缓解心理上的痛苦，有时可以伴有对现实的幻想。如有人拒绝承认亲人的亡故，并用保存亲人生前物品和生前的环境（如房间摆设）等来幻想该亲人的存在。

4. 反向形成（reaction formation） 指将可能引起焦虑的思想、情感或冲动在意识中转变成为相反的东西，以获得社会的认同或超我的接受，缓解自我的压力。如将怨恨转变为热情，性欲的愿望转换为"纯洁的关心"等。此时，最初的思想、情感及冲动并没有消失，而只是以相反的形式隐藏在意识中。

5. 补偿（compensation） 指个人因为存在某种缺陷或因行为不当而失败、理想受挫后，而在其他方面特别努力发展，用以弥补因缺陷或失败而导致的心理痛苦或丧失的自信。如一个身材矮小或残疾的人（如拿破仑、罗斯福），通过不懈努力，最终成为能力超群、坚强有力、功绩卓越的杰出人物，有人称其为"拿破仑情结"。

6. 退行（regression） 是指个体在矛盾冲突境遇下不能适当地应对，其行为方式退回到原先心理发育较低的水平。个体放弃已经发展较成熟的应对技能，而倾向于倒回用原先较为幼稚的应付方式去面对困难，以消除内心的恐慌和焦虑。如成年人在困难情境时会不断吮吸手指或以幼稚的方式提出各种要求。成年癔症患者表现出的"童样痴呆"，可以看作退行机制的一个极端例子。

7. 转移（displacement） 个体对特定对象，有时由于某种特殊原因（如危险或不合时宜）而无法如实对其表达某些情感，常会转移到另外较为安全或易被接受的对象身上。如某男性在工作中受到上司的责备，回家后骂妻子打孩子，把不满的情绪发泄在妻子和孩子身上，原因是他不能直接反驳那位上司只好转移对象。再如心理治疗过程中，患者常常会在无意中将自己与亲人间的亲密感情转移到治疗师身上，这种特殊情感转移称为"移情"（transference）。精神分析治疗中充分认识并妥善处理移情非常重要。

8. 合理化（rationalization） 是最常见的一种心理防御机制，又称为"文饰作用"。指个体在遭受挫折或犯了错误后，对所受挫折和所做不合理的、不被接受的行为极力给予合理的解释，从而免遭因失败和丧失自尊而引起的焦虑，但使用过度则会妨碍对理想和目标的追求。"吃不到葡萄说葡萄酸"即为合理化的表现。

9. 幽默（humor） 是一种积极的心理防御机制。指当身处困难或尴尬之时，以诙谐的语言和行为加以应对，以摆脱困境、化解冲突，或以此间接表达潜意识的意图，解决问题且无伤大雅。人们常常使用幽默的方法化解尴尬、僵持的局面，转而轻松自然。

10. 升华（sublimation） 把社会所不能容许的本能欲望（包括性欲与攻击冲动），经改头换面导向较为高尚的、能为社会接受的、有益的目标和方向，转化为有建设性或创造性的行为，也可以简单地理解为化悲痛为力量。如将攻击性的欲望转化为竞技场上的拼搏，将本能的冲动升华为音乐和艺术的追求，让自己的欲望间接得以满足，而且有利于社会和他人。升华是最具积极意义和建设性的心理防御机制。

你知道弗洛伊德（S. Freud）是如何解释心理活动的吗？

　　弗洛伊德用"冰山理论"来解释人的心理活动，他认为：人的心理活动犹如大海上的一座冰山，露出海面可见的那一小部分是意识，而潜藏在海平面下看不见的大部分（主体）是人的潜意识。对人的行为起支配作用的是潜意识而非意识。潜意识由于受理性、道德等因素的制约，被压抑到了意识的最底层。只有在特定的情景或特殊的条件下，这部分意识才会显露出来，比如人做梦时所见到的东西（可能是杂乱的）往往是潜意识的内容。弗洛伊德认为，梦中的情景对人来说才是真实的存在，也才是真正的自我。如曾经的创伤经历引起过强烈情感波动，表面上似乎忘了，但从未在记忆中消失，只不过被压抑到潜意识中，这种被压抑的情感可能产生各种心理冲动，从而影响到个体行为或成为患病的原因。

第二节　行为主义理论

　　20 世纪初，美国心理学家华生（J. B. Watson，1878—1958）发表了《行为主义者眼中的心理学》，标志着行为主义的诞生。华生开创了行为主义心理学，又称行为主义学派。行为主义者认为，除了遗传和个体发展成熟的作用之外，学习是获得行为和改变行为的主要途径，环境决定了一个人的行为模式。无论是适应的行为还是适应不良的行为，都产生于学习，因此行为主义理论亦称为行为学习理论。行为主义理论其主要理论学说如下所述。

一、经典行为主义理论

　　经典行为主义的主要理论就是经典条件反射（classical conditioning），是指不随意的反应性行为，它是在非条件反射的基础上学习而形成，是习得行为，是行为疗法的一个重要理论基石。20 世纪初，俄国生理学家巴甫洛夫（I. P. Pavlov，1849—1936）提出了经典条件反射学说。巴甫洛夫通过给狗喂食的实验发现，一个中性刺激（铃声）通过反复与非条件刺激（食物）相结合，继而这个中性刺激（铃声）也能引起狗的唾液分泌，而形成条件反射，此时的中性刺激（铃声）便成为条件刺激。但是铃声并不能等同于食物，如果重复多次仅出现铃声而不给喂食，那么条件反射就会出现消退，唾液分泌逐渐减少直至消失；而且已经形成的条件反射又能作为"非条件反射"引起第二级条件反射。如此发展可以学习获得更为复杂的行为。由于这类条件反射过程为一种反应性行为，不能被个体随意控制和操作，而称为经典条件反射以区别于此后发展起来的操作性条件反射（operant conditioning）。临床上常用的系统脱敏疗法、厌恶疗法、阳性强化法等行为疗法，就是应用上述原理而实现。

二、新行为主义

　　美国心理学家斯金纳（B. F. Skinner，1904—1990）发展了复杂的实验技术，提出了新的行为概念，即人类行为在很多方面能被客观地详细陈述和操纵的环境所控制，因此被称为新行为主义。新行为主义的主要理论是操作性条件反射，是指个体随意行为的建立。斯金纳通过著名的操作性条件反射实验证明了该理论。实验是在"斯金纳箱"中进行的，箱中安放有一个食物盘和一根杠杆装置，如果按压杠杆就会有食物落入盘中。把一只饥饿的小白鼠放入箱中，它在寻找食物时可能偶然碰压了杠杆而获得了食物。如果这种偶然重复数次，小白鼠便会主动去按压杠杆而获取食物。由此，小白鼠学会了用按压杠杆来获得食物的行为，按压杠杆成为了小白鼠获取食物的手段和工具，操作性条件反射也称工具性条件反射（instrumental conditioning）。

在操作性条件反射中，食物即是强化物，运用强化物来增加某种反应频率的过程叫做强化。反应获得强化，行为得以保持，反应不能获得强化，行为则消退。强化分为正强化（positive reinforcement）和负强化（negative reinforcement），它们都会增加行为发生的概率。正强化，又称积极强化，是指个体行为发生后，出现了刺激的增加，从而使这个行为增强。如白鼠按压杠杆可得到食物。负强化，又称消极强化，是指个体行为发生后，出现了刺激的消除，从而使这个行为增强。如白鼠通过按压杠杆避免电击。

依据此原理，人们的行为是由行为的效应来决定（塑造）的，通过设置环境条件，使特定的行为产生特定的效应，就可以有效地控制、塑造行为，逐渐建立新的行为模式，称为行为塑造（behavioral shaping）。操作性条件反射的治疗原理就在于此，临床常以此来指导各种行为治疗。

三、社会学习理论

心理学家华生受俄国生理学家巴甫洛夫应答性条件反射的影响，为进一步说明人的行为，他从动物跑迷津的实验中发现学习的作用。他认为，无论是简单还是复杂的行为，无论是正常还是病态的行为，无论是适应的行为还是适应不良的行为，都是由"学习"而产生的。而且行为学习还遵循两条规律：①频因律，即某行为反应对某刺激发生的次数越多，该行为反应就越容易被固定并保持下来。②近因律，即某行为反应发生的时间与某刺激越近，该行为反应就越可能被固定并继续保持。此后，美国心理学家班杜拉（A. Bandura，1925—2021）在此基础上创建了社会学习理论，提出了另一种学习形式，称为观察学习或模仿学习。社会学习理论认为，人类大量的行为获得并非通过条件应答作用的途径进行，而是通过观察学习或模仿学习而来。而且，构成人的模仿对象的范围极其多样，不仅有生活中他人的行为，而且像书籍、戏剧、电影等人物都是行为模仿的来源。

社会学习理论强调学习的作用，认为任何行为都可以学习而得，也可以消退，因而崇尚教育的作用。而教育的过程就是社会化的过程，因此个体的社会化过程中，社会学习的作用特别得到班杜拉的重视，社会学习就是社会引导其成员去模仿社会认可的行为活动。

⊕ 知识链接

小 Albert 的试验

华生（J. B. Watson）训练小 Albert 的试验：该试验以一名婴儿为被试。试验开始时，试验者给他看猴子、狗、白鼠以及绒棉，该婴儿对这些动物和物体都感兴趣，愿意接近它们，并还不时触摸它们，没有表现出丝毫的恐惧。当他的手刚触摸到白鼠时，试验者敲击钢条发出巨大声响，此时他停止动作，但并没有哭泣。当他再次去触摸白鼠，第二次响起敲击钢条的巨大声响，他大哭起来。他第三次去触摸白鼠，同样又响起敲击钢条的巨大声响，他又大哭，表现出恐惧，并试图爬开。接下来，试验者将一只兔子呈现在孩子面前，他大哭并试图爬开。最后，被试看到带毛发的面具，反应剧烈，表现大哭并立即向相反方向爬去。该试验表明，人可以通过学习习得很多行为，也包括恐惧情绪。应该看到，这样的试验本身是违背伦理道德的，但不可否认，它为行为的习得与消除提供了事实依据。

第三节 认知理论

一、认知心理学简介

二十世纪五六十年代，随着信息论、控制论、系统论以及计算机科学的迅猛发展，心理学界掀起了认知过程的研究热潮。1967年美国心理学家奈瑟尔（U. Neisser，1928—2012）出版《认知心理学》一书，标志着心理学领域一个新的分支的诞生——认知心理学。

认知心理学（cognitive psychology）运用现代信息加工处理理论和方法探讨人是如何凭借感觉器官接受信息、加工贮存信息，以及提取并运用信息处理复杂问题的过程，对人的知觉、记忆、概念形成、推理、语言，以及问题解决等进行研究，强调人的已有知识对当前认知活动和行为的决定作用。

二、主要的理论内容

认知心理学是由许多心理学家各自独立发展自己的理论体系而形成。他们都有着相同或相近的认知取向，都认同人的情绪、行为受认知过程中对环境的觉察和理解的影响。主要的理论学说包括以下几种。

1. 情绪认知理论 情绪认知理论（cognitive theory of emotion）主张情绪产生于对刺激情境或对事物的评价（即看法）。认为情绪的产生受到环境事件、生理状况和认知过程三种因素的影响，其中认知过程是决定情绪性质的关键因素，如阿诺德的"评定－兴奋"说等。

美国心理学家阿诺德（M. R. Arnold）在20世纪50年代提出了情绪的评定－兴奋学说。他认为，刺激情景并不直接决定情绪的性质，从刺激出现到情绪反应的产生，要经过对刺激的估量和评价环节。情绪产生的基本过程：刺激情景—评估—情绪。同一刺激情景，由于对它的评估不同，而产生不同的情绪反应。阿诺德提出情绪产生的理论模式：作为引起情绪的外界刺激作用于感受器，产生神经冲动，通过内导神经上传至丘脑，在更换神经元后，再传到大脑皮层，在大脑皮层上刺激情景得到评估，形成一种特定的态度（如恐惧及逃避、愤怒及攻击等）。这种态度通过外导神经将皮层的冲动传至丘脑的交感神经，将兴奋发送到血管和内脏，所产生的变化再使其获得感觉。这种从外周传回的反馈信息，在大脑皮层中再被估价，从而使纯粹的认识经验转化为被感受到的情绪。这一理论假设即为"评定－兴奋"学说。

2. 认知行为理论 具有代表性的如贝克认知治疗理论。美国心理学家贝克（A. T. Beck，1921—2021）的认知治疗（cognitive therapy）的理论基础来自于信息加工之理论模式，认为个体的行为、感情是由对事物的认知所影响和决定。贝克指出，心理障碍的产生并不是激发事件或不良刺激的直接后果，而是通过了认知加工，在歪曲或错误的思维影响下促成的。这些歪曲和错误的思维是自动形成的，称为"自动思维"。包括主观臆测，在缺乏事实或根据时的推断，过分夸大某一事情（事件）及其意义；走极端，认为凡事只有好和坏，非好即坏，非白即黑。不同的心理障碍有不同内容的认知歪曲，例如：抑郁症大多对自己，对现实和将来都持消极态度，抱有偏见，认为自己是失败者，事事都不如意，认为将来毫无希望。因此，认知治疗的目标不仅针对情绪、行为的外在表现，而且分析患者现实的思维活动和应付现实的策略，找出歪曲的认知并加以纠正。

第四节　存在与人本主义心理学理论

人本主义心理学（humanistic psychology）于 20 世纪 50～60 年代在美国兴起，70～80 年代迅速发展。人本主义是继精神分析和行为主义后影响最大的一个学派，被称为是心理学的第三势力。人本主义重视人的价值与尊严，强调人的内在潜能，人有决定自己命运的能力。

一、需要层次理论与自我实现理论

需要层次与自我实现理论是人本主义心理学的主要理论之一，由美国心理学家马斯洛（A. H. Maslow，1908—1970）于 1943 年在《人类激励理论》一书中提出。马斯洛是人本主义心理学的主要代表人物，他将有自我实现倾向或者自我实现者作为研究对象，如贝多芬、爱因斯坦等。通过行为主义的深入研究，马斯洛认为人类行为的心理驱力是人的需求，而不是性本能。他将人类需要分成生理需要、安全需要、爱和归属感、尊重和自我实现五个层次，像阶梯一样依次由较低层次到较高层次排列。

马斯洛认为，只有当人从低级需要的控制下解放出来时，才可能出现更高级的、社会化程度更高的需要，而自我实现的需要是最高层次的需要，是指实现个人理想、抱负，发挥个人的能力到最大程度。马斯洛提出，自我实现的需要是在努力实现自己的潜力，使自己越来越成为自己所期望的人物，包括针对于真善美，至高人生境界获得的需求。

二、"以人为中心"与自我理论

"以人为中心"（person centered）与自我理论是人本主义心理学家罗杰斯（C. Rogers，1902—1987）的主要理论。罗杰斯从心理治疗的实践中形成该理论，并由此创立了"以人为中心的治疗"（person centered psychotherapy），后逐渐发展成为强大的心理治疗方法，被称为心理治疗的第三大阵营，可以与精神动力和行为治疗相提并论。因此，罗杰斯被认为是人本主义心理治疗流派中最具影响力的人。

（一）"以人为中心"理论

"以人为中心"理论最初称为"来访者中心"（client - centered theory）理论，近年来逐渐被"以人为中心"的理论名称所代替，主要指人的主观性和人性观。罗杰斯认为：每个人都是生活在他个人现实的和主观的世界之中，人所得到的"现实"感觉，是他自身对真实世界主观感知的结果。一个人总是朝着自我选择的方向行进，他总是要实现自己的需要。罗杰斯相信每个人都有其对现实的独特的主观认识，来访者作为一个人就有自己的主观性和目的性的选择。因此，他强调心理咨询和治疗过程中要关注人的主观性这一基本特性，要为每个来访者保存他们的主观世界存在的余地，这也是"来访者中心"一词的由来。

（二）自我理论

自我理论是罗杰斯的人格理论的核心。罗杰斯的以人为中心的理论认为，自我与自我概念的区别在于自我（self）通俗地讲就是一个人真实的自我；而自我概念（self - concept）则是一个人对他自己的知觉和认识。自我概念并不总是与一个人自己的体验或机体真实的自我相同。因此，理想的实现倾向即自我实现，就是指自我与自我概念的完全一致。罗杰斯认为，每个人都具有一种固有的、先天的维护自我、提高自我、"自我实现"（self - enhancement）的动机，这是人最基本的、也是唯一的动机和目的，它指引人朝向满意的个人理想成长。基于这种认识，罗杰斯提出了来访者中心疗法，这是以来访者为主导的治疗方法，而治疗者的作用退居其后。治疗的基本原理就是使来访者向着自我调整、自我成长和逐步摆脱外部力量的控制的方向迈进。

三、存在主义心理学理论

存在主义（existentialism），又称生存主义，是当代西方哲学主要流派之一。存在主义强调人的存在价值，主张人有自行选择其生活目标及生活意义的自由，重视现实世界中个人的主观经验及主张，强调人须负责其自由行动所产生的后果。该理论的重点是以人为中心、尊重人的个性和自由。代表人物有克尔凯郭尔（S. A. Kierkegaard，1813—1855）、海德格尔（M. Heidegger，1889—1976）、罗洛·梅（R. May，1909—1994）等。

存在主义心理学的基本理论①人的存在：指人的整体，难以用语言描绘。存在先于本质，人的"存在"，是一个从过去推向未来的，自由选择以突破既定自我，实现新的可能的过程。②存在的三个世界：组成生理和物理环境的内部和外部世界，或称周围世界；由他人组成的人际世界；人与自我和自我价值所体现的，潜能的自我内在世界。三个世界息息相关、互为条件，人同时存在于物、人、己三个世界中；它们不是分属三个不同的世界，而是人的三种存在方式。

第五节　生物心理社会理论

一、理论概述

长期以来，不少生理学家和心理学家利用生物学理论和方法探索心身相互关系的规律和生理机制，逐渐形成了医学心理学的心理生物学方向。心理生物学研究就本质而言都是研究心理行为变量与生物学变量之间的关系。

心理学的另一个内容是心理社会学方向，社会学研究方向是从社会学或社会心理学理论和研究角度，探讨社会（环境）变量和社会心理变量（心理社会因素）与心身健康的关系。

二、主要理论内容

（一）心理生物学研究

心理生物学研究对象主要是心理现象的生理机制，也可以说是研究在大脑中产生心理活动的物质过程。历史上曾先后提出了"情绪的丘脑假说""应激学说""情绪中枢"和"脑功能定位"等理论。随着现代科学技术的发展，人们对脑的结构、功能及人类心理与行为活动的认识越来越深刻。随着现代心理生物学理论和实践的发展，近年来发展迅速的分子生物学和各种成像技术使人们对心理的生物学基础有了更为直观和精细的认识。

1. 遗传学的研究　研究已经表明多数精神疾病属于多基因遗传病，如抑郁症和精神分裂症。如果某种疾病是由于一系列遗传易感基因的累积而发病，那么与患者的血缘关系越近，他带有相同易感基因的概率就越大，发病率也越高。

2. 神经内分泌的研究　心理行为与神经内分泌调节之间的关系十分密切，其中由下丘脑、垂体和靶器官构成的几个轴起到了重要的调节作用。包括下丘脑－垂体－甲状腺（HPT）轴、下丘脑－垂体－肾上腺（HPA）轴、下丘脑－垂体－性腺（HPG）轴。

（1）HPT轴　由下丘脑所释放的激素促甲状腺素释放激素（TRH）对神经元的兴奋性和神经递质的调节，特别是对黑质－纹状体多巴胺系统、中枢隔和海马带胆碱能系统的调节有着直接作用。

（2）HPA轴　由下丘脑所释放的促肾上腺皮质激素释放激素（CRH），垂体释放的促肾上腺皮质激素（ACTH）和外周器官肾上腺皮质释放的皮质醇都与应激调节有关。心理生物学的研究已证明，处于紧急状态时血中 ACTH 的升高主要是由于下丘脑的室旁核释放 CRH 引起。

（3）HPG 轴　由下丘脑－垂体－性腺轴中释放的性激素在个体出生后与心理和社会因素共同作用于性的发育。雄性功能不足状态会使攻击性和性动力不足，而补充雄性激素则可提高攻击性和性行为。月经前及产后的情感改变可能与雌激素水平的改变有关。

3. 中枢神经递质的研究　目前的研究已经证明脑内的乙酰胆碱（Ach）、去甲肾上腺素（NE）、多巴胺（DA）、5－羟色胺（5－HT）、谷氨酸、γ－氨基丁酸（GABA）等经典的神经递质在正常和异常的心理活动中发挥了作用。如中枢 Ach 参与大脑的学习和记忆功能，阿尔茨海默病患者的 Ach 水平较低，从而导致其功能不足。5－HT 的正常功能对维持人类精神活动正常起着重要作用，药理学研究提示重性抑郁、焦虑症、强迫性神经症和惊恐障碍以及进食障碍都与中枢某些通路5－HT 功能不足有关。

4. 神经免疫学的研究　目前已经在几乎所有的免疫细胞上发现神经递质和激素的受体，同样，大多数神经递质和激素的受体都已在免疫细胞上发现。显然心理因素和神经－内分泌－免疫系统有着很密切的关系。神经内分泌系统对免疫功能起调节作用，尤其是在机体应激过程中，早期关于应激反应的研究已经发现长久的应激可严重影响免疫功能。心理因素对免疫系统的影响很大，如丧失亲人尤其是丧偶这样的负性生活事件能使 NK（natural killer）细胞和淋巴细胞的数量和活性受到抑制，是肿瘤发病率升高的部分原因。

5. 脑影像技术　目前用于定位、脑功能及脑代谢研究的脑影像技术包括磁共振成像（MRI）、功能磁共振成像（fMRI）、正电子发射断层显像（PET）、单光子发射计算机断层仪（SPECT）等在认知神经科学、临床心理学和临床医学等领域得到了广泛应用。

（二）社会心理学研究

社会的快速发展对人们心身健康的影响越来越突出。诸如人际关系、行为方式、信仰信念、生态环境及气候变化、生活方式改变、都市化、工业化、职业变更、社会角色、社会治安、意外事故等都可能成为影响心身健康的应激源。

1. 跨文化研究　社会学方向的跨文化研究（cross－cultural research）重视不同群体的社会文化背景与群体健康关系的调查分析。例如对移民高血压发病率的调查研究，将移居人群与原籍相同条件人群进行比较，可探讨社会环境对高血压发病率的影响。以往也有人研究爱斯基摩人对疼痛的反应，发现与一般民族有较大的差异，为探讨疼痛的心理生物学本质及社会文化影响提供了证据。国内外有许多研究不同民族之间心理行为变量的差异，以探讨某些疾病发生的文化背景。

2. 社会行为研究　不良的社会环境和不良的社会行为密切相关。关于对人类健康造成严重威胁的艾滋病的广泛流行和传播问题，均与不良的性行为、性自由有着重要关系。因此，结束不良性行为，是简单易行而又有效的预防艾滋病的方法，也是遏制艾滋病流行的社会公共卫生策略。近年来吸毒、药物滥用等不良行为对人类健康的危害日益严重。因此，大力开展心理健康宣传，注重青少年健全个性，良好行为习惯的培养，加强对不良行为矫治的研究是社会心理学的重要课题。此外，社会生活因素与健康的关系也是社会心理学的研究方向，主要涉及生活事件、社会支持和社会干预等。

第六节　其他心理学理论

一、进化心理学

进化心理学（evolutionary psychology）是基于进化论解释人类心理是如何变化而来的理论，是一种综合了生物学、心理学和社会科学的研究思想的科学，产生于 20 世纪 80 年代，主要代表人物有巴斯（D. Buss）、巴尔特（J. H. Barkow）和图比（J. Tooby）等人。

从进化心理学角度来看，人类的心理是一整套信息处理装置，这套装置是自然选择形成的，其目的是处理人类祖先在狩猎等生存过程中遇到的适应性问题。巴斯（D. Buss）认为，进化心理学是一门革命性的新科学，它是心理学和进化生物学的现代理论的真正的综合。它是一种思维方式，更是心理学的一种研究取向，一种研究的新视角。20 世纪抑郁症患者增加，从进化心理学视角来看，抑郁症发病率上升与大家庭的解体、核心家庭的激增有关。人类祖先是生活在大家庭氛围中的，与家族成员有密切联系的人很少受到应激伤害，因为家族成员更愿意提供社会支持。没有大家庭的生活对于个人来说是一种损失，从而导致压抑。

二、文化心理学

文化心理学研究热潮的兴起，已被誉为是当代心理学发展中比肩于精神分析、人本主义、行为主义和认知革命的一场跨学科研究浪潮。早在 20 世纪初，冯特（W. Wundt, 1832—1920）就提出可以通过对语言、神话和风俗等心理的集体生活的产物进行分析，从而推断人的心理活动。现代意义上的文化心理学则是自 20 世纪 80 年代以后才逐步兴起。文化心理学旨在从特定的社会文化背景下出发，以社会化与人际互动过程为研究重点，探讨文化对人的心理和行为的影响以及心理与文化、社会的交互作用。依据文化心理学，文化有可能会影响精神疾病症状的发生和发展（即严重程度）。有研究发现，在美国出生的墨西哥裔与刚移民到美国的墨西哥裔美国人相比，他们在精神疾病症状上表现得更严重些，可能是墨西哥当地的文化（更注重人与人直接的相互支持）可以防止症状变得严重。再有，非洲裔美国人的精神分裂症的患病率高，可能与文化不信任有关。总之，文化心理学为心理学研究提供了新的理论视角。

三、积极心理学

积极心理学（positive psychology）作为心理学研究领域的一个新思潮，兴起于 20 世纪 90 年代的美国，代表人物有马丁·塞利格曼（M. Seligman）、斯奈德（C. R. Snyder）、劳拉·金（L. King）等。积极心理学是心理学领域的一场革命，是从积极视角研究传统心理学研究的内容。塞利格曼认为，心理学不仅要研究心理疾病和负面人性，也同样要关注心理健康、品格优势与美德等积极的人生品质。积极心理学及其实践致力于识别和理解人类优势和美德，专注个人的幸福与和谐发展，帮助人们生活得更快乐和更有意义。

积极心理学带来的不仅是个人、情绪的益处，还有道德和社会的益处，有利于社会的稳定与和谐，以及中国梦的实现。积极心理学帮助人类提升幸福感，幸福的人有更多的利他倾向。并且，当一个人的情绪更积极时，就能更好地完成创造性任务。同样，一个更幸福的中国，也将是更有创造力的中国。

目标检测

答案解析

一、选择题

1. 弗洛伊德认为，人格的发展是靠力比多推动的，它属于精神分析中的哪种理论（　　）

A. 潜意识理论　　　　B. 人格理论　　　　C. 性欲学说　　　　D. 心理防御机制学说

2. 丈夫在工作中受到上级的责备，回到家中向妻子发火，妻子恼怒之下训斥了孩子，这属于心理防御机制的（　　）

    A. 转移   B. 补偿   C. 投射   D. 退行

3. 行为主义学派认为，人的异常行为、神经症的症状主要是通过什么形成的（　　）

    A. 外界刺激   B. 生理反应   C. 学习过程   D. 遗传因素

4. 人的行为不是由本能决定的，也不是外部刺激的结果，而是人的评价的结果，这种观点符合（　　）

    A. 精神分析理论   B. 行为主义理论   C. 人本主义理论   D. 认知理论

5. 马斯洛的需要层次理论中，最高等级的需要是（　　）

    A. 社会交往的需要   B. 自我实现的需要   C. 尊重的需要   D. 爱与归属的需要

二、问答题

1. 精神分析理论的人格结构包括哪些成分。

2. 比较经典条件反射与操作性条件反射的区别与联系。

3. 社会学习理论的创始人是谁？此理论的基本思想是什么？

4. 马斯洛需要层次理论有何现实指导意义？

（李宝芬）

书网融合……

本章小结   题库

第四章　心理的健康发展

PPT

📖 学习目标

1. **掌握**　心理健康的定义和标准；不同生命周期的心理健康维护。
2. **熟悉**　健康的定义；心理健康的意义；不同生命周期的生理心理特点。
3. **了解**　毕生发展观点。
4. 学会用发展的观点来理解个体心理现象的基本能力。

⇒ 案例引导

　　临床案例　周某，女，52岁，下岗工人。周某性格活泼，丈夫是一家小型企业副总，家庭经济状况尚可，有一个女儿。周某20多年前就下岗在家相夫教子，一家人关系融洽，生活比较幸福。1年前，丈夫出车祸受伤入院。周某受到惊吓出现了短暂昏迷，到医院检查又查出患有糖尿病和高血压，为此背上思想包袱。血压和血糖始终控制不稳定，经反复的检查和药物调整也未能达到理想效果。

　　周某之前身体状况一直很好，性格也很开朗乐观，生病以后总是感觉莫名其妙的紧张、担心自己的疾病，担心家人的健康，自己的女儿还没有结婚，担心女儿会遇人不淑、今后不幸福，夜间无法入睡，脑子里反复想各种各样的事情，偶尔能睡一会也是浅睡眠，白天精神差。同时，还偶尔有明显的心慌、坐立不安，有时身体上有发麻发烫的感觉，大便变得干燥，小便频繁，甚至怀疑自己得了不治之症。

　　讨论　如何理解周某的疾病与其心理状态的关系？如果你是周某的主管医生，你会给出怎样的治疗方案？

第一节　概　述

一、心理健康

　　健康（health）不仅是没有疾病和身体的虚弱现象，而是一种在身体上、心理上和社会上完满的状态。也就是说，健康应包括生理、心理和社会适应等几方面。一个健康的人，既要有健康的身体，还应有健康的心理和行为；只有当一个人身体、心理和社会适应都处在一种良好状态时，才是真正的健康。

（一）心理健康的定义

　　心理健康有广义和狭义之分。广义的心理健康是指一种高效而满意的、持续的心理状态；狭义的心理健康是指人的基本心理活动的过程与内容完整协调一致，即认知、情感、意志、行为、人格完整和协调。综合而言，心理健康是指个体在适应环境的过程中，生理、心理和社会性方面达到协调一致，保持一种良好的心理功能状态。

所谓良好的心理功能状态，并不是绝对的，而是相对的。即个体心理在自身和环境条件许可的范围内，所能达到的最佳心理功能状态，而不是绝对完美的心理功能状态。

（二）心理健康的标准

心理健康的标准的制定存在一定的困难，从纵向来讲，心理健康的标准受社会发展变化的影响。例如，在封建社会，安于现状是理想的保持心理平衡的价值观。但现代，如果不思进取就可能在社会竞争中被淘汰。在横断面上，心理健康标准的制定受多种因素的影响，包括社会环境、文化风俗、宗教信仰、意识形态、民族特点等。国内外学者根据各自的论点和经验提出过一些心理健康的标准，主要是从个体的认知、情绪、意志、个性、行为、社会适应、人际关系等方面的表现和特点来确定的。

1946 年，第三届国际心理卫生大会提出的心理健康的标准是：①身体、智力、情绪十分协调；②适应环境，人际关系中能彼此谦让；③有幸福感；④在工作和职业中，能充分发挥自己的能力，过有效率的生活。

国内学者也根据自己的研究结果，提出多种心理健康的标准，总结起来可以概括为以下几个方面。

1. 智力水平正常　智力是以思维能力为核心的各种认识能力和操作能力的总和，它是个体心理健康的重要前提和基础。正常的智力水平是人们生活、学习、工作的最基本的心理条件。

2. 自我意识正确　自我意识正确是个体心理健康的核心标准，它提倡一种积极的自我观念，包括了解自我、接纳自我和完善自我。

3. 人际关系和谐　健康的人际关系应具备以下具体特点：其一，了解他人，理解他人；其二，乐于接受他人，也愿意被他人接受。由于心理健康的人喜欢别人、接受别人，所以他在别人中间也总是受欢迎的。

4. 生活平衡积极　心理健康的人能享受学习、工作和休闲给自己带来的不同的满足，他们能过一种平衡的生活，并不只是埋头工作，也能懂得享受学习给自己带来的满足感和休闲给自己带来的放松感。

5. 社会适应良好　心理健康的人，与社会保持良好的接触，认识社会，了解社会，使自己的思想、信念和行动能跟上时代发展的步伐，与社会的进步与发展协调一致。

6. 情绪乐观向上　情绪的产生是由适当的原因所引起，情绪的持续时间是随着主客观情况的变化而变化，情绪乐观向上是指情绪活动的主流是愉悦的、欢快的、稳定的。

7. 人格统一完整　人格是指一个人的整体精神面貌，即具有一定倾向性的心理特征的总和。人格的各种特征不是孤立存在的，而是有机结合成一定联系和关系的整体，对人的行为进行调节和控制。如果各种成分之间的关系协调，人的行为就是正常的；否则就会造成人格失调，产生不正常的心理与行为。

（三）心理健康的意义

心理健康无论对整个社会还是对个人都有重大的意义，是保证社会和谐、稳定发展和个人生活质量的重要保障。对医学生来说，随着生物－心理－社会医疗模式的发展，更需要在临床工作中增加对病患、家属以及医护自身心身健康的重视。

二、发展与心理健康：毕生发展的观点

（一）发展的概念

人的发展（human development）是指个体从生物学受孕到生理死亡整个时期所经历的过程，即一个人从胎儿、婴幼儿、童年、青年、中年、老年到死亡的发展过程，或称生命周期（life cycle），其中包

括生物学意义上的成熟和变化过程，个体年龄结构的过渡，以及不同年龄期社会经历的变化过程。

（二）毕生发展的观点

毕生发展心理学兴起于 20 世纪 60 年代，自其产生以来逐渐受到心理学研究者的关注，在诸多学者和专家的共同努力下，将人类学、社会学、医学等相关学科与心理学充分结合进行研究，深刻地理解了人类的发展。近年来，毕生发展心理学研究重点有了明显的变化，研究直指人类具体实践领域，逐渐把着眼点放在人类发展的应用方面，试图更多地解决实践中的问题，并取得了一定成绩。其要点包括以下内容。

1. 个体发展是毕生的过程 传统的发展观认为儿童期和青少年期处于发展的过程，成年期处于一种稳定的状态，而老年期则是衰退的过程。毕生发展心理学则认为人的一生都在发展，有些发展变化的起点不在个体出生时，而在生命过程的较晚时期。毕生发展心理学的使命就是要确定发生在生命过程中任何时候的行为发展之形式和过程，并建立有关它们的时间次序和相互关系的模式。儿童心理发展观认为生活的早期经验对个体今后的发展变化产生重要影响，而毕生发展观则认为人的一生的经验都对其发展具有重要意义，不仅要考察儿童期对以后发展的影响，也要考察成人的心理与行为的发展过程及其对老年期的影响。

2. 发展具有多维性和多向性 在描述发展历程的多样性时，多维性和多向性是关键的概念。毕生发展研究者认为行为的各个方面或同一方面的各个成分和特性，发展的进程各不相同，发展是多向性的。有些方面的发展变化可以表现为一条不断平稳上升的直线；有些方面则可能表现为一条波动的曲线；有些方面发展先慢后快，有些方面是始终保持不变或终身都在不断改变；有些维度或某个维度的一些成分会进一步扩展，而有些则会减弱。比如在语言的发展中，在个体获得本民族语言的同时，掌握第二、第三门语言的能力会随年龄增长而减退，尤其是在过了儿童早期。

3. 发展是成长和衰退的结合 传统医学将老化定义为衰退，然而科学家发现老年期也会有某些获得，因此一些学者不同意老年人走向衰退的观点。于是毕生发展心理学家认为要重新对发展下定义，使发展这个概念超越生物的成长或进步的含义，使它不仅包括成长，也包括另一方向的变化。根据这种观点，生命历程中任何时候的发展都是成长和衰退联合的表现。例如当认知任务在逻辑上是不可能解决的时候，年龄较大的儿童甚至成年人认为存在着一种逻辑上完善的解决方法，而年幼儿童则产生一种不符合标准的解决问题的行为。因此，年幼儿童的成绩会超过年龄较大的儿童甚至成年人。

4. 发展具有可塑性 可塑性指一个人本身的变异性和个体对不同的行为发展所具有的潜能，如果条件不同，同一个体会有不同的发展。有些毕生发展研究者认为个体行为发展的过程是可能的而不是确定的，发展是基因和环境结合的结果。

5. 毕生心理发展与其他学科的紧密联系 知识整合与专业间的互相融合是毕生发展心理学的一个特点。由于个体发展是由多种影响决定的，因此用任何一个单一的学科来解释行为发展都是不完善的。例如，心理学家研究职业兴趣和发展时，需要社会学家和经济学家的帮助。

6. 强调早期发展的重要性 这一观点实际上是对多种心理流派关于发展理论的整合，因为包括精神分析、学习理论和人本主义理论均强调了早期发展的重要性。

毕生发展观点的代表人物巴尔特斯等人多次强调，以上这些命题本身没有一个是新的，毕生发展心理学只是把这些相互有关的命题综合起来，构成一个框架，并企图建立一个"元理论"（metatheory）。它协调了有关行为发展的许多理论、原则和方法，寻求整合地解决问题的途径。这种结合和结合中的重点才是毕生发展心理学的独特之处。

第二节　不同人生阶段的发展特点与心理健康

一、胎儿期的心理健康

胎儿期（fetal stage）是指从受孕到婴儿出生这段时间。生理的发展是心理发展的基础，胎儿在母体内正常的发展，奠定了个体心理发育的基础，其成败对人的一生影响深远。因此心理健康应从胎儿期就引起重视。

胎儿主要是在母亲子宫内生长，胎儿能否正常发育，除遗传因素外，主要取决于母亲的身心健康状况。维护胎儿的心理健康，主要是维护母亲的身心健康。

1. 选择适当的时机生育，注意母体的自身保健　从医学的角度而言，妇女生育的最合适年龄是 20~30 岁。如果生育年龄大于 35 岁，发生胎儿畸形和孕妇分娩困难的风险性会增加。如果年龄太小，特别是 15 岁以下，由于母亲自身尚未发育成熟，发生低体重儿、死胎或难产的几率均高于正常育龄的妇女。另外，母亲的其他一些生理因素也会影响胎儿。体重过轻或过重、身高过矮、多次怀孕或流产以及母体本身患有疾病均会增加胎儿发育的风险。因此专业的孕前指导，孕前的体检和孕期的定期体检，及时发现和治疗相关的疾病，确保母体的身体健康就变得尤为重要。

2. 供给孕妇全面充足的营养　孕妇的营养需要对孕妇本身以及胎儿的生长发育，都非常重要。妊娠期母体和胎儿体重迅速增加，如果营养供应不足，不仅孕妇容易患病，胎儿的发育也会受到影响，会导致婴儿出生时体重不足，并损害大脑和其他器官，抑制免疫系统发育。供给孕妇的营养应全面合理，主要是补充足够的蛋白质、维生素和矿物质，营养要全面、均衡，不要偏食、挑食和过分忌口。

3. 保持孕妇良好稳定的情绪　孕妇情绪保持平稳愉快，有助于胎儿身心发育。足够好的社会支持可减弱与压力相关的孕期后果。如果孕妇情绪忧虑烦躁，则会影响胎儿身心健康。有研究表明，孕妇情绪过度紧张可使肾上腺髓质激素分泌增加，使孕妇心跳加快、血压升高，影响胎儿脑的发育及胎儿出生后的智力。同时焦虑的情绪还会使肾上腺皮质激素分泌增高，影响胎儿上颌骨发育，容易造成胎儿腭裂和唇裂畸形。不良的情绪还会使孕妇发生难产和子痫的几率增高。

4. 避免不良的生活习惯　吸烟、饮酒等不良习惯也会影响胎儿健康。有研究表明，丈夫吸烟，妻子被动吸烟，胎儿致畸率高于不吸烟的夫妇。孕妇本人吸烟则容易引起流产或胎儿死亡。酒精对胎儿也存在极大的危害。孕妇酗酒，易造成"胎儿酒精中毒综合征"，胎儿可出现中枢神经功能失调，发育缺陷，或不同器官的畸形。

5. 提倡胎教　现代心理学主张对儿童的教育应始于胎儿时期，即进行胎教。但胎教训练应该在心理学家、早教专家及妇产科医生的指导下完成，避免盲目执行、操之过急，违背了自然发展规律。可通过让胎儿听音乐、与胎儿进行情感通话、给胎儿做体操等方式积极进行胎教。

6. 开始学习照顾婴儿的技能　尽量多地获取与婴儿照顾相关的信息，从而对孩子出生后的料理有足够的心理和技能上的准备。与专业人员保持良好的沟通，以便及时获取所需要的各类信息。

二、婴儿期的心理健康

婴儿期（infancy）指的是从出生到 3 岁这个时期。婴儿期是神经系统迅速发育、兴奋抑制过程日趋完善的重要阶段；是认识世界、发展智力、形成稳定情感的最佳时期；是人格形成的最重要时期。婴儿期的心理健康应从以下几个方面进行。

1. 提倡母乳喂养　母乳营养充足、适合婴儿消化吸收，含有多种抗体和必需氨基酸，是保证婴儿智力和身体发育的重要营养来源。更重要的是，通过母乳喂养可增加母亲与婴儿在视、听、触摸、语言和情感等方面的沟通，使婴儿同时获得心理上的安全感和满足感，有助于婴儿神经系统和健康情感的发展。

2. 注意与婴儿的情感交流　关注婴儿的情感需要与关注婴儿的生理需要同样重要。有研究表明，新生儿即使不会说话，但其情感的发展也很迅速。婴儿在与照料者的相互交往中，不但表现出自己的情绪作为基本的交往信号，而且逐渐学会辨认他人的情绪和表情，并开始与亲密照顾者建立爱的联系，形成依恋。依恋对儿童的发展，存在着较长时间的影响，缺乏正常的依恋关系会影响儿童心理的健康发展。有研究者发现，孤儿院、育婴堂里的儿童除了在洗澡、换尿布或喂奶时与照顾者有短暂接触外，几乎很少有与他人的情感交流的机会。这样的儿童表现出明显的发育迟缓。而一个有条理的、刺激丰富的家庭环境，有父母的疼爱、参与及鼓励，有利于婴儿的认知和情感发展。

3. 促进感知觉、动作和言语的发展　感知觉是个体发展中最早发生，也是最早成熟的心理过程。婴儿通过感知觉获取周围环境的信息并适应周围环境。根据婴儿的特点，有意识地为婴儿提供视、听、触觉刺激，让婴儿在各项活动中多看、多听、多摸、多尝，鼓励婴儿去感知周围的世界。如在室内悬挂色彩丰富的气球、到大自然中玩耍。给予适宜的信息，使婴儿既获得了直观经验，又发展了智力。

婴儿动作遵循一定的发展顺序，即从头到脚、从中央到外周、从大肌肉到小肌肉的发展顺序。可以根据婴儿动作发育的规律，对婴儿进行训练和教育有利于脑的发育和动作的协调。在 3、4 个月就可以开始语言训练，婴儿在半岁时便开始"咿呀学语"。7、8 个月逐渐能听懂成人的一些话，并做出相应的反应。1 岁左右开始说出第 1 个词，1 岁半到 2 岁半是婴儿获得基本语法的关键时期，3 岁的儿童可以掌握母语的全部发音，基本使用完整的句子。早期对婴儿的"咕咕声"和"咿呀语"进行积极的回应，与具备一定语言能力的婴儿进行游戏等互动，给婴儿读书并就书本内容进行对话等方法有助于促进婴儿的语言学习。与婴儿的当面互动，比一般视频更能促进婴儿语言进步。

4. 注意教育观念的一致性　婴儿期的孩子已经开始具备一定观察和模仿能力，使他对照料者的一举一动都感兴趣，言语、行为中也有许多模仿。在我国家庭模式中，婴儿的照料会涉及到多个家庭，父母、（外）祖父母教育理念的不一致甚至争吵会令婴儿无所适从，感到焦虑、困惑，出现对立违拗等行为，甚至会给婴儿今后的人格发育造成影响。这就要求家长为孩子营造一个和谐、和睦的家庭氛围，尽量减少争吵。当出现教育方法的不一致时，家长先商量出一致的方案再应用到婴儿身上。这一点同样适用于幼儿期和儿童期的孩子。

三、幼儿期的心理健康

幼儿期又称为学龄前期（preschool stage），通常是指 3～6 岁这一阶段。

（一）幼儿期的生理心理发展特征

幼儿期大脑的重量继续增加，神经纤维髓鞘化已基本形成，整个大脑皮质达到相当成熟的程度。神经兴奋性增强，睡眠时间相对减少。皮层抑制过程也加强，幼儿越来越能够学会控制自己的行为和进行比较精确的辨别。条件反射的形成更加迅速，稳定性增强。

幼儿期是词汇增长和丰富的快速期，主要表现在词汇量的增加、词类范围的扩大和词义的深化。在认知方面，幼儿的记忆能力显著提高。开始形成具体形象性思维，逻辑思维也开始萌芽。创造想象也开始发展。同时，幼儿的个性也开始初步形成，开始与同龄人表现出一定的差异性。

（二）幼儿期的心理健康

关注幼儿的心理健康，可从以下几方面入手。

1. 游戏是生活的主导　游戏是幼儿期儿童的主导活动，对幼儿的心理发展的内容和性质具有决定性意义，也是幼儿教育的最佳途径。游戏反映了幼儿认知而且促进了幼儿社交技能的发展。

2. 正确对待幼儿独立的愿望　随着自我意识的发展，幼儿自主欲求也不断增强。到三四岁时，将出现第一反抗期。在这一时期，随着幼儿活动范围日益扩展，幼儿从对母亲的全面依赖，向一定程度的自立发展，并为自己一个人发挥自立的能力而满足和高兴。表现为对周围的事要"自己做"，自行其事，对父母的帮助、指示或禁止开始用"不"来反抗，父母感到孩子不像以前那么听话。第一反抗期的出现是幼儿心理发育中的正常现象，有其积极的意义，对其要因势利导。一方面对于独立的愿望要肯定，并引导让幼儿去积极尝试，如让幼儿自己穿衣、吃饭、大小便等，并给予及时地鼓励和表扬，让幼儿的能力得以增长，体验独立的乐趣；另一方面由于幼儿的自我料理能力有限，当幼儿不能完成自己的设想，要给予适当的帮助，并对有危险的环境加以防范。

第一反抗期的出现是正常的心理发展过程。如果在发展过程中，幼儿没有出现什么反抗行为，父母应检查自己的行为有无过于严厉，导致幼儿自主欲求受到过度抑制而不能反抗。或是家人对幼儿过于溺爱，对幼儿总是有求必应，剥夺了幼儿自我发展的机会。

3. 正确对待幼儿的无理取闹和过失　对于幼儿的哭闹行为，家长不能一味地迁就或哄劝，应分析原因。如果无原则地满足幼儿要求，会对哭闹行为起强化作用，幼儿易形成哭闹的恶习。正确对待幼儿的过失和错误。当幼儿有过失和错误时，应正面引导、循循善诱、多讲道理，把违纪作为教育的机会，让幼儿明白错误之处，不要一错就打骂幼儿，伤害幼儿的自尊心。教育和批评幼儿时，父母以及其他养育者的口径要一致，避免因家长分歧过大，使幼儿感到无所适从。

4. 注意家长的表率作用，避免不一致的教育方式　父母是孩子最好的老师，从某种意义上讲，父母是什么样的人，子女也会成长为什么样的人。研究显示，"权威型"的教育方式能够促进幼儿认知、情感和社交能力的发展，其有效性的重点在于温暖、通情达理以及循序渐进地给予自主而不是强迫地控制。另外，要避免在教育上双重标准，例如父母看电视到很晚却不允许孩子看电视。

5. 规范电子产品的使用　照顾者应该对幼儿看电视节目和所玩游戏内容制定明确的规定，限制其使用电子产品的时间，不要把对电子设备的使用作为奖惩条件。还可以协助幼儿理解电视的内容，把电视和线上内容作为日常经验学习的一部分。

四、儿童期的心理健康

儿童期（school childhood）也称学龄期，一般指 6、7 岁至 12 岁，它是人们心理发展上的一个重大转折时期。

（一）儿童期的生理心理发展特点

儿童期大脑的重量继续增加，到 12 岁可达 1280g 左右，已基本上接近成人的脑重量。神经纤维不断增粗加长、分支变多。大脑皮质的兴奋和抑制过程进一步增强，并趋于平衡。在质量上也开始有了一些新的特点：条件反射容易形成并较为巩固；第二信号系统活动日益发展，并开始占主导地位，具有一定的行为控制能力。

儿童期是智力发展最快的时期，感知的敏锐性提高。有意感知的成分逐渐增多，有意注意得到发展，注意的稳定性增强。想象思维逐步向抽象逻辑思维过渡。口头言语、内部言语和书面言语能力不断得到提高和完善。这一阶段的儿童好奇心强，但对事物的辨别力较差。在情绪体验方面，儿童对事物富于热情、情绪直接并易于外露。儿童期个性得到全面发展，自我意识的程度进一步提高，社会意识也迅速增长。儿童的性格可塑性大，行为模仿力强。学龄期是个性品质、道德观念形成的关键时期。

（二）儿童期的心理健康

1. 克服从家庭到学校的适应过程　进入学校以后，学习就成为学生们的主导活动。这里的生活和家庭以及幼儿园有很大的不同，在各方面都对儿童提出了新的要求。有些儿童会感到一时难以适应，出现"学校恐怖症"。因此，在入学前父母要培养儿童对学习的态度，到学校不是玩耍和游戏，而是认真学习。在入学时尽可能让儿童了解和熟悉学校生活，帮助他们处理和解决各种可能出现的问题和困难，减少进入新环境时的紧张和陌生感。老师应采取积极的方法系统地进行教学，启发儿童的学习兴趣，耐心鼓励他们学习，多给儿童具体的指导，帮助新生适应学校的生活。

2. 培养良好的学习习惯，激发内在学习动机　入学前，帮助儿童养成有规律的生活习惯，按时起床，按时上学，按时完成作业。从进入学校的第一天起，老师就要着手培养儿童形成良好的学习习惯，教会儿童如何听课，教育儿童遵守学校中的组织纪律等。内在学习动机是指一个人对学习有兴趣、有毅力，不需要在外在力量的迫使下学习的一种动机，即"我要学习"，是和外在的学习动机相互对应的概念。例如为了生计或迫于社会、父母的压力不得不学习就属于外在学习动机，因为自己的兴趣而学习就属于内在学习动机。

3. 适时放手，培养儿童的独立生活意识　家长对儿童的照顾无微不至，一定程度上限制了儿童的独立发展，导致儿童成年后自我生存能力和应对挫折的能力低下。在这个阶段，应注重培养儿童的独立生活意识，例如鼓励儿童帮助家长做家务、让儿童独立参加夏令营等。

4. 培养儿童的情绪自我调节能力　良好的情绪自我调节能力有助于儿童形成情绪自我效能感，并有助于他们形成良好的自我形象和乐观主义态度，从而进一步帮助儿童面对情感上的挑战。父母对儿童情绪保持敏感和关心的回应，有助于儿童很好地调节情绪、心境积极向上，表现出更多的共情和亲社会行为。相反，如果儿童的负面情绪被父母以敌意和漠视的态度对待，他们就会表现出较差的情绪调节能力。

五、青少年期的心理健康

青少年期（adolescence）是指12～18岁，相当于中学阶段。这个时期正处于青春发育时期，又称为青春发育期（adolescence puberty）。它介于儿童和成人之间，是从幼稚发展成为成熟的一段承前启后的过渡时期。这个时期个体的心理和生理都发生着巨大的变化，又被称为"困难期""危机期"。

（一）青少年期的生理心理发展特点

1. 青少年期的生理发展特点　生理发育加速，生理功能和性的发育不断成熟。个体身高快速增长，体重迅速增加，性激素的分泌使得男、女的外形出现巨大变化：男性嗓音变粗，出现胡须，肌肉、骨骼变得粗壮，皮肤变得粗糙；女性乳房发育成熟，因皮下脂肪沉着使形体变得丰满，皮肤变得细腻。躯体各个器官的生理机能都在不断成熟，尤其是随着生殖系统功能的成熟，男性有了射精的功能，有时出现遗精；女性开始产生周期性的月经过程。

2. 青少年期的认知发展特点　个体认知功能继续全面和均衡发展，认知水平由较低水平向较高水平发展并逐渐成熟，思维形式由幼儿时期的直观的形象思维发展到抽象思维、逻辑思维的水平，使得青春期的思维具有较大的广阔性、敏捷性、独立性和深刻性。青春期的智力发展到了一个新的水平，表现为抽象逻辑思维能力、概括能力、记忆能力、运动能力、解决问题的能力和对新环境的适应能力等增强，能利用各种各样的方法把要学习的内容纳入他们的认知结构和知识系统中。

3. 青少年期的自我意识发展　青少年期进入了自我意识发展的第二个飞跃期，个体开始强烈关注自己的外貌和风度，深切重视自己的能力和学习成绩，强烈关心自己的个性成长，开始具有了很强的自尊心。青少年期常表现出自我意识的矛盾，一方面他们逐渐意识到自己已经长大成人，要求把他们当"成人"看待，希望独立，不喜欢老师、家长过多的管束；另一方面他们涉世还浅，在许多方面还不成熟，生活上、学习上都还有很大的约束性，自我意识的矛盾是青少年和家长发生冲突的主要原因之一。

4. 青少年期的情绪发展特点　随着接触大量的新生事物，也伴随着大量的内心体验，使得他们的情绪和情感不断分化和成熟，从而导致这一时期的情绪特点是敏感而不稳定，烦恼开始增多，孤独感、压抑感增强。

5. 青少年期的性心理发展特点　青春发育期是性心理发育很重要的阶段，性心理发展对青少年心理行为有着很大的影响。突然来临的性冲动、性欲望，对于青少年来说是好奇而又不理解的体验，因而产生了一些不必要的紧张和恐惧。而传统文化又常把性与丑恶、道德败坏联系在一起，致使很多青少年的性观念和性冲动遭到压抑，这会导致今后心理发展的不完整性，直接影响一个人的心理健康状况。人在青春期渴望对性知识的了解，包括性解剖、性生理、性心理、性医学、性社会学、性文化、性道德、性法学、性历史学等方面的知识。

（二）青少年期心理健康

这一时期的心理健康，可从以下几方面入手。

1. 发展良好的自我意识和独立精神　家长和学校应适时地对青少年进行自我意识教育，使青少年能够认识自身的发展变化规律，学会客观地认识自己。既看到自己长处也能看到不足，能客观地评价别人，学会面对现实，从自己的实际出发，确立当前的奋斗目标。家长和老师也应鼓励青少年独立参加各类活动，为其将来进入社会做准备。但须注意的是，青少年易受社会不良风气的影响，家长和老师也应同时进行适当的监督和引导。

2. 引导性心理健康发展　家长和老师要了解性成熟给中学生带来的心理变化，对他们进行必要的性知识教育，和他们开诚布公地讨论有关性的问题，消除他们对性器官以及第二性征的神秘、不安和好奇，引导青少年正确对待和处理好可能出现的性方面的种种问题。引导男女同学之间的正常交往，组织丰富多彩的文体活动，把中学生的主要精力引导到学习上，珍惜青春的大好时机，避免不良刺激的影响。

3. 帮助青少年顺利渡过第二反抗期　反抗期的出现是青少年心理发展中的正常现象。父母需要转变观念，调整教育的方法。青少年期以前，父母往往注意到的是孩子不成熟的一面，而没有注意到孩子具有成人的一面。孩子进入青少年期后，父母应开始转变观念，认识到孩子必须经过这一时期才能逐渐走向成熟。尊重孩子的独立意识，在家庭中采取民主的态度，耐心听取孩子的要求和想法，在升学、交友、就业等问题上尊重和支持孩子的合理意见，让他们参与家庭、学校事务的决策，发挥孩子的独立自主性，遇事多与他们商量，并通过积极引导，转化他们不成熟和片面的想法，同时培养他们应有的责任感，帮助孩子顺利度过这一时期。

4. 缓解青少年的学习压力　社会和家庭对教育的更加重视、学业难度的加大等原因，会导致青少年的学业压力逐渐增加，很多青少年因学习压力出现焦虑、厌学等心理问题。这就要求家长和老师及时发现问题并与青少年进行沟通，让青少年做好自身定位，避免在学习上与同学盲目攀比，正确认识大学对于自己人生的意义，不要因为成绩的一时下降而过度担心。良好的教育方法，例如权威型教育方式、亲子共同决策、父母积极参与子女教育、鼓励青少年参加高水平思维的学习活动等方法有助于提升青少年的学习成绩。

5. 注重青少年的道德发展 青少年的道德发展受文化、学校、家庭和同伴等多重因素的影响。关爱、温暖、理性的父母教育方式，同伴对道德问题的讨论和非歧视的学校环境，有助于青少年的道德成熟。

⇒ 案例引导

> **临床案例** 小李，18 岁，某重点中学的高三学生。因为感到学习压力大，担心学习成绩下降来找心理咨询师求助。咨询师了解到，小李的父母自幼对他严格管教，各方面都要求颇高，经常将小李和其他的孩子比较。小李从小就比较上进，学习刻苦，对自己严格要求，各种事情都追求完美，学习成绩一直在班上名列前茅，受到了老师和家长的表扬。进入重点高中以后，发现同学都是学习尖子，自己入学成绩仅仅排在下游。为此，小李加倍努力学习，在班中的排名也不断上升。但自从 1 个月前一次因为生病没考好以后，小李开始担心自己学习方法不对，责备自己不够努力，担心高考失败。渐渐出现紧张、失眠，更加夜以继日地学习。但成绩却不见提高，为此感到非常苦恼，不愿去学校，怕老师同学看不起自己。
>
> **讨论** 小李对学习有哪些错误的认识？出现这些问题的原因是什么？

六、青年期的心理健康

青年期（youth period）是指处于 20～40 岁这个年龄阶段的个体发展期。从青年期开始，个体开始进入成年期。

（一）青年期的生理心理发展特点

1. 生理发育成熟，趋于稳定 青年在 22 岁左右生长发育完全成熟，体魄健壮，骨骼全部骨化，身高达最大值，肌肉丰满而有弹性。第二性征在 19～20 岁彻底完成，男女体态区分明显，有良好的生殖能力，是生育的高峰期。个体各种功能良好，心脏血液输出量和肺活量均达最大值，脑的形态和功能也趋成熟。体力和精力均处于鼎盛时期，个体自身抵抗力强，能承担较重的脑力劳动和体力劳动。

2. 心理逐渐成熟 青年期的智力发展进入顶峰时期。抽象逻辑思维能力和注意力的稳定性日益发达，观察的概括性和稳定性提高，认知语言能力成熟。情感体验进入最丰富的时期，情感的内容也越发深刻。情绪强烈但不稳定，随着年龄的增长，自我控制能力逐渐提高。青年期意志发展迅速。做事的自觉性和主动性增强，肯主动钻研，希望自己解决问题。行为的果断性也有所增强，动机的深刻性和目的水平提高。自我意识趋于成熟，能客观地认识自我和他人，人生观和道德观逐步趋于稳定，对自然、社会、人生、恋爱婚姻等都有了较为稳定的看法。人格也逐渐成熟。

（二）青年期的心理健康

青年期面临着一系列繁重、艰苦和复杂的发展任务，维护心理健康显得分外重要。

1. 处理好择业和社会适应问题 青年人要面临择业的问题，但有些人并不知道什么职业适合自己。选择职业要考虑职业的社会地位等一系列社会因素，同时也取决于个体的职业兴趣以及个体的智力和能力等因素。在择业时，青年人要对自己的兴趣爱好、人格特征、个人能力等方面有全面的了解，因为不同工作领域对人的要求是不同的，一个人的气质特点正好符合工作要求时，他会感觉工作得心应手，对工作有浓厚的兴趣。在对个人进行了解的同时，还要对所选择的职业有所了解，收集有关信息，向行业中人了解工作的利弊，调整自己的期望值，评价自己是否能接受这项工作。

就业后，对职业有一个适应的过程。适应包括适应工作本身的要求、适应工作的环境、处理与同事和上司的关系等。由于青年的社会成熟显得相对迟缓，工作中难免会碰到各种挫折和人际关系的矛盾。当面对这些情况时，青年需要客观地评价和认识自己，学会根据实际情况调整自己，在工作中不断学习和适应新的环境，即使出现了挫折，也要学会从挫折中吸取经验，激励自己不断前进。

2. 处理好情感问题 恋爱是一种以婚姻为定向，以培养爱情为根本的男女间的交往。追求爱情，是恋人角色的首要任务。爱情是婚姻的基础，但不是决定婚姻关系的唯一条件。在现实社会中，除爱情外，还需要考虑社会地位、经济情况、职业等条件，并且随着时代的不同，这些条件在不断变化。恋爱有成功，当然也有失败。由于青年人情感丰富但不稳定，有人因为恋爱失败而一蹶不振。其实，成功的恋爱中，双方在角色扮演上的表现有一定特点，比如基本观念、兴趣爱好方面的相似，在气质、性格等方面互补等。两性正常、友好地交往，使青年男女逐步加深了解，会减少因空虚无聊而恋爱的比例，美满婚姻的成功率也会更高。

结婚是人生一大喜事，但婚姻也会给青年人带来许多需要适应的问题。林崇德归纳了以下几方面的问题：①对配偶生活方式的适应。结婚之前，个体独立生活，形成了特定的生活方式。结婚以后，夫妻双方需要彼此重新调整自己的行为模式以适应对方。②结婚后家务劳动量显著增加，要占用双方许多学习工作和娱乐时间，要适应这个现实的新情况，夫妻双方共同分担家务、相互理解和支持就显得非常重要。③面临生育问题，从妻子怀孕到小生命降临，夫妻间要再经历爱情的考验，当孩子出生以后，夫妻开始需要充当父母的角色。Mussen 提出了"第一个孩子的危机"的观点。因为在为人父母之后，在社交活动、家务负担、经济开支、住房条件、夫妻交流以及情感方面都会受到不同程度的影响。首次做父亲的人感到被"冷落"了，这时需要夫妻进行再适应和调整。④家庭的经济问题。婚后需要双方调整自己过去的一些消费习惯，结婚以前可能花钱"大手大脚"，结婚之后夫妻双方要以更辛勤的劳动获取报酬，保证家庭有更充裕的经济来源。⑤需要处理好家庭人际关系。个体结婚以后，就与对方的父母及其家庭成员构成姻亲关系，尽管有的夫妻不和父母住在一起，但仍需要对他们的许多方面进行适应，处理好各方面的关系，才能保证家庭的和谐。对这些问题的适应过程，正是爱情形成、发展和完善的过程。当个体不能适应婚姻生活所带来的变化时，就会出现各种情绪问题，危及个体的心理健康。婚姻不适应的结果会导致夫妻感情的破裂，严重的会引起离婚。

3. 做好工作、家庭和个人休闲活动的完整统一 很多人年轻时将绝大部分精力投入到工作和家庭中，而忽略了对兴趣爱好等自娱项目的培养，甚至认为年轻人不该休闲，这些人一旦进入老年或者离开工作和家庭以后将面临着空虚寂寞等不适应的表现。在青年阶段应注重对个人生活内容的培养，主动发展业余爱好，不断丰富精神生活，具有取悦自己的方式，不能将自己的情感过多地依赖于他人。

七、中年期的心理健康

中年期（middle age period）又称为成年中期，一般是指 40～60 岁这一阶段。

（一）中年期的生理心理发展特点

1. 生理功能逐渐退化 中年期的生理发展介于青年期和老年期之间，青年期是生理发展达到成熟的时期，是生理功能旺盛的时期，老年期是生理组织和器官的老化期和生理功能的退行期，中年期则是生理成熟的延续阶段，又是生理功能从旺盛逐渐走向退化的转变期。进入中年期后，人体的各个系统器官的功能逐渐从完全成熟走向退化。体重增加，身体发胖，头发逐渐变白变得稀疏，面部、颈部、手臂等处的皮肤也渐粗糙。各种感觉器官及其功能也在发生变化，脑和内脏器官也逐步走向退化，疾病也开始增多。

2. 心理能力继续发展 中年人知识和思维能力都达到较高水平，善于做出理性的分析，具有较强的解决问题的能力。中年人更善于控制自己的情绪，情绪趋于稳定。自我意识明确，意志坚定，个性也趋于稳定。

（二）中年期的心理健康

1. 注意身心健康，避免心理负荷过大　关注中年人的身心健康尤为重要。中年人要合理地安排自己的时间和精力，避免超负荷的工作，充分运用这一年龄阶段特有的智慧，设法取得智力和体力之间新的平衡和协调。注意保持心态的平和，学会心胸开阔地面对现实，丰富人际交往，增加生活情趣，不为眼前利益而牺牲健康。当压力过大时，学会适当地宣泄和放松自己，及时调整生活目标，积极地寻求社会支持。另外，定期参加体育运动和保持健康的生活方式，既有助于身体健康的维护，也有助于形成正性的心理暗示，减少对躯体健康的焦虑。

2. 处理好夫妻和亲子各种关系　家庭是中年人事业成功的坚强后盾，家庭的稳定是影响中年人心理健康的重要因素。步入中年，随着子女逐渐长大成人，关心照料子女的负担逐渐减轻，但在子女离家自立之前，无论父母的教育观念和方式怎样，他们的情感指向主要是家庭中的子女。夫妻在这一阶段，要相互沟通、相互体谅，特别是在教育子女问题上，多讨论，避免态度的不统一，采取一致的态度对待子女的问题。研究发现，当子女离家自立时，中年人对婚姻的满意度最低。子女离家上学或工作后，出现了"空巢家庭"。夫妻在情感上，需要重新调整，把注意力再次转移到对方身上，此时的情感体验也较青年期更加深刻。

在中年期，随着子女年龄的增长，亲子间的关系也在发生相应的变化，中年人应注意这些变化，并适时进行调整。一方面要尊重子女自主权，重视积极沟通，不宜过多干涉，更不能包办代替，否则易引起亲子矛盾；另一方面，父母还要用自己的知识经验与生活阅历，给子女以指导和帮助。在子女离家独立生活以后，中年人的家庭负担并没有由此而减轻。因为此时父母年岁已高，赡养老人的问题又摆在面前。照顾老年人，尤其是身体状况欠佳经常患病的老人，不仅经济上要承担责任，而且心理上也要承担一定的压力。中年人在照料老人方面需要使用有效的应对策略，积极寻求社会支持，利用好社区资源，减轻照料老人的情感和经济负担。也要多和老年人进行情感交流和沟通，解除寂寞孤独造成的心理障碍，保持身体健康，免受疾病的困扰。

3. 接受自己身体和精力在走下坡路的现实，做好更年期心理卫生　更年期是生命周期中从中年向老年过渡的阶段，是生育能力由旺盛走向衰退的时期。女性在45～55岁左右，男性则为50～60岁之间，由于人们逐步走向衰老，身体各器官和各个组织都发生退行性变化，其功能和代谢上也产生相应的改变，其中尤以性腺功能的减退更为明显。

更年期是每一个体生命过程中必然经历的一个阶段，它的出现属于自然生理现象，任何人都无法抗拒。但是由于更年期的个体心理比较脆弱和不稳定，容易发生心理障碍和器质性疾病。因此，在更年期应更加注意心理卫生和保健工作。首先，加强宣传和教育，说明更年期的到来是符合人生客观规律的过程，使处于更年期的个体以科学的态度，正确认识和对待这种生理的变化，消除顾虑，减少思想负担，消除不必要的紧张、焦虑和恐惧情绪。同时避免或尽量减少不必要的刺激，保持精神愉快、心情舒畅，有利于减轻或消除不舒适的感觉。对于躯体的不适感，及时就诊，做到无病放心、有病早治和及时调理，及早预防器质性疾病的产生。

4. 加强朋友关系维护　中年期对职业发展的欲望降低、家庭责任减轻、家庭关系趋于平淡，这时对一般人际关系例如朋友关系的需求会发生变化。家庭关系和友谊关系支持着中年人心理健康的不同方面。在中年期，朋友的数量会减少，对友谊会更有选择性，友谊也更深厚。友谊是中年期愉快感和满足感维持的重要保证。

八、老年期的心理健康

老年期（late adulthood），也称成年晚期，是指60岁至死亡这段时期。根据联合国教科文组织规定，在一个国家或地区人口的年龄构成中，60岁以上者占10%或65岁以上占7%，则成为人口老龄化的国家或地区。我国在20世纪90年代进入老龄化人口结构中，据2021年第七次人口普查结果显示，我国60岁以上老人达到2.64亿人，占比18.7%。不断提高老年人的心理健康水平，使老年人幸福、愉快地欢度晚年，已成为我国的一个重要卫生课题。

（一）老年人的生理心理发展特点

1. 生理功能逐渐衰退 步入老年，各系统功能趋向衰退。脑细胞减少，细胞功能减弱，心肌细胞逐渐减少，心肌收缩力下降，心搏量减少。血管阻力也因血管内腔变狭窄而逐渐变大，心脏病、高血压等疾病的发病率增多。肺的肺泡部分相对地减少，由20多岁时占肺的60%～70%降至50%以下；肺组织的弹性因弹力纤维功能下降而降低，因而肺活量下降；肾脏重量减轻、老化，排尿控制能力下降；前列腺肥大现象增多。甲状腺重量减轻，甲状腺功能减弱，甲状旁腺分泌功能下降；肾上腺重量也减轻，男性激素的合成能力明显下降；性腺萎缩，分泌功能下降。骨组织处于萎缩和肥厚交错状态，骨容积逐渐减小；骨的含钙量减少，脆性增加，容易骨折。皮肤的组织萎缩，弹性下降；皮脂腺萎缩、汗液分泌减少，皮肤干燥、无光泽、皱纹多；肌肉萎缩，弹性减弱，肌力下降。

2. 心理变化，多种感知能力下降 记忆力下降，无论是识记，还是再认、重现能力均不如中青年。近记忆差，易遗忘，表现为常忘事；远期记忆保持效果好，常能对往事准确而生动地回忆。理解记忆尚佳，机械记忆进一步衰退。智力呈衰退趋势，流体智力下降，但晶体智力易保持。情绪趋于不稳定，表现为易兴奋、激惹、情绪激动后需较长时间才能恢复。人格上表现出以自我为中心，猜疑、保守、情绪性、内倾性和顺从性等特点。两性出现同化趋势。

（二）老年期的心理健康

可从以下几个方面对老年人加以帮助、引导，从而促进老年期的心理健康。

1. 适应退休带来的角色转变 退休意味着放弃某些角色，多数退休的老年人存在着失落感和自卑感。老年人对退休的现实有一个适应的过程，自我调节十分重要。要把退休看作是一个成功生活历程的一部分，对于老年期中出现的各种衰退现象，要有思想准备。以乐观的态度，面对退休后的时光。

2. 适应老年期的身体变化 通过有效的问题解决策略来补偿衰老带来的变化，例如接受护理人员的照料。通过辅助设备来应对身体失能的困难，例如借助智能手机的语音指令来拨打电话和接电话，以应对视觉和行动方面的障碍。

3. 积极选择多种生活方式 一方面，可以培养和坚持各种兴趣爱好，做到"老有所乐"。既可丰富生活，激发对生活的兴趣，又可以协调、平衡神经系统的活动，使神经系统更好地调节全身各个系统、各个器官的生理活动。另一方面，可以继续寻求可以体现自己价值和尊严的工作，做力所能及的事情，这不仅是改善经济状况的需要，更是满足交流、与社会接轨的重要举措。

4. 保持与社会的连接 很多老人随着躯体的老化或者环境的改变，不方便或者不愿意到外界走动，经常待在家中无所事事，渐渐地与社会脱离。这就需要老年人始终保持生活的热情，关注社会上的时事热点，保持对掌握各种信息的先进性。同时通过多种渠道与社会连接，例如通过网络、电话等方式与亲朋好友保持联络。如果身体条件允许，还应该多出门走动，和同龄人多沟通交流。

5. 正确面对死亡 在老年期，个体越来越更深刻地意识到死亡的临近，并由此产生了许多心理波动，出现过度"怕死""怕病"等心理。要确立生存和死亡的意义，有意识地面对死亡也是生活的一个部分，从生命发展的角度看待死亡。现实地承认死亡是生命的必然结局，是个体心理健康、情绪成熟的标志。只有对死亡有思想准备、不回避、不幻想，才能让老年人克服对死亡的恐惧心理，从容不迫地生活。

答案解析

目标检测

一、选择题

1. 个体的第一"反抗期"出现在（　　）

　　A. 儿童期　　　　　　　B. 幼儿期　　　　　　　C. 学龄期　　　　　　　D. 青少年期

2. 个体从哪个时期开始，个性基本得到全面发展（　　）

　　A. 儿童期　　　　　　　B. 青少年期　　　　　　C. 青年期　　　　　　　D. 中年期

3. 中年期的心理发展特点是（　　）

　　A. 心理能力停滞不前　　　　　　　　B. 心理能力逐步衰退

　　C. 心理能力继续发展　　　　　　　　D. 心理能力达到顶峰

4. 下列关于心理健康的意义的描述不准确的是（　　）

　　A. 是保证社会和谐、稳定发展和个人生活质量的重要保障

　　B. 对医学生来说需要在临床工作中增加对病患、家属以及医护自身心身健康的重视

　　C. 其意义弱于躯体健康

　　D. 是生物－心理－社会医疗模式发展的必然要求

二、问答题

1. 心理健康的定义和标准有哪些？

2. 如何应对青年期面对的心理问题？

3. 儿童期心理发展的特点是什么？

（董再全　刘传新）

书网融合……

本章小结

题库

第五章　行为与健康

PPT

📖 **学习目标**

1. **掌握**　健康与亚健康的概念与内涵；物质依赖与滥用的概念及鉴别标准。
2. **熟悉**　行为方式与健康的相互关系；行为成瘾的分类标准。
3. **了解**　促进健康行为的方式；不良行为、饮食、运动、睡眠、性行为导致的疾病。
4. 学会健康、亚健康的辨别标准，具备区分健康行为和不良行为的能力。

⇨ **案例引导**

　　临床案例　小王，高三学生，在校住宿，学习压力很大，自己非常刻苦。每天早上5点起床晨读，白天12节课，下课休息时间也得不到保障，晚上12点以后才能休息。但晚上睡觉时集体宿舍非常吵闹，室友大声聊天、喧哗，小王抗议了很多次都没有得到改善，甚至与室友发生肢体冲突也没有能够解决问题，反而被孤立被排挤。半年来时感头痛，服药后未能改善，入睡困难，睡着后总是梦见与人发生冲突。白天无精打采，注意力不集中，学习效果很差，上课经常打瞌睡。情绪也变得容易激动，整天暴躁不安、内心焦虑，时常担心自己考不上大学，伤心落泪。

　　讨论　小王的健康状况存在哪些问题？

第一节　概　述

一、健康与亚健康

　　1. 健康的概念　1948年，世界卫生组织（WHO）明确指出"健康不仅仅是没有疾病和不虚弱，而且是在身体上、心理上和社会适应能力上达到完美的状态"。这种整体综合性概括表明了人体的健康状态是人体内（身心两方面）、外环境之间和谐平衡的综合表现。同时这种健康观也奠定了现代生物－心理－社会医学模式的基础。

　　2. 亚健康的概念　苏联学者N. 布赫曼（N. Berhman）教授在20世纪80年代中期提出亚健康的概念，也称之为灰色状态。亚健康主要是指人类在身心情感方面处于健康和疾病之间的一种低质量健康状态，这种状态的表现多种多样，集中体现在躯体、心理、社会交往三方面的不适应上。具体症状可表现为：疲乏无力、精神萎靡、肌肉关节酸痛、心悸胸闷、头晕头痛、记忆力下降、学习困难、睡眠异常、情绪低落、烦躁不安、人际关系紧张、社会交往困难等。通过运用现代仪器或方法检测却未发现阳性指标，或者虽有部分指标的改变，但尚未达到西医学的疾病诊断标准。亚健康已成为21世纪人类医学的重大命题，引起了医学、心理学、社会科学界的广泛关注。

　　3. 健康的影响因素　从健康与否的角度来讲，人的整个生命过程就处于健康、亚健康与疾病3种状态的相互转化之中。在转化的因子中，国内外研究发现年龄是影响健康行为的一个重要因素，个体会随着年龄的增长而采取更多的健康行为；性别也是影响健康行为的重要因素，女性比男性更注意饮食营养与平衡；经济收入和受教育水平也会影响个体的健康水平，低收入和低教育群体更容易采取不健康的行为方式，如吸烟、酗酒、不运动等。此外，遗传因素、环境污染、紧张的生活节奏、过重的心理压力和不良的生活习惯等都会影响个体的健康水平。

二、行为方式对健康的影响

一般来说，人们对行为方式的理解是指带有个性倾向的习惯化了的生活方式，行为方式的结果可以用生活数量和生活质量的改变来进行衡量。其中数量特征产生的影响主要体现在生活水平的变动等方面，包括收入水平、消费水平、社会福利状况等；质量特征产生的影响主要体现在价值取向、社会态度、生活习惯、行为规范、人际关系以及利用闲暇时间的方式等方面。

行为方式通过个体日常生活的各种表现得以体现，是一种综合性的个性特征反映。行为习惯则是行为方式的集中体现。良好的行为习惯是指有益于人们身心健康的生活习惯和行为态度，其对健康的影响可以从行为产生的结果、对人身心健康的影响情况来进行评定。据 WHO 界定，人类的健康约 60% 是依靠自己建立的良好行为习惯。美国加州对 6928 名成年人进行长期追踪观察的结果显示，下列 7 种行为方式与健康有关：①减少夜生活，每天吃早餐；②每天睡眠 7~8 小时；③一日三餐之间不吃零食；④保持标准体重；⑤有规律的体育锻炼；⑥不吸烟；⑦不饮酒或少量饮酒。经过 5.5 年的观察，发现遵守 6~7 项健康行为的人群比遵守 0~3 项的人群寿命要长 11 年左右。

三、健康行为与健康行为咨询

健康行为指朝向健康或被健康结果所强化的行为，客观上有益于个体和群体的健康，包括基本健康行为、预警行为、保健行为、避开环境危害、戒除不良嗜好等。健康行为咨询主要是为了健康行为的信息或建议的获取，开展全民健康教育是提升人们健康行为水平的重要手段。

全民健康教育水平是一个国家、一个民族走向文明的一个重要标志。健康教育是指一个国家多部门、多途径、多渠道通力协作，通过有计划、有组织、有系统的多种多样的健康教育活动，促使人们自觉自愿地改变不良行为，消除或减弱影响健康的危险因素，达到预防疾病，促进健康和提高生存质量的目的。健康教育的核心是通过各种途径促使个体或群体改变不利于健康的行为生活方式。

提升健康行为可以通过以下方式进行：①开展全民健康教育与健康促进，提高全社会人群的保健意识和保健水平；②改变不良行为生活方式和不良膳食结构；③密切结合在全国范围内开展的社区卫生服务工作，对不良行为生活方式和不良膳食结构进行干预，并对干预效果做出科学客观的评价；④创造一个人类与自然、社会和谐统一的良好氛围，在推进全民素质教育的基础上，着重开展心理素质教育，努力提高全社会人群对自然环境和社会环境的良好适应。

健康行为的基石构建可以从拥有科学合理的膳食结构、进行动静适度的合理锻炼、戒除损害健康的危险因素以及始终保持积极乐观的心态四方面来进行评定。

在健康行为的咨询方面，需要认识到有众多的因素影响着人类的健康，采取具有针对性的措施会取得事半功倍的效果。吸烟、酗酒、缺乏适度的锻炼是普遍存在的问题。情绪、心理、精神对健康的影响意义重大，稳定、积极、乐观的心态是健康的核心，人类独有的精神因素在导致疾病发生和促进疾病预后等方面都发挥着重要的作用。良好的心理健康水平有效扩充了健康的内涵，以积极有效的心理活动、稳定正常的心理状态，对发展的社会环境保持良好的适应已成为现代社会衡量一个人健康发展全面的重要指标。

四、健康信息行为

美国医学图书馆协会（medical library association，MLA）指出健康信息是指能够帮助人们判断自己以及他人是否健康并且做出相关决策的信息，包括疾病的诊断、治疗、预防保健等。

健康信息行为是指在某一事件或情境中人们搜寻、甄别及选择健康信息的过程中所产生的一系列行为，涉及意识和行动两个层面。行动是在意识层面的基础上产生的，包括对健康信息的搜寻、选择、利用、传播等行为。也有观点认为健康信息行为是建立在健康信息需求和健康决策之间的所有行为的集合。健康信息行为的作用对象是由各类行动体和技术产生的健康信息。健康信息行为研究的主题丰富多样，主要包括健康信息发现、健康信息采纳、健康信息评价和健康信息共享。

1. 健康信息发现 健康信息发现是一个复合型概念，主要涉及积极视角下的健康信息搜寻和检索行为、中立视角下的健康信息偶遇行为，以及消极视角下的健康信息规避行为。

健康信息搜寻和检索行为主要发生在人们有明确信息需求和信息获取目的的前提下，查找和接收有助于减少健康状况的不确定性和构建社会与个体健康认知的信息行为及其策略与路径。

健康信息偶遇行为主要发生在人们无目的或其他目的的前提下，在未预期的情境下个体获取与其兴趣或隐藏需求相契合的信息。在社交媒体等通信应用迅速发展和普及的当下，人们随时随处都被信息包围，健康信息偶遇现象成为生活常态。

健康信息规避行为反映了对信息不进行获取的特殊现象。数字化时代社交媒体、移动互联网、物联网、可穿戴设备等现代信息技术与应用的快速发展给人们的信息获取带来了颠覆性的影响，大量密集的、真伪难辨的健康信息对暴露于该环境中的个体产生了不良影响，信息过载与信息焦虑进一步加剧。因此，一些个体主动采取措施避免或延迟获取可获得却不想获得的健康信息，但这种行为会在一定程度上损害个体的健康利益。

2. 健康信息采纳 健康信息采纳是指用户从健康信息获取、接受到利用的全部阶段行为的总和。健康信息采纳对人们健康行为有着显著的影响，通过健康信息的传播与引导可以实现对目标人群（亚健康者、慢性病患者等）的健康干预。探究健康行为改变与健康信息采纳之间的关系，能够为个体健康行为的改变提供信息支持，有效改变不良健康行为，提升个体健康管理水平。

3. 健康信息评价 健康信息评价是贯穿人们与健康信息之间交互过程每一个环节的信息行为。个体在与健康信息交互的过程中可以对健康信息源、健康信息质量、检索工具以及健康信息服务质量等进行评价，以判断健康信息是否能够满足自身的健康需求。

4. 健康信息共享 在与健康信息交互的过程中，人们不仅是健康信息的获取者，也是健康信息的生产者与传播者。在互联网与社交媒体的支持下，个体生成内容成为网络健康信息的重要组成部分，与他人共享健康信息成为个体的新需求。研究发现，人们在健康信息共享过程中所感受到的社会支持会促进个人健康信息管理水平的提升，患者与其健康护理提供者之间的健康信息共享可以起到完善诊断、加强患者健康教育、促进患者自我护理的作用。

五、不良行为习惯与疾病

不良行为习惯主要是指有损于自我身心健康的，对社会、他人造成不良影响的生活习惯方式。不良行为习惯分为不良的本能生活行为和社会适应不良的生活行为。不良的本能生活行为有摄食行为障碍，如过分贪食、厌食拒食、异食等；性行为障碍，如性功能障碍、性变态行为等；睡眠障碍，如失眠、嗜睡等。社会适应不良的生活行为主要是指那些指向自我的不良生活行为方式，如吸烟、酗酒、吸毒、药物依赖和成瘾行为等；与社会文化相关的不良社会生活行为，如电子游戏成瘾、网络成瘾、电视成瘾、迷信、邪教、赌博等。

行为习惯是健康和生活质量的重要决定因素，不良生活习惯容易导致疾病。以大学生群体为例，其易发疾病集中体现在近视、颈椎病、消化不良、神经衰弱这几个方面，这与大学生的不良生活习惯有着密切联系。很多大学生不愿意到教室上晚自习，更愿意在宿舍学习，甚至习惯躺在床上看书，这样无论是坐姿还是采光都达不到学习的要求，容易导致近视、颈椎病等疾病的发生；有些大学生经常处于高度视疲劳状态，对眼睛的健康十分不利，容易导致近视、弱视等疾病；有些大学生因用餐时间较短经常狼吞虎咽，或边走边吃，甚至只吃零食，长此以往容易导致胃肠功能紊乱、消化不良、营养摄入不均衡，从而使身体的抵抗力降低而造成一系列疾病的发生；有些大学生喜欢熬夜，再加上缺乏锻炼、学业繁重，精神压力大等因素很容易导致神经衰弱。

⊕ 知识链接

健康中国与健康行为（节选）

2016年10月，中共中央、国务院印发《"健康中国2030"规划纲要》并指出"健康是促进人的全面发展的必然要求，是经济社会发展的基础条件。实现国民健康长寿，是国家富强、民族振兴的重要标志，也是全国各族人民的共同愿望。"《纲要》重点阐述了"塑造自主自律的健康行为"，提出要引导合理膳食、开展控烟限酒、促进心理健康、减少不安全性行为和毒品危害。

引导合理膳食主要包括制订实施国民营养计划，深入开展食物（农产品、食品）营养功能评价研究，全面普及膳食营养知识，引导居民形成科学的膳食习惯，推进健康饮食文化建设，实施临床营养干预等。

开展控烟限酒主要包括全面推进控烟履约，加大控烟力度，深入开展控烟宣传教育，积极推进无烟环境建设，强化公共场所控烟监督执法，强化戒烟服务等。

促进心理健康主要包括加强心理健康服务体系建设和规范化管理，加大全民心理健康科普宣传力度，加强对抑郁症、焦虑症等常见精神障碍和心理行为问题的干预，全面推进精神障碍社区康复服务，提高突发事件心理危机的干预能力和水平等。

减少不安全性行为和毒品危害主要包括强化社会综合治理，开展性道德、性健康和性安全宣传教育和干预，大力普及有关毒品危害、应对措施和治疗途径等知识，加强全国戒毒医疗服务体系建设，最大限度减少毒品社会危害等。

第二节　常见的行为相关问题

⇒ 案例引导

临床案例　某女，16岁，高一学生，从小喜欢文艺，立志考电影学院，将来当演员，非常重视自己的长相、身材和体重。一直觉得自己脸圆，曾多次要求进行整容手术，遭到了家长的阻拦。总认为自己太胖、不好看，立志减肥，中午和晚上都不吃主食，每天坚持3小时高强度体育锻炼。经常觉得很饿，但坚持不吃东西，有时太饿吃了东西后就马上以催吐的方式吐出来。一年下来体重明显下降，但浑身乏力、头晕眼花、经常犯困、上课注意力不集中、学习成绩也下降了。因头晕、乏力、停经等多次到医院检查，未见明显的器质性病变。她很苦恼，但仍然坚持减肥。

讨论　案例中这名女孩的健康问题是由哪些行为导致的？这些行为将会对人体产生什么样的影响？

一、物质依赖与滥用

1. 物质依赖　根据美国精神病协会（American Psychiatric Association）的诊断标准，物质依赖（substance dependence）是指个体在过去 12 个月不正常使用物质的行为而产生以下 7 项中的最少 3 项。

（1）对物质的耐受性，随时间推移而需要增加剂量或感觉同等剂量效果渐减。

（2）戒断相关问题，出现戒断症状或需要再次使用相关物质以缓解戒断时出现的症状。

（3）超剂量使用物质。

（4）对物质的持续欲望或在减量和控制药物时无法成功。

（5）花大量的时间试图获取和使用物质，或花大量时间在康复上。

（6）因物质使用而产生的社会心理问题。

（7）尽管知道物质使用带来的相关问题，但是还在继续使用。

物质依赖是一种慢性的、复发性的脑部疾病，慢性、复发是其显著特征。《精神障碍诊断与统计手册（第五版）》（DSM－5）有关物质相关及成瘾障碍中明确了酒精、咖啡因、大麻、致幻剂、吸入剂、阿片类物质、镇静剂、催眠药、兴奋剂等 10 种不同类别的药物相关障碍，指出这些药物都可以直接激活大脑的犒赏系统并产生愉悦感，过度摄取这些药物，犒赏系统能强化相关行为，产生记忆。

认知行为治疗被认为是解决物质依赖问题的有效心理治疗方法，具有结构化、目标明确等特征，广泛应用于治疗各种物质依赖，主要通过帮助成瘾者识别、回避和应对物质滥用的诱发因素，从而提高操守、预防复吸。

物质依赖与精神障碍的共病（comorbidity）又称共患障碍（co－occurring disorders），指同时患有物质依赖及其他精神障碍，即同一个体至少符合一种物质（酒精或药物）使用障碍和至少一种其他精神障碍的诊断。不同诊断之间可能存在相互影响，但至少有一种物质使用障碍诊断与一种其他精神障碍诊断之间是相互独立的。物质依赖与精神障碍的共病问题在临床上非常普遍，不仅增加了物质依赖与精神障碍诊断的复杂性，还增加了其治疗难度，给临床工作带来很大挑战，备受临床及研究者关注。

2. 物质滥用　物质滥用（substance abuse）的诊断标准和物质依赖相似，是指在过去一年因为反复使用某物质而出现以下一项或者多于一项的情况。

（1）无法满足和实现主要职责的要求（如工作或家庭）。

（2）因为使用物质而身处险境（如交通意外）。

（3）由于使用物质而涉及司法问题。

（4）持续或者重现与物质使用相关的人际关系问题。

评估物质滥用应该包括最少三个维度：患者物质使用的方式、依赖的症状和由使用物质而产生的生活问题（美国医学研究所，1990 年）。

物质滥用的治疗一般以药物治疗为主，偶尔会辅以心理治疗。国外有循证依据的有效治疗方法依次为简短干预（brief intervention）、社交训练（social skills training）、动机提升（motivational enhancement）和社区强化方法（community reinforcement approach）等。

有关物质滥用形成的原因主要有两种观点：①一些灾难化、僵化、过度泛化和非理性的歪曲认知和物质滥用障碍相关。治疗主要是针对成瘾者当前生活中的具体问题，促进反思，制订计划，改变适应不良的认知、情感和行为。②物质滥用与自我效能感低下有关，物质滥用行为作为一种不良应对方式，可能源于成瘾者缺乏恰当的应对技能，自我效能感低下所致。预防复发模式就是针对自我效能感低下和应对缺陷的治疗方法。

二、行为成瘾

传统的行为成瘾主要是指药物成瘾（drug addiction），现代社会关注的行为成瘾涉及吸毒、吸烟、酗酒等，甚至有人认为电视成瘾（addicted to TV）、手机成瘾（mobile phone addiction）、病理性赌博（pathological gambling）、网络成瘾（internet addiction）、贪食障碍（bulimia nervosa）、性瘾（sex addiction）和购物成瘾（shopping addiction）等都属于行为成瘾。

药物成瘾是以失去控制能力、强迫性连续用药为主要特征的慢性复发性脑疾病。研究表明，成瘾的形成和学习记忆过程中很多相同的神经生物学改变有关，与学习记忆有关的重要脑区、功能分子和信号转导系统参与了药物成瘾的形成和心理渴求导致的复吸。尽管不同的成瘾性药物在中枢作用于不同的核团和受体系统，但最终都导致包括学习记忆等脑的高级功能形成药物成瘾行为。

药物成瘾给人们的生活带来了极大的危害，比如吸毒属于药物滥用，是一种成瘾行为。研究表明，吸毒者有明显的人格问题，如反社会性、情绪调节较差、易冲动、缺乏有效的防御机制、好追求及时满足等。吸毒者心理健康状况处于不良状态，常出现意识障碍，有幻觉、妄想等症状，对客观现实不能如实地反映；智力水平严重下降、记忆力减退、注意力不集中、判断力减退；对工作、生活漠不关心，人际关系不良，对亲人的情感淡漠、行为冲动、易激怒，为获得毒品不计后果，具有严重的破坏性、危害性；人格改变，出现自制力差、说谎、缺乏自尊，无责任感等问题。

与药物成瘾类似，非药物成瘾也会出现行为条件化、在线索诱发下反复发生、冲动控制受损等模式。这些行为特点涉及到脑内多条神经通路的协同作用，条件化行为的形成涉及到行为带来的奖赏和惩罚过程，因此与脑内的"犒赏系统"有关，如腹侧额纹状体奖赏环路（ventral frontal striatum reward circuit）。特定线索诱发个体产生行为冲动（urge）和渴求（craving），与线索加工有关的脑区和神经通路发生作用，如背外侧前额叶、眶额皮层和边缘系统等。非药物成瘾的个体即使面对不良后果，也不能抑制行为的反复发生，故涉及与冲动控制密切相关的前额叶等脑区。然而，目前对非药物成瘾的脑机制研究主要集中在病理性赌博和网络成瘾两种障碍上，且仍需对现有研究成果加以重复确认，并力求将研究范围扩展到其他类型的非药物成瘾中。

非药物成瘾给个体、家庭和社会带来了巨大的不良影响，轻则造成辍学、失业，重则损害身心健康、引发家庭冲突以及人际交往问题，并增加犯罪的危险。因此，非药物成瘾不仅需要引起个人的注意，同时也需要引起全社会的关注。

由于手机使用的普遍性，手机成瘾日渐成为非药物成瘾的重点关注对象。所谓手机成瘾（mobile phone addiction）是指由于对手机的过度使用而产生依赖，伴随着这种依赖个体会出现强烈的心理体验（感觉时刻不能离开手机等）和某些行为的不适（幻听手机铃声、过量发送信息等）。对于手机依赖或成瘾，到目前为止还没有一个标准的疾病分类系统正式把它列为精神障碍之一，有研究者参照传统用来界定物质成瘾（或依赖）的标准，即《精神障碍诊断与统计手册（第五版）》（DSM-5），同时参照已有研究基础，给出确定此症状的 6 项标准，分别是突显性、冲突性、兴奋性、耐受性、戒断性和复发性。手机成瘾行为存在的普遍性致使大量人群的生活质量和社会职能受到不同程度的损害，建议应当从使用时长、使用场合等方面着手进行控制。

三、不良饮食习惯与疾病

不良饮食习惯是指人们在日常生活中养成的，对身体健康不利的饮食习惯，例如偏食挑食、不吃早餐、饮料当水、吃得过咸、咖啡成瘾等。不科学、不规律、不合理的饮食习惯，容易引发包括癌症在内的多种疾病。

营养是人类生命与健康的物质基础，不仅关系到人们的健康状况、智力发育，也是影响和制约社会经济发展的重要因素。相关研究表明，不合理的膳食结构和模式是导致慢性疾病发生的病因。平衡膳食必须由多种食物组成，以满足人体不同营养需要，达到合理营养，促进健康的目的。

我们可以参照《中国居民膳食指南》中建议调整的膳食结构，合理膳食：①食物多样，谷类为主；

②多吃蔬菜、水果和薯类；③常吃奶类、豆类或其制品；④经常吃适量鱼、禽、蛋、瘦肉，少吃肥肉和荤油；⑤食量和体力活动要平衡，保持适宜体重；⑥吃清淡少盐的膳食；⑦饮酒适量；⑧吃清洁卫生、没有变质的食物。

在过去的几十年中，由于膳食质量较低、膳食卫生与食品卫生质量较差，导致上消化道恶性肿瘤发病率较高。随着膳食质量和卫生状况的不断改善，上消化道恶性肿瘤的发病率呈逐渐下降趋势。但近年来人群肥胖率大幅度增加，肥胖与糖尿病已经成为危害健康的重大公共卫生问题，成年人群中的超重率及与肥胖相关的糖尿病、心脑血管疾病及部分恶性肿瘤发病率也开始大幅上升。

营养不良问题种类多样、程度各异，并已成为各个年龄阶段、各类人群存在的普遍性问题，以大学生的营养状况为例，他们作为国家和民族的未来与希望，不仅处于生长发育的重要时期，同时也是掌握文化知识和技能的关键阶段。因此，大学生的营养状况引起了国内相关专家学者的高度关注。

近年来，在教育部、国家卫健委、国家体育总局、科技部等相关部门的高度关注和大力支持下，专家学者对我国大学生营养问题展开了全面调查。调查发现大学生经常吃方便面、油炸食物等垃圾食品或强刺激性食物，且存在着不同程度的不良饮食行为习惯，如进食快、吃零食、饮酒、吸烟、以各种饮料代替饮用水等。均衡合理的膳食以及良好的饮食行为是大学生身体发育以及完成学业的重要保证，但是由于不能合理地选择和搭配食物，使得营养缺乏和营养过剩等问题日益突出。因此，确保大学生科学合理的营养及平衡膳食至关重要。学校应要求由营养师提供多种营养相同但搭配不同的食谱。食谱不仅要保证大学生对各种营养的需求，而且也要使大学生吃起来有食欲、饱腹、易消化。同时研究结果还显示来自农村的孩子比来自城市的孩子饮食更为规律；注重饮食搭配的大学生能够形成较好的饮食规律；不重视早餐的大学生饮食往往不规律；从消费水平来看，在饮食上花费金额越多饮食越不规律，花费得越少饮食规律性反而相对较强。

四、运动缺乏与疾病

在人类发展的过程中，运动与健康一直是人们关注的焦点。科学、有规律的运动有益于身体健康，这一观点得到了国内外学者的一致认可。随着科学的进步和社会的发展，人们对健康生活方式的关注越来越多。世界卫生组织健康报告指出，每个人的健康与寿命影响因素中大约有60%取决于个人选择。健康生活方式不仅可以影响人的身体健康，还可以影响人的一生。相反，运动缺乏将对机体形成多方面不同程度的不良影响。运动缺乏对人体的不良影响突出表现在以下几个方面。

1. 对心血管功能的影响　运动缺乏可导致氧气运输能力低下，血管弹力减弱、心脏收缩力不足，心脏功能降低，容易引发心血管疾病。

2. 对呼吸功能的影响　运动缺乏可使肺通气和换气功能下降，肺流量减少，气体交换率下降。呼吸表浅，每分钟呼吸次数增加，呼吸肌的调节能力减弱，进而导致呼吸功能降低。

3. 对神经系统的影响　运动缺乏可使脑细胞的新陈代谢减慢，使人的记忆力与大脑工作的耐力都比较差，使大脑皮质的分析综合和判断能力减弱，反应慢、不敏锐，使大脑工作效率降低。

4. 对运动系统功能的影响　运动缺乏容易导致骨质疏松，使骨重量降低、活动功能下降、骨周围肌肉组织肌力减弱，姿势不稳、容易跌倒，从而引发骨折。运动缺乏还可使关节灵活性和稳定性减低，肌纤维变细、无力，肌肉收缩能力减退。

5. 对肠胃功能的影响　久坐不动者的肠胃蠕动慢，容易使食物积聚于肠胃，加重肠胃负荷，长此以往可导致胃及十二指肠溃疡、穿孔或出血等。

6. 运动缺乏容易导致肥胖　运动缺乏可使成人和儿童体内储存过多的脂肪，导致肥胖或体重超出正常。缺乏运动还可以发生高胰岛素血症、胰岛素抵抗、高血压、高甘油三酯血症、低高密度脂蛋白胆固醇血症及糖耐量减低等症状，引发代谢问题。

7. 运动缺乏可导致亚健康 运动缺乏可出现记忆力减退、注意力难以集中、精神不振、对自己的健康担心、多梦、疲劳、情绪不稳定、用脑后疲劳、抑郁、易激怒、失眠、压抑感、总怀疑自己有病、思维效率低、易感冒、嗜睡、四肢乏力、不愉快感、头晕、目眩、头疼、腰膝酸痛、脱发等亚健康症状。

五、不良睡眠习惯与疾病

睡眠作为人类的一项基本生理需求，其重要性概括起来包含以下几方面。

1. 消除疲劳，恢复体力 睡眠是消除身体疲劳的主要方式。睡眠期间胃肠道及其有关脏器制造能量物质，以保证人体正常活动。同时，由于体温、心率、血压下降，呼吸减缓，部分内分泌减少，身体基础代谢率降低，从而使体力得以恢复。

不良睡眠习惯如睡眠缺乏会影响情绪，使免疫力降低。继而会导致种种疾病发生，如神经衰弱、感冒、胃肠疾病等。研究发现，睡眠不足会引起血中胆固醇含量增高，使得发生心脏病的机会增加。人体的细胞分裂多在睡眠中进行，睡眠不足或睡眠紊乱，会影响细胞的正常分裂，由此有可能产生癌细胞的突变而导致癌症的发生。

2. 保护大脑，恢复精力 睡眠充足者精力充沛，思维敏捷，办事效率高；睡眠不足者则表现出烦躁、激动或精神萎靡，注意力涣散，记忆力减退等；长期缺乏睡眠者可能会产生幻觉。出现这些差异的原因是大脑在睡眠状态下耗氧量大大减少，有利于脑细胞贮存能量，而睡眠缺乏则影响脑细胞能量的贮存。曾有研究人员把24名大学生分成两组，先让他们进行测验，结果两组测验成绩一样。然后，让一组学生一夜不睡，另一组正常睡眠，再进行测验。结果显示未睡眠组学生的测验成绩大大低于正常睡眠组学生的成绩。由此，研究人员认为，人的大脑要思维清晰、反应灵敏，就必须要有充足的睡眠，如果长期睡眠不足，大脑得不到充分的休息，就会影响大脑的创造性思维和处理事物的能力。

3. 增强免疫力，促进机体康复 人体在正常情况下，能对入侵的各种抗原物质产生抗体，并通过免疫反应将其清除，保护人体健康。睡眠能增强机体产生抗体的能力，从而增强机体的抵抗力；同时，睡眠还可以使各组织器官自我康复加快。不良睡眠习惯如睡眠缺乏等会降低个体的免疫力，阻碍机体康复。现代医学常把睡眠作为一种治疗手段，用来帮助患者渡过最痛苦的时期，以利于疾病的康复。

4. 促进生长发育 睡眠与儿童生长发育密切相关，婴幼儿在出生后相当长的时间内，大脑继续发育，这个过程离不开睡眠。儿童的生长在睡眠状态下速度增快，因为睡眠期血浆生长激素可以连续数小时维持在较高水平。不良睡眠习惯会影响儿童和青少年的生长发育。有关影响青少年的生长发育的现代研究认为，青少年的生长发育除了遗传、营养、锻炼等因素外，还与生长激素的分泌有一定的关系。生长激素是下丘脑分泌的一种激素，能促进肌肉、骨骼、脏器的发育。由于生长激素的分泌与睡眠密切相关，即在人熟睡后有一个大的分泌高峰，随后又有几个小的分泌高峰。而在非睡眠状态，生长激素分泌减少。所以，青少年要发育好，长得高，睡眠必须充足。

5. 延缓衰老，促进长寿 近年来，许多调查研究资料表明，健康长寿的老人都有良好而正常的睡眠。不良睡眠习惯如睡眠缺乏等会加速个体衰老，进而影响寿命长短；良好的睡眠则能延缓衰老，保证生命的长久。

6. 保护人的心理健康 睡眠对于保护人的心理健康与维护人的正常心理活动至关重要。不良睡眠习惯如睡眠不足也会危害人们的心理健康，因为短时间的睡眠不佳，会出现注意力涣散等情况，而长时间的睡眠不足会造成思考迟钝等。

7. 有利于皮肤美容 在睡眠过程中皮肤毛细血管循环增多，其分泌和清除过程加强，加快了皮肤的再生，所以睡眠有益于皮肤美容。人的皮肤之所以柔润有光泽，主要依靠皮下组织的毛细血管来提供充足的营养。不良睡眠习惯如睡眠不足等会引起皮肤毛细血管瘀滞，循环受阻，使皮肤的细胞得不到充足的营养，因而影响皮肤的新陈代谢，加速皮肤的老化，使皮肤颜色显得晦暗而苍白，眼圈发黑，易生皱纹。

随着人们生活节奏普遍加快，睡眠不足已成为当今社会的普遍现象，大部分人选择用睡觉时间换取工作或休闲时间，长此以往必将对人体形成极大危害。建议个体一定要养成良好的睡眠习惯，充分保证睡眠质量。

六、性行为障碍

性行为障碍是指以个体两性行为的心理和行为明显偏离正常，并以这类性偏离做为性兴奋、性满足的主要或唯一方式为主要特征的一组心理行为障碍。性行为障碍是一种性变态行为，属于不正常的性行为。常见的性行为障碍有露阴癖、窥淫癖、恋物癖、恋童癖、恋兽癖、性施虐癖和性受虐癖等，绝大多数患者为男性。

目标检测

答案解析

一、选择题

1. 物质滥用的治疗一般以（　）为主

　　A. 药物　　　　　　B. 心理治疗　　　　　C. 强制　　　　　　D. 物理治疗

2. 运动与健康一直是人们关注的焦点，健康生活方式不仅可以影响人的身体健康，还可以影响人的一生，相反（　）将对机体形成多方面不同程度的不良影响

　　A. 合理的运动　　　B. 科学的运动　　　　C. 有规律的运动　　D. 运动缺乏

3. 世界卫生组织指出，健康不仅仅是没有疾病和不虚弱，而且是在（　）达到完美的状态

　　A. 身体上　　　　　B. 心理上　　　　　　C. 社会适应能力上　D. 灵魂上

4. 行为成瘾主要包括（　）

　　A. 药物成瘾　　　　B. 手机成瘾　　　　　C. 病理性赌博　　　D. 贪食障碍

二、问答题

1. 健康行为的基石构建可以从哪些方面进行评定？

2. 请阐述亚健康的概念。

3. 小王因长期失眠感到非常痛苦，作为人类的一项基本生理需求，睡眠的重要性包括哪些方面？

（陈　芸）

书网融合……

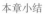

本章小结　　　　　题库

第六章　应激与应激相关障碍

PPT

📖 学习目标

1. **掌握**　应激的概念，常见应激相关障碍的诊断，自杀预防模式和心理危机干预技术。
2. **熟悉**　应激的中介机制，应激的生理心理反应，应激管理方案及自杀者的心理特点。
3. **了解**　应激的概念模型，应激的对机体的影响，自杀风险的评估。
4. 学会应激对机体的影响、自杀预防与危机干预的技术，具备常见应激相关障碍的识别与治疗能力。

⇨ 案例引导

　　临床案例　小伟自小和堂弟一起长大，感情深厚，两人同上一所高中。两个月前堂弟溺水身亡，小伟目睹了堂弟的尸体。自此，死亡和尸体等字眼充斥着小伟的大脑，并常做噩梦，梦的内容很多是关于尸体和白骨等与死亡有关的画面，醒来之后总是满头大汗。伴有头痛、精神不济、食欲不振、易疲劳、注意力不集中和记忆力差等症状。小伟怀疑自己的大脑不能正常使用，一直在服用抗精神衰弱的药物，效果不明显。

　　讨论　案例中的小伟的症状属于什么问题？如何预防此类问题的发生？

第一节　概　述

　　应激是社会生活中的普遍现象，许多人认为应激是有害的，比如与情绪障碍、倦怠、心身疾病等相关。但事实上，应激并不完全是有害的，少量适度的应激对于人的心身发展也是必不可少的。

一、应激

（一）应激的概念

　　尽管应激一词通常有负面的含义，对每个人的影响却不尽相同，有些可能是有利的，但对多数人来说却可能是负担。关于应激的概念有很多，不同学者分别从机体内部或外部的挑战、干扰或刺激等方面进行解释。现代心理学越来越接受应激不单是内外部的各种刺激，还包括机体与刺激之间的相互作用过程，这一过程涉及生理的、心理的、社会的等多个方面的因素。因此，所谓应激（stress），是指刺激打破了机体原有的平衡和负荷能力后所产生的一种反应模式。一旦刺激强度超过了机体的应对能力，便会感受到压力或挑战。在认识应激及相关问题时，要从引起机体应激反应的刺激物、机体察觉到的威胁或挑战和对刺激的各种反应等方面来综合考虑。

（二）应激的理论模型

　　近百年来，应激相关问题引起了不同领域专家学者的广泛关注，也分别从不同角度提出了各具特色的应激理论模型，其中影响性较大的主要包括以下几种。

1. 战斗或逃跑反应模型 由美国心理学家沃尔特·坎农（W. B. Cannon）在二十世纪初提出。坎农在一系列的动物实验中发现，身体面对应激时反应有两种模式，要么实施攻击以保护自己（战斗反应），要么逃走以躲避危险（逃跑反应）。随后的实验发现，战斗（fight）反应由愤怒或侵犯引发，通常出现于保护自己的势力范围或攻击更弱小的侵犯者时。逃跑（flight）反应由恐惧引发，可使有机体忍受长时间的奔跑，如躲避侵犯者。不过，有时逃跑反应不仅指逃之夭夭，还包括藏起来或僵直（freeze）状态等退缩反应，比如面对危险时的，呆若木鸡。Fight - Flight - Freeze 反应模式常被简称为应激的 3F 反应。

2. 生理反应模型 由加拿大生理学家塞里（H. Selye）于 1936 年提出，他在观察了一系列实验动物对伤害性事件的反应后提出，许多应激性事件都会引发相同或一般性的生理反应，即所谓的一般适应综合征（general adaptation syndrome，GAS）。塞里认为垂体 - 肾上腺皮质激素分泌的变化在一般适应综合征中具有重要作用，并把应激反应分为了警觉期、抵抗期、衰竭期三个阶段。警觉期是对应激事件的即刻的生理反应，为身体的进一步行动做好准备；抵抗期是机体忍耐并抵抗一段时间内的应激事件带来影响并达到稳态，但如果应激持续存在，机体会长时间停留在激活状态并逐渐衰竭；衰竭期则是身体资源耗尽的状态，甚至会导致疾病或死亡。该理论强调应激过程中个体生理方面的感受性和反应性，被传统的生物医学模式所接受。

3. 刺激模型 由美国精神病学家霍尔姆斯（T. Holmes）和拉赫（R. Rahe）于 1967 年提出。该模型受物理学弹性定律的影响，把生活事件视为自变量，把机体的反应及某些疾病的发生、发展或转归视为因变量，进行二者之间关系的量化分析。并对重大生活事件按生活改变单位（life change unit，LCU）进行量化排列后，编制了专门的生活事件量表（life events scale，LES）。该模型的优点是从量化的角度分析生活事件和疾病之间的关系，对于疾病的早期预防和干预具有重要的意义，但却忽视了有机体的主观能动性和心理行为的复杂性，没有看到不同个体对同样的应激事件的反应差异。

4. 相互作用模型 由美国心理学家拉扎勒斯（R. S. Lazarus）提出，福克曼（S. Folkman）等人进一步发展完善，该模型强调认知评价在应激中的重要性，思维、经验及个体对事件意义的认知是应激反应的主要中介和直接动因。认知评价包括对应激事件的良性或威胁性评价（初级评价），对自己应对压力的资源和能力的评价（次级评价），尝试应对后的再次思考（重复评价）。该模型同时强调与应激有关的时间、地点、环境、社会支持等在应激反应中的影响。在这些因素的相互作用下，如果个体认为自身无力应付环境负荷，就会产生应激体验。相互作用模型不仅强调了认知评价的中介作用，同时也综合考虑了其他因素对应激的影响。

5. 应激过程模型 由皮尔林（L. Pearlin，1981）等人提出，该模型从应激产生的过程来理解应激，为探讨应激事件与健康结果之间的关系提供了一个理论框架。该模型区分了应激的三个要素：①应激源是指一系列可以挑战人的适应能力的有问题的条件和经历，如生活事件、慢性压力等；②应激结果，如心理和躯体健康问题；③中介因素，包括自我概念、社会支持、应对技能等。这三个要素是动态变化且相互影响的。应激过程模型已经在许多群体（如学生、雇员）进行了应用，并获得了大量的实证支持。

二、应激源

（一）应激源概念及来源

应激源（stressor）是引起应激反应的各种内、外部刺激，即应激的原因。通常是指需要机体做出适应和应对并导致机体产生紧张性生理和心理反应的各种刺激的总称。应激源主要来自外部物质环境、机体内环境、心理社会环境等方面。

（二）应激源的分类

1. 按性质分类 英国的心理学家布朗斯坦（J. J. Braunstein）根据应激源性质的不同，把应激源分为四类。

（1）躯体性应激源（somatic stressors） 是对躯体直接发生物理、化学、生物等刺激作用的刺激物，如过强的机械刺激、高低温、酸碱刺激、电烧灼、各种病原微生物等。

（2）心理性应激源（psychological stressors） 是指心理上感受到的各种应激性信息，如心理冲突、丧失感、挫折、自尊感降低等。与其他类应激源的主要不同之处是心理性应激源直接来自人们的头脑，但根源仍是外界刺激物。

（3）社会性应激源（social stressors） 是指能导致个人生活风格变化，并要求个体对其做出调整或适应的应激事件。社会性应激源既包括年龄、婚姻、受教育程度、经济地位等客观的社会学指标的差异，也包括社会变动性与社会地位的不合适，如破产、工作岗位调整等。根据这些事件发生的突然性和影响程度的不同，社会性应激源又可分为应激性生活事件（如失业）和日常生活困扰（如家庭琐事）。

（4）文化性应激源（cultural stressors） 是指引起个体出现负性体验的，与语言、风俗和习惯改变相关的刺激，最为常见的是"文化性迁移"，如移民、出国留学等。另外还有不良的文化氛围、文化歧视与偏见、两种或多种文化交互带来的冲突等。

2. 根据对个体的影响分类

（1）正性应激源（positive stressors） 应激源并非都是负性事件，一些对个体的身心健康具有积极作用的事件也可成为应激源，如恋爱、结婚、升职、生子等。

（2）负性应激源（negative stressors） 指对个体产生消极作用的劣性事件，如患病、亲人离世、家庭纠纷、工作受挫、失业或退休、遭受灾祸、经济困难等。

3. 根据主客观性分类

（1）主观应激源（subjective stressors） 是以个体主观因素为主的事件。如有人面对考试成绩不理想能坦然接受，有人则会痛苦崩溃。应激源的主客观性的划分是相对的，很多事件既具有客观性又具有主观性，心理性、文化性应激源多属于主观应激源。

（2）客观应激源（objective stressors） 是不以人们的主观意志为转移，不同个体之间都能明显体验到的事件，包括生老病死和天灾人祸等。这些事件能引起强烈的急性心理创伤或延迟性应激反应。

三、应激的中介机制

应激的中介机制（mediating mechanism of stress）是有机体将应激信息转变为应激反应的内部加工过程，是应激的中间环节。应激的中介因素除了年龄、性别、种族、文化程度、经济状况、婚姻状况、职业等人口学因素外，还包括应激的心理和生理中介机制。

（一）应激的心理中介

1. 认知评价 认知评价（cognitive appraisal）是个体从自身的角度对应激源的性质、程度、可能的危害情况及自身可调用的应对资源进行的认知估计。认知评价在应激情境的判断中起着核心作用，因为它将决定该情境的威胁有多大，个体的要求是什么。

影响个体认知评价的重要因素之一是认知储备。认知储备（cognitive reserve，CR）是近年来提出的一个新概念，指的是大脑认知功能或认知处理能力的个体差异。认知储备通常与受教育水平和智力经验有关，良好的认知储备有利于机体更好地应对脑损伤和不良应激。研究显示提升认知储备可以作为处理生活环境中应激源影响的一种工具，并降低个体的适应负荷。

2. 应对方式 应对方式（coping style）也称为应对策略（coping strategies），是个体遭遇应激源时应对应激情境、保持心理平衡的一种手段。应对方式是个体为缓冲应激源的影响，应对心理压力或挫折，摆脱心理冲突引起的自身不平衡而采取的有意或无意识的心理行为反应。如积极应对或消极应对，问题聚焦应对或情绪聚焦应对等。面对同样的应激源，应对方式不同，结局反应也会不同。目前已有一些心理测量工具可用于应对方式的评估，如应对量表、应对方式评定量表等。

3. 社会支持　社会支持（social support）是由他人提供的可以利用的资源，这些资源可来自社会各方面，如亲友、单位、社会团体、公益组织等，包括客观支持和主观支持。客观支持与个体的社会网络大小有关，在信息化、媒体化的背景下，一些急难愁困等严重应激问题甚至可引起社会的广泛关注和支持，可以在一定程度上帮助个体应对困境，但也应注意其中可能存在的"双刃剑"效应。

与客观社会支持相对的是个体感受到的主观支持，即领悟社会支持，指个体感到在社会中被尊重、被支持和被理解的情绪体验和满意程度，通常与认知评价有关。社会支持能够缓解个体心理压力、消除个体心理障碍，在促进个体的心理健康方面起着重要作用。

4. 人格特征　人格是人的心理行为的特征模式，对个体应激应对最有影响的是人格特征中涉及负性情绪的相关维度。人格特征作为应激过程中的中介因素之一，与生活事件、认知评价、应对方式、社会支持和应激反应等因素之间存在显著性相关。总体来说，人格健全的个体面对应激事件时往往能更好地应对，存在人格缺陷的个体却相反，如高神经质人格、高依赖性人格、A 型人格、C 型人格等。

（二）应激的生理中介机制

生理中介机制是探讨当应激源的信息被认知评价后，如何将其转化为生理反应的。是以神经解剖学和神经生理学为基础，涉及神经机制、内分泌机制和免疫机制等。

1. 神经机制　中枢神经系统的前额叶皮层、边缘系统、视丘下部等与认知、情绪、自主神经系统功能调控的脑区在应激反应中发挥重要作用。机体处在急性应激状态时，刺激信息被中枢神经接收、加工和整合后，把神经冲动传递到下丘脑，通过交感神经使肾上腺髓质激活，释放大量的肾上腺素和去甲肾上腺素，为机体适应和应对应激源提供了充足的生理储备。如果应激刺激过强或时间太久，可造成体内儿茶酚胺递质不足，使机体出现耗竭状态。

2. 内分泌机制　应激反应的内分泌机制通过下丘脑 - 腺垂体 - 靶腺轴调节。受应激源激活的神经信号传递到下丘脑，会促进促肾上腺皮质激素释放因子（corticotropin releasing factor，CRF）分泌，CRF可通过门脉系统作用于腺垂体，使腺垂体释放促肾上腺皮质激素，进而促进肾上腺皮质激素特别是糖皮质激素的合成与分泌，引起血糖上升、蛋白质分解抑制、抗体增加等一系列生理变化。研究发现，应激状态下皮质激素、髓质激素等分解代谢类激素分泌增加，胰岛素等合成代谢类激素分泌减少，而应激后修复过程则相反，这些内分泌变化为个体适应环境奠定了物质基础和能量储备。

3. 免疫机制　应激反应过程中，免疫系统与中枢神经系统有着双向性调节。一般认为，短暂而不太强烈的应激不影响或略增强免疫功能，而长期强烈的应激则会抑制免疫功能，引起内环境紊乱，降低机体抗感染的能力。

受应激的免疫反应机制研究的影响，近年来，学者们提出了心理免疫学的概念并进行了相关研究。心理免疫学源于 20 世纪 80 年代，是研究机体在面临紧张刺激的情况下，高级中枢神经系统与免疫系统的相互作用以及这种作用在心身疾病中的地位和机制，它已成为近年来新兴的医学边缘学科之一，也是在生物 - 心理 - 社会医学模式的指导下，精心培育并发展壮大的一门新型学科。

需要强调的是，应激条件下，神经系统、内分泌和免疫系统不是孤立反应的，而是相互作用，相互影响的。三者之间至少存在以下 4 个"触点"：一是免疫系统利用细胞因子向中枢神经系统发出机体正受到伤害的信号；二是中枢神经系统通过垂体 - 肾上腺皮质轴调节免疫反应；三是通过肾上腺素等激素的作用，免疫细胞接受自主神经和内分泌系统的影响；四是免疫器官受自主神经系统的神经支配。上述这种双向或多向沟通使得心理应激同免疫系统间的相互作用成为可能，使三者在应激过程中共同发挥着复杂的调控作用。

第二节　应激对机体的影响

一、应激反应

应激反应（stress reaction）是个体因应激源所致的各种生理、认知、情感、行为方面的变化，也称为应激的心身反应（psychosomatic response）。

（一）生理性应激反应

1. 急性应激状态下的生理反应　急性应激状态下，通过交感 – 肾上腺髓质系统激活，机体可出现交感神经兴奋、心排血量增加、血压升高、呼吸加快、脑和骨骼肌血流量增加、脂肪动员、肝糖原分解等一系列的生理性动员反应。在上述反应的调节和影响下，各系统的常见生理反应如下。

（1）神经系统　头晕、头昏、头痛、耳鸣、无力、失眠、惊跳、颤抖等。

（2）循环系统　心动过速、心律失常、血压不稳等，严重者可诱发或加重心血管疾病。

（3）呼吸系统　胸闷、胸部压迫感、气急、过度换气、呼吸困难等。

（4）消化系统　恶心、呕吐、腹痛、腹胀、腹泻、食欲减退或增强等。

（5）泌尿系统　尿频、尿急等。

（6）生殖系统　月经紊乱、性欲下降、阳痿、早泄、阴冷等。

（7）内分泌系统　甲状腺素升高或降低、血糖升高等。

（8）皮肤　面红、出汗、瘙痒、忽冷忽热等。

2. 慢性应激状态下生理反应　慢性应激状态下由于长期应激反应和能量损耗，使机体的内稳态和内环境出现不可逆性的改变，进而导致代谢紊乱、组织氧化损伤、脏器功能损害等健康问题。可引发包括心血管系统、呼吸系统、消化系统、内分泌系统、免疫系统、神经系统、泌尿生殖系统在内的一系列疾病。

（二）心理性应激反应

如前所述，应激的心理反应涉及认知、情绪、行为等多个方面。其中，认知反应的过程不仅仅是对应激的结果性反应，也对情绪、行为及生理反应具有调控作用。从反应方向上来看，应激的心理反应包括积极反应和消极反应两个方面。

1. 认知反应　适度的应激可以起到心理唤醒的作用，使机体的认知过程表现为注意力集中、思维敏捷、动作灵敏。比如，生活中对考试、工作任务的适度紧张更有利于成绩或效率的提升。但如果应激强度过大或持续时间过长，使机体处于过度唤醒的状态时，认知过程将受到不同程度的影响，甚至导致多种认知功能障碍，如智力受损、记忆力下降、思维混乱、注意力不能集中等。同时还可以影响自我认知和社会认知，造成自我评价下降，消极地看待人和事物等。一般来说，积极的认知反应（如希望、幽默、乐观等）更有利于问题的解决和健康的维护，消极（如偏执、灾难化）和回避性（如否认、压抑、选择性遗忘）的认知反应则容易导致心身健康问题。

2. 情绪反应　包括多种不良的情绪反应，如焦虑、恐惧、愤怒、抑郁、无助、激情爆发等。大多数的情况下，当应激源撤除后，这些情绪反应就会消失。若不良情绪反应过度而持久，会对健康造成严重影响。

3. 行为反应 应激的生理、认知、情绪反应会在个体的行为中表现出来，行为反应不仅与其他应激反应密切相关，还受人格特点和既往经验的影响，因此反应表现也是多种多样的。概括来说，还是主要包括有利于问题解决的积极的行为反应，如积极工作、加强锻炼等，以及不利于问题解决甚至导致不良后果的消极的行为反应，如暴饮暴食、攻击行为、物质依赖、行为成瘾、自伤自杀等。

需要看到的是，应激反应是应激源、个体和环境之间综合作用的结果，上述反应也并不是孤立的，而是相互影响和一体的。

二、应激对健康的影响

（一）积极影响

1. 应激是神经系统发展的重要条件 神经系统的发展变化，一方面来自于遗传，另一方面环境的刺激可通过影响它的结构变化而促进其加速发展。动物实验表明：复杂多变的环境可促使大脑皮质增加。有学者通过对儿童脑电活动的研究发现，脑发展的第二个"加速期"是 13 ~ 14 岁，它与这一时期的孩子交往范围的扩大、活动方式的改变、学习任务的加重有关。因为环境条件复杂化，不断地给大脑皮层提出新的问题和要求，使大脑在新的机能结构与水平上开始处理大量信息，从而得到进一步发展。

2. 适度的应激是心理正常发展的必要条件 应激经历是一种重要的环境因素，适度的应激可以促进个体认知、情绪、意志的发展与成熟。如果早年被过度保护，缺乏必要的应激经历，个体在认知、情绪、意志等心理各方面都可能发展滞后。

3. 适度的应激促进人的成长与发展 人的生存与发展均离不开适度刺激的作用，如婴儿各种能力的发展与培养等。另外，适度的"警觉唤醒"和紧张有利于机体维持活力，提高工作、学习效率，发挥水平。"挫折教育""应激接种"等对于激发动机、挖掘潜能、锻炼意志、培养健全人格具有重要意义，也有助于个体能够更好地适应社会环境。

（二）消极影响

频繁、高强度的应激则弊大于利，主要消极影响有以下几点。

1. 增加疾病易感性 耗竭了机体的储备，免疫功能下降，失去对其他应激源的抵抗，成为不适、痛苦及寻医就诊的主要原因之一。

2. 引发心身疾病 作为一组发生发展与心理社会因素密切相关，但以躯体症状表现为主的疾病，心身疾病与慢性应激反应息息相关。

3. 加重原有疾病 如个体本身就有躯体疾病和精神障碍的话，应激可能会使原有疾病加重或复发，尤其是对于精神障碍患者，更是如此。

4. 增加意外的风险 应激可使机体磨损、慢性疲劳、适应性减弱，导致劳动力受损，工作、学习效率下降，也是事故、车祸、自杀的主要原因之一。

5. 导致成瘾行为 面对应激，尤其是慢性应激，个体容易出现使用精神活性物质或沉迷于某种行为（如网络游戏）以暂时缓解心理痛苦和躯体不适，进而导致物质依赖和行为成瘾的发生，如所谓的"一醉解千愁""游戏排万忧"等。

第三节　应激管理

一、应激管理概述

应激是一个多因素相互作用、动态变化的过程，其中任何一个因素的改变都可能产生联动作用，改变应激的反应。应激管理（stress management）是指从个体或群体层面主动或被动地应用一定技术应对应激事件，渡过难关，从而减轻或消除可能出现的劣性应激反应。可见，应激管理是多系统、多维度且动态反映的过程。从广义层面来说，针对个体的健康教育、心理咨询、危机干预均可视为应激管理的范畴。针对群体的健康促进计划、员工帮助计划、公共管理、健康管理等也都和应激管理有共性和交叉。因此应激管理的实施也不单单是医务工作者或心理工作者单方面能完成的，往往需要多行业、多部门、多领域的联动。

二、应激管理技术

随着应激管理日益受到重视，也产生了许多应激管理的技术，以及在应用过程中应遵循基本的流程。首先，个体要学会识别自己生活中的应激事件和评价自己的应激体验；其次，要掌握常见的应激管理技术；最后，要掌握常用的健康行为习惯和自我调节技术，如良好的饮食习惯、良好的锻炼习惯、社会交往的自信心、学会利用社会支持等。艾伦（J. K. Allen）认为应激管理技术训练须遵循三个步骤：①对应激系统中各种因素的评估和概括；②应对技巧的学习与演练，增强解决问题的灵活性和应对技能的多元性；③应对技巧的应用和泛化，促进个体成长。常见的应激管理技术包括以下几种。

1. 应激免疫训练 应激免疫训练（stress inoculation training, SIT）也称为应激接种训练、压力免疫训练，是20世纪70年代由梅肯鲍姆（D. Meichenbaum）创立的一种认知行为疗法，可用来提高个体应付技能，减少焦虑情绪。个体在暴露于应激情境时，一旦成功地学会处理程度轻微的应激性事件，对应激情境的认知和应付技能就会得到发展或提高，渐渐地就能承受强度越来越大的应激性情境。这一技术包括教育、演练和实践应用三个阶段，对减轻回避行为、提高情境的应付技能有效，可应用于减轻手术前恐惧、控制物质滥用、减轻疼痛等方面，在心理咨询与治疗、体育心理训练中也得到了广泛应用。

2. 认知重构 认知重构（cognitive restructuring）源于认知治疗，其基本理念是通过改变个体的思维方式来改变他们的情绪和行为。在应激管理中，通常要求当事人重新解释应激刺激。这些技巧的前提是鼓励个体识别、质疑并重构与他们的问题相关的功能失调的思维和观念，重构的内容通常包括扭曲的自动思维、适应不良的假设、功能失调的图式等。

3. 应激控制训练 应激控制训练（stress control training）是一种主动减少个体焦虑情绪的控制技术。训练程序包括三个阶段：①理解应激反应，将自己的应激体验加以概括化；②学习应对应激的心理技能，包括学习放松技术，加强深呼吸来促进放松等；③在应激情境中的实际运用。这种控制技术可用于对于特定情境焦虑、恐惧的个体。

4. 问题解决训练 许多应激的产生源于个体面对问题时不知如何解决，问题解决训练便主要是针对于此进行的一项技术。问题解决训练（problem solving training）属于一种行为矫正技术，其目的是帮助人们学习鉴别、发现和创造有效的和适应性的策略来处理日常生活中的问题。它包括问题定向、问题定义、产生解决途径、做出抉择、具体实施5个基本步骤。实施过程中需要同步观察和评价，若满意则进行自我奖赏，若不满意，则返回检查前面的步骤，进行进一步的矫正。

5. 时间管理 随着现代社会的工作节奏的加快，任务的庞杂繁重及时间的碎片化，人总是感觉时间不够用、紧迫，许多应激的产生也正源于时间上的紧张，时间管理便是着眼于此的一种应激管理技术。时间管理（time management）是指通过事先规划和运用一定的技巧、方法与工具实现对时间的灵活以及有效运用，从而实现个人或组织的既定目标，避免产生过度的时间紧迫感等压力。时间管理的基本过程是按照任务的重要、紧迫性安排个人任务的先后次序，然后排定日程表，最后执行使自己满意的行为策略。

第四节　应激相关障碍

一、概述

应激相关障碍（stress – related disorder）是一组发生的时序、症状、病程与预后等均与应激密切相关，主要由应激性因素引起的精神障碍。应激相关障碍与暴露于应激源或创伤事件直接相关，其患病率为2.0% ~8.0%，可造成个体情绪、认知以及行为的一系列改变和功能损害。常见的与应激相关的心理障碍有急性应激障碍、创伤后应激障碍和适应障碍。

二、常见的应激相关障碍

（一）急性应激障碍

急性应激障碍（acute stress disorder，ASD）是指在经历单个或多个严重创伤性事件后，在3天到1个月之间出现的一系列特征性的症状，包括侵入性、负性心境、分离、回避和高唤起等症状。创伤性事件为突如其来且个体难以承受的创伤性体验，或对生命具有严重威胁的事件和灾难，如严重的交通事故、配偶或子女突然亡故、突发的自然灾害和战争等。

目前，国际疾病分类 ICD – 11 精神、行为或神经发育障碍部分已经移除了急性应激障碍，不再把急性应激作为一种精神障碍，而是将它重新归类为创伤反应，并被放入 ICD – 11 健康影响因素部分。而DSM – 5 继续将急性应激障碍归类为一种精神障碍，由于 DSM – 5 指出在事件发生1个月内只要出现症状，就可以诊断为急性应激障碍。因此，更多人的症状可能更符合 DSM – 5 的诊断标准。

【临床表现】

1. 侵入性症状　创伤性事件在患者的记忆、思维中反复地、非自愿地和侵入性地呈现，反复做内容或情感与创伤事件相关的痛苦的梦；出现分离性反应（如"闪回"），就好像创伤事件再次发生了一样，个体的感觉或举动好像创伤事件重复出现，对象征或类似创伤事件的线索，产生强烈或长期的心理痛苦或显著的生理反应。

2. 负性心境　无法持续体验正性的情绪，如不能体验到快乐、满足或爱的感觉。

3. 分离症状　如情感反应迟钝、意识清晰度下降、不真实感、分离性遗忘（不能想起创伤事件的某个重要方面）、人格解体或现实解体等。

4. 回避症状　尽量回避关于创伤事件或与其高度有关的痛苦记忆、思想或感觉；或回避使人想起创伤事件的活动、情境或人物。

5. 唤起症状　包括睡眠障碍、激惹行为和愤怒爆发（典型表现为对人或物体的言语或身体攻击）、过度警觉、过分的惊跳反应和注意力问题。

【诊断与鉴别诊断】

1. 诊断　根据《精神障碍诊断与统计手册》第五版（DSM – 5）中的有关诊断标准，ASD 的诊断须包括以下要点。

（1）患者曾以一种或多种方式接触实际的或被威胁的死亡、严重的创伤或者性暴力。

（2）在属于侵入性、负性心境、分离、回避和唤起5个类别的任一类别中，出现9个（或更多）症状，在创伤事件发生后开始或加重。

（3）症状的持续时间为创伤后的3天至1个月，且引起临床上明显的痛苦，或导致社交、职业或其他重要功能方面的损害。

（4）这种障碍不能归因于某种物质（如药物或酒精）的生理效应或其他躯体疾病（如轻度的创伤性脑损伤），且不能用"短暂精神病性障碍"来更好地解释。

2. 鉴别诊断

（1）**分离障碍**　许多分离障碍患者病前性格中有自我中心、富于幻想等特点。分离障碍的发作具有暗示性，常多次反复发作。

（2）**器质性精神障碍**　器质性脑损害综合征常有丰富鲜明的幻觉，尤其是幻视，意识障碍及其他症状多在夜晚加重，且病程较长，存在相应的临床体征和实验室、体格检查的阳性结果。

（3）**抑郁症**　抑郁症的临床表现以严重的抑郁情绪为主，开始与生活事件相关，但随着病情的发展，其严重程度超出生活事件本身，且抑郁症还存在着一些如晨重暮轻、明显的悲观消极、消瘦等特征性症状，病程一般较长。

【治疗原则】

主要是使个体尽快摆脱急性应激状态，恢复心理和生理健康，避免更大的损害。治疗方法以心理治疗为主，必要时辅以小剂量抗焦虑、抗抑郁药物治疗。

（二）创伤后应激障碍

创伤后应激障碍（post – traumatic stress disorder，PTSD）是一种与遭遇到威胁性或灾难性心理创伤有关，并延迟出现和（或）长期持续的精神障碍。这类事件几乎能使每个人产生弥漫的痛苦（如天灾人祸，战争，严重事故，目睹他人惨死，成为恐怖活动、强奸或其他犯罪活动的受害者）。患者常出现创伤性体验的反复重现、持续的警觉性增高、持续的回避等。

【临床表现】

1. 侵入性再体验　即创伤事件以栩栩如生的侵入性记忆、闪回或梦魇等形式在当下再现，通常伴有强烈的、压倒性的恐惧情绪，并伴有强烈的躯体感觉。

2. 回避行为　患者表现为长期或持续性极力回避关于创伤事件的记忆、思想或感觉，或回避使人想起创伤事件的活动、情境或人物。

3. 警觉性增高　对目前威胁的持续性高水平警觉，如听到突发的响声时出现强烈的惊跳反应，可伴有注意力不集中、激惹性增高以及焦虑情绪。

4. 其他症状　有些患者可表现出与创伤性事件有关的认知和心境方面的负性改变、成瘾物质滥用、自伤自杀行为、攻击性行为等。其中，抑郁症状是很多 PTSD 患者常见的伴随症状，而且抑郁症状往往在焦虑、侵入性再体验等症状逐渐恢复后依然很难消退。

【诊断与鉴别诊断】

1. 诊断　根据《精神障碍诊断与统计手册》第五版（DSM – 5）中的有关诊断标准，PTSD 的诊断须包括以下要点。

（1）直接经历严重的或危及生命的创伤性事件（如天灾人祸、战争、严重的交通事故）。

（2）创伤事件发生后，存在与创伤事件有关的侵入性症状（如反复地对创伤事件的记忆、反复做与创伤事件有关的梦、分离性反应）

（3）个体持续回避关于创伤性事件的想法、记忆或感觉，并回避创伤提示物。

（4）在创伤事件发生后，可产生与创伤有关的认知和心境方面的负性改变（如分离性遗忘、负性信念、自责、持续的负性情绪）。

（5）创伤事件发生后，可产生与创伤有关的警觉或反应性显著的改变（如易激惹、过分警觉、过分的惊跳反应、注意力问题、睡眠障碍、自我毁灭行为)。

(6) 障碍的持续时间超过 1 个月,且引起临床上明显的痛苦,或导致社交、职业或其他重要功能方面的损害。

(7) 障碍不能归因于某种物质(如药物或酒精)的生理效应或其他躯体疾病。

2. 鉴别诊断

(1) 情感性精神障碍 主要是与抑郁症鉴别。抑郁症随着病情的发展明显超出生活事件本身,且抑郁症还存在着一些如晨重暮轻、明显的悲观消极等特征性症状,不存在与创伤性事件相关联的侵入性回忆和梦境,也没有针对特定主题或场合的回避,病程一般较长等。

(2) 其他应激障碍 急性应激障碍与创伤后应激障碍的主要区别在于起病时间和病程,急性应激障碍起病一般紧接着事件之后,病程一般短于 1 个月。若症状持续超过 1 个月,应将诊断更改为创伤后应激障碍。

(3) 焦虑恐惧相关障碍 恐惧症、焦虑症等也同样存在着焦虑、回避及明显的自主神经系统症状,虽然也可能在一定的生活事件后发生,但在生活事件的强度、症状表现等方面与创伤后应激障碍仍存在着较大区别。

(4) 躯体症状与相关障碍 是以存在躯体症状的先占观念,反复求医,忽略或否认心理、社会因素存在和作用为特征的一种精神障碍,但在生活事件的强度、症状表现等方面与创伤后应激障碍仍存在着较大区别。

【治疗原则】

创伤后应激障碍的治疗原则是帮助患者提高应对技巧和能力,发现和认识其具有的应对资源,尽快摆脱应激状态,恢复心理和生理健康,避免不恰当地应对造成更大的损害。

须在治疗过程中关注患者可能存在和出现的内疚和自责。治疗方法以心理治疗为主,必要时辅以小剂量抗焦虑、抗抑郁药物治疗。

(三) 适应障碍

适应障碍(adjustment disorder)是一种出现于明显的生活改变或应激性事件之后,产生比较明显的情绪障碍、适应不良的行为障碍或生理功能障碍,同时伴社会功能受损的异常状态。个体的素质和易感性在发生和表现形式上起着重要作用。患者的性格缺陷、应对及防御方式掌握和使用不当或存在缺陷、社会适应能力不强等是发生适应障碍的重要原因。应激性事件是适应障碍的主要诱发因素,其他影响因素有家族史和(或)既往史、早期或童年经历、随后的生活事件、社会支持系统及躯体健康状况等。

适应障碍的发生与应激性事件存在一定的时序关系,通常在应激性事件或生活改变发生后 3 个月内起病,病程往往较长,但一般不超过 6 个月。可发生于任何年龄,多见于成年人,女性略高于男性。但目前缺乏确切的流行病学资料。

【临床表现】

适应障碍的临床表现各式各样,包括抑郁、焦虑、烦恼(或上述各症状的混合)等,但以情绪障碍为主,如烦恼、不安、抑郁、不知所措,感到对目前处境不能应付、无从计划、难以继续、胆小害怕、不注意卫生、生活无规律等,同时有适应不良的行为(如不愿与人交往、退缩等)和生理功能障碍(如睡眠不好、食欲缺乏等)。此外,患者尤其是青少年患者可能易于做出出人意料的举动或突发暴力行为,以品行障碍(如攻击或非社会行为)为伴随特征;儿童患者可重新出现尿床、稚声稚气地说话、吸吮手指等退行性现象。

【诊断与鉴别诊断】

1. 诊断 根据《精神障碍诊断与统计手册》第五版(DSM - 5)中的有关诊断标准,适应障碍的诊断须包括以下要点。

（1）明确的应激源出现 3 个月内，对应激源出现情绪反应或行为变化。

（2）这些症状或行为具有显著的临床意义，具有 1 项或 2 项情况：①个体显著的痛苦与应激源的严重程度或强度不成正比；②社交、职业或其他重要功能方面明显受损。

（3）与应激相关的症状不符合其他精神障碍的诊断标准，且不是先前存在的某种精神障碍的加重。

（4）此症状并不是正常的丧痛反应。

（5）一旦应激源或其结果终止，相关症状不会持续超过随后的 6 个月。

2. 鉴别诊断

（1）人格障碍　重要的是病史，人格障碍的形成主要是在成年期以前，持续时间较长，应激性事件不是其形成的主导因素。

（2）品行障碍　青少年的适应障碍可表现为品行障碍，但品行障碍的发生一般缺乏有明确时序关系的生活事件，症状较顽固，病程较长，治疗困难。

（3）其他精神障碍　应激性事件可诱发多种其他精神障碍，如抑郁障碍、焦虑障碍、精神分裂症等。患者如果符合其他精神障碍的诊断标准，则不诊断为适应障碍。

【治疗原则】

适应障碍的治疗原则是减少或消除应激源，解除症状，提供支持，重建适应方式。治疗方法以心理治疗、环境治疗为主，必要时辅以小剂量抗焦虑、抗抑郁药物治疗。

第五节　自杀行为

一、自杀概述

自杀（suicide）是指个体蓄意或自愿采取各种手段结束自己生命的行为。自杀作为一种复杂的社会现象，是社会、心理和环境等多种因素交互作用的结果。一般而言，自杀可以分为三个层次，即自杀意念（suicidal ideation）、自杀未遂（attempted suicide）和自杀死亡（completed suicide）。

自杀已成为全球精神卫生领域的重要研究课题之一。世界卫生组织（WHO）发布的《2019 年全球自杀状况报告》显示，2019 年有超过 70 万人死于自杀，相当于每 40 秒就有一人自杀死亡。2019 年我国的自杀率为 6.7/10 万，低于全球平均水平（9.0/10 万）。

二、自杀的相关因素

1. 年龄　总的来说，自杀率随着年龄增长有上升的趋势，进入老年后，上升趋势更为明显。国内有关资料表明，老年人的自杀率明显高于青年人，尤其是老年男性，在农村地区 65 岁以上老年男性的自杀率可高达（140~160）/10 万。

2. 性别　在国外，自杀常见于男性，大约为女性的 3 倍，尤其在年轻人和老年人中差异最大。我国农村地区女性自杀率曾一度高于男性，但近年来，无论是城镇还是农村地区，男性自杀率均高于女性。

3. 婚姻状况　自杀在单身、独居、离婚或丧偶者中常见。近年来认为丧偶对老年人来说是一个重要的危险因子，但在一项婚姻状况和男性自杀的研究中发现，丧偶对成年人危险性最大，而离婚对老年人的危险性最大，这种危险部分是因为独居，而独居又是与自杀密切相关的危险因子。

4. 生物学因素　家系调查、双生子和寄养子研究表明，自杀存在遗传倾向。分子遗传学研究提示，自杀行为与色胺酸羟化酶（TPH）基因的多态性有关。也有研究发现，自杀与中枢 5-HT 功能下降等神经生化改变有关。此外，患有难治愈的躯体疾病或患有躯体疾病的老年人自杀的危险性增加。

5. 社会因素　社会因素包含生活事件和社会支持等因素。大量研究显示负性生活事件是自杀的危险因素，如家庭矛盾、经济困难、躯体疾病等。多数研究表明，个体获得的社会支持越低，自杀的风险就会越高。有研究发现社会支持可以缓解 PTSD 对自杀行为的影响，个体感知到的社会支持越高，PTSD 对自杀行为的影响就会越小。

6. 精神障碍　在西方国家，90% 以上的自杀死亡者被诊断为患有至少一种以上的精神障碍。然而在中国，仅30% ~70% 的自杀者患有精神障碍。此外，也有研究表明，共患精神障碍也是自杀者的一个较为常见的特征。

三、自杀者的心理特点

自杀者的共同心理特征如下。

1. 心理矛盾　死亡对自杀者是既可怕又有吸引力的事。现实生活中许多有形无形的困难可以在死亡的幻想中得以解决和满足。但死亡毕竟是可怕的，自杀者一面想解脱，一方面又向他人求助。

2. 认知歪曲　自杀者常出现"绝对化要求"或"过分概括化"的认知偏差。绝对化要求是指认为某一事物必定会发生或不会发生的信念，如"我必须获得成功""周围的人肯定不喜欢我"。过分概括化指以偏概念的不合理思维方式，常常使人过分关注某项困难而忽略其他解决方法。比如"我有缺陷，别人都瞧不起我"，这种极端化和过分概括化常常会导致自暴自弃，甚至自伤自毁。

3. 行为冲动　青少年的自杀意念常常在很短的时间内形成，因情绪激动而导致冲动行为，一想到死马上就采取行动。他们对自己面临的危机状态缺乏冷静的分析和理智的思考，往往认定为没办法了，只有死路一条，思考变得极其狭隘。

4. 关系失调　自杀者大多性格内向、孤僻、自我中心，难以与他人建立正常的人际关系。当缺乏家庭的温暖和爱护，缺乏朋友师长的支持与鼓励时，常常感到孤立无助，进入自我封闭的小圈子，失去自我价值感。

5. 死亡概念模糊　企图自杀的青少年对死亡的概念比较模糊，部分甚至认为死是可逆的、暂时的，因此对自杀的后果没有充分的估计。

四、自杀风险的预测与评估

（一）自杀风险性的预测

有 2/3 ~4/5 的自杀者曾对他人谈起过想死或自杀的意念，他们的表现不仅仅是在一个人面前暴露，而且是不止一次和不止一种形式的流露。最常见的是直接将自杀观念讲出来，如"我想结束生命，活着太痛苦了"。其他包括讨论自杀的方法和死亡的预兆，如"你觉得哪种死亡方式痛苦比较小"。自杀企图可以是近期发生的，也可能是以前发生的。自杀观念可以持续数年，或只是最近才出现。如果是长期存在的话，过去一年中很可能有过自杀行为的发生。对于精神障碍患者，临床医生必须询问患者是否有自我伤害想法的存在。如果存在，则必须评估临床状态以及其他危险因素。

由于自杀在临床工作中不很常见，因此其危险性很容易被忽视。预测其自杀的风险有非常积极的意义。约一半的自杀者在死亡前 1 个月内曾看过医生。部分医生认识到患者的抑郁心境，但不知道确诊为抑郁症，导致患者未得到及时治疗。部分医生能认识到这是抑郁症，但对其机理和危害认识不充分，认为是一种心理社会现象，未当成是疾病，常用患者的境遇来解释，而不进行系统治疗。

（二）自杀风险的评估

1. 危险性的评估　包括两个方面：一方面需要评定自杀企图者是否存在生命危险，即自伤、自杀行为等发生的可能性；另一方面需要评定自杀企图者是否已丧失原有社会角色能力，是否与周围环境疏远或隔绝。

有证据表明如果医生询问的话，自杀患者往往会讲出来，只有极少数患者会在医生询问时否认自己会自杀。尽管讲自杀的人实际上可能不会去死，重要的是要询问每一个有情绪抑郁、酒精依赖等高危风险的患者是否想到过自杀，这不仅有助于问题的识别，还有许多患者在询问之后自杀想法会得到缓解。对于家庭成员也要从侧面询问和了解患者是否已有详细的自杀计划或准备。

必须注意，对自杀者的检查评估应该尽量在短时间内迅速完成，以便及时干预和抢救。具体包括自杀的严重程度和相关的危险因素两个方面。

2. 临床表现的评定

（1）认知方面　当事者的注意力往往过分集中在悲伤反应或想"一死百了"之中，从而出现记忆和认知能力方面的"狭窄"，判断、分辨和做决定的能力下降，部分人会有记忆力减退、注意力不集中等表现。

（2）情绪方面　打算自杀的人经常会经历情绪激动。当事者往往表现出高度的紧张、焦虑、抑郁、悲伤和恐惧，部分人甚至会出现恼怒、敌对、烦躁、失望和无助等情绪。

（3）行为方面　当事人往往会有痛苦悲伤的表情、哭泣或独居一隅等"反常"行为。具体来说，可以有工作能力的下降，从而不能上班和做家务。兴趣的减退和社交技能的丧失，从而日趋孤单、不合群、郁郁寡欢，以及对周围环境漠不关心。对前途的悲观和失望，从而拒绝他人帮助和关心，脾气暴怒或易冲动。

（4）躯体症状方面　相当一部分当事人在危机阶段会有失眠、多梦、早醒、食欲下降、心悸、头痛、全身不适等多种躯体不适表现，部分患者还会出现血压、心电生理及脑电生理等方面的变化。

五、自杀预防

每年的 9 月 10 日为世界预防自杀日。自杀问题既是个人的精神卫生问题，也是影响国家经济和社会发展的公共卫生及社会问题，国际上已经形成自杀的三级预防模式。

1. 一级预防　所谓一级预防，是以普通人群作为目标人群的预防，为防止引起致命后果的行为而采取的措施，目标在于降低自杀死亡率。具体措施如下。①普及心理健康知识，矫正不良的认知及行为，增强环境适应及应对的能力。②提高对抑郁症、精神分裂症、PTSD 等精神障碍的识别和防治，早诊断、早治疗。③减少自杀工具的获取，加强对危险药品和危险物品的管控。④对媒体网络报道进行规范和必要的限制，特别禁止对自杀方法的报道，避免错误或不良诱导。⑤对医务人员、社会工作者、警察和从事自杀预防服务的人员进行相关知识和干预技能的培训，综合医院配备相关专业人员，高校应开设危机干预和自杀预防的相关课程。

2. 二级预防　所谓二级预防，是以高危人群为目标人群的预防，目的在于为其提供自杀预防服务，降低自杀风险，及时予以危机干预和专科治疗。具体举措如下。①培训心理危机干预与预防的专业人员，提高对自杀危险信号的识别和早期干预的能力。②加强对高危人群的心理健康维护，提高心理健康水平，必要时可建立自杀监控预警系统，加强对自杀的防范。③提高照料者对自杀的防范意识，加强社会支持，采取必要的措施可以有效地阻止自杀行为的发生。④注重对精神障碍患者的自杀预防。加强对患者出院前、出院后的照料，定期随访患者，鼓励他们坚持治疗，评估患者自杀风险，采取必要的措施阻止自杀行为的发生。

3. 三级预防　所谓三级预防，是以高危个体为目标的预防，也就是降低自杀死亡率和预防自杀未遂的人再次出现自杀。具体措施如下。①对高危个体开展心理咨询和早期心理危机干预，加强对高危个体的药物和心理治疗。②建立自杀的急诊救治体系，提高对自杀者的急救水平。③探明自杀未遂者自杀的原因，必要时采取药物和心理治疗，预防再次自杀。④同情和理解自杀行为者，为其提供支持，帮其树立生活的勇气和信心，让他们重新适应社会。⑤帮助减少不良环境因素的影响，避免因不断受到影响再次自杀。

⊕ 知识链接

谨防身边的人出现"六变三托"

世界卫生组织（WHO）将有自杀倾向的人最多见的一些情况归为：六变三托。

1. 六变

（1）环境改变　家庭发生重大变化，如亲人离世、父母离婚等。

（2）性情改变　原先积极乐观现在消极颓废，原本内向害羞变得性格张扬。

（3）身体改变　确诊癌症等疾病或出现意外造成身体的残疾等。

（4）花钱改变　原本节俭的人花钱突然大手大脚，甚至一分都不剩。

（5）行为改变　该做的事不做，不该做的事反而做了，自己没觉得有什么问题。

（6）言语改变　关注心灵鸡汤，咨询或搜索自杀的方法，动不动就提到"死"字。

2. 三托

（1）托人　将自己重要的人托付给亲朋好友，比如母亲想要自杀时，会托周围人照顾自己的孩子。

（2）托事　对于自己没做完的事情，会嘱托别人代为完成。

（3）托物　自己很宝贵的物品或宠物，却突然送给他人。

如果发现身边出现以上这几种情况，他们很有可能已经产生了自杀的念头，一定要加以重视并帮助他们。尽量做到：安静地陪伴、耐心地倾听、给予关怀和理解、无条件接纳哭诉者，必要时直接拨打热线向自杀干预专家寻求帮助。记住：对于自杀，一个都太多！

第六节　突发公共事件的心理干预

突发公共事件由于其突发性、不可预知性，会对所涉人群造成不良影响，导致出现各种心理问题、甚至增加发生急性应激障碍、创伤后应激障碍等精神障碍的风险。因此，需要及时对遭遇突发公共事件的个体或群体开展心理危机干预。

一、心理危机干预

心理危机干预是帮助处于危机中的个体弄清问题实质、重建信心、发挥自身潜能、恢复心理平衡、重新适应生活的过程。心理危机干预是专门针对处于心理危机状态的个人给予的适当的心理援助，它是一种心理服务，而不是程式化的心理咨询。

二、心理危机干预原则和步骤

（一）心理危机干预原则

1. 正常化原则　面对突发公共事件出现恐惧等情绪是正常的，大多数人经过一段时间自己能从这种情绪中走出来。

2. 稳定化原则　若个体出现心理应激症状，首先需要进行自我调节。如找人倾诉，释放负面情绪；通过自己的兴趣爱好，比如运动、看书等转移注意力；要保持原来的生活规律，让心身状态稳定化。

（二）心理危机干预步骤

1. 明确问题　从心理诊断的角度，确定当事人问题的性质和严重程度。

2. 确保安全　将保证当事人的安全作为首要目标。简单地来说，就是确保将当事人的生理和心理出现危险的可能性降到最低。

3. 提供支持　主要采取倾听而非行动，让当事人知道有人在真心关心他。

4. 提出方法　当事人处于思维不灵活的状态，不能恰当地判断什么是最佳的选择，可提出适当的方法或途径让当事人选择。

5. 制订计划　与当事人共同制订行动计划和步骤，来矫正其情绪失衡状态。

6. 获得承诺　从当事人那里得到诚实、直接和适当的承诺。这些行动步骤是当事人自己从现实的角度出发制订的，是可以完成的。

三、心理危机干预的技术

（一）一般支持性技术

1. 建立良好的咨询关系　良好的咨询关系是心理危机干预有效开展的基本保证。应充分尊重当事人，无条件地关注其情绪和行为反应；耐心倾听当事人的叙述，并真诚一致地展现自我，做到充分共情，理解当事人的感受。

2. 非指导性倾听技术　突发公共事件下，出现心理危机的个体参与整个治疗过程，更多的是需要诉说自己的故事和情感。因此，干预者应注重非指导性倾听，对当事人的不良情绪状态要进行及时宣泄和疏导，通过言语和非言语的技术，让其表达内心的痛苦。即使作为非专业人员，对当事人的耐心倾听都可以在很大程度上平复当事人的情绪。

3. 良好的沟通技术　良好的沟通需要掌握提问、解释、反应、具体化等技术。在与对方沟通时需要注意彼此的言辞和肢体语言，表情亲切、目光和蔼、语气平缓、姿势放松；沟通时要用心聆听、感同身受、准确表达、开放提问；避免使用专业或难懂的术语，避免给予过多的保证。

4. 情绪稳定技术　在倾听和支持的基础上，增强安全感，提供准确权威的信息，给予实际的帮助，都是稳定情绪的主要措施。运用言语和行为的支持，帮助当事人适当释放情绪，恢复心理平静。同时，帮助当事人积极寻找有帮助的资源和支持，并提供心理危机识别和应对的知识。若对方情绪十分激动，可采用着陆（grounding）技术使个体把注意力从内在的思考转回到外部世界，帮助其稳定情绪。

5. 情感支持技术　对危机中的个体进行充分的情感支持，不仅有利于当事人情绪的充分表达，也有利于对其心理健康状态进行准确的把握。这一过程中，同理心尤为重要，只有真正走进对方的内心世界，才能真正理解问题的实质，提供切实有效的情感支持。干预者不仅要给予情感支持，也要有指导，更要给出具体可行、有针对性的行动措施。

6. 放松训练技术　放松训练是心理危机干预中最常使用的稳定化技术。常用的放松训练主要包括呼吸放松训练、肌肉放松训练和冥想放松训练三种。目前，正念放松是当下比较流行的一种冥想放松训练方法，它有助于帮助人们更好地放松自己、管理情绪，提升内在自信及生命的能量。

（二）心理急救技术

心理急救（psychological first aid，PFA）是一种支持性的介入方法，旨在为经历严重危机事件的人提供人道的、支持性的帮助。心理急救包括：①提供非入侵的、实际的关心和支持；②评估当事人的需要和担忧；③帮助解决实际的需求（水、食物、信息等）；④倾听但不强迫当事人诉说；⑤安慰并帮当事人平静下来；⑥帮助人们获取信息、服务和社会支持；⑦保护当事人免受进一步伤害。

常见的心理急救模式有 SAFER 模型和 RAPID 模型。下面以 SAFER 模型为例介绍其操作步骤。

1. 稳定情绪（stabilize） 以合适的方式介绍自己，寻找初步的接触点，与当事人建立信任关系；满足对方的基本需求并加以照顾，减轻急性压力源；可采用稳定化技术（如安全岛技术、保险箱技术）稳定对方的情绪。若感到难以稳定情绪，应提供实用资讯或建议，并进行转介。

2. 确认影响（acknowledge the crisis） 可邀请当事人讲故事，承认灾难事故的发生及带来的影响，倾听、跟随、陪伴（如嗯、好、请继续等）。通过对方的叙述了解两方面内容：一个是了解危机事件经过，第二个是了解亲历者的心身反应。如果对方一边说一边哭，干预者要给予共情、理解，辅助情绪宣泄。

3. 增进理解（facilitate understanding） 采用正常化技术，让当事人知道自己在认知、情绪、躯体、行为等方面的"异常反应"属于"非常状态下的正常反应"。给予对方希望，提供积极的信息，鼓励沟通，避免消极负面信息和未经证实、令人不安的信息。

4. 鼓励应对（encourage effective coping） 询问当事人应对方式，探讨有效的压力处理方法，鼓励其积极寻求利用社会支持，协助解决目前的困难，讨论不同可行的方法，引导对方从不同的角度认知事件。

5. 复原或转介（recovery of referral） 对于有精神疾病、自杀强烈情绪的人，要及时进行评估转介；考虑不同的跟进模式（基本跟进：电话联络。深入跟进：一段时间后，再作详细的评估。转介作心理辅导或治疗）并执行跟进模式。需要注意的是，在之后交流中要注意评估对方有没有可能出现 PTSD，若必要，需转介给能提供心理治疗、药物治疗的治疗机构，从而更好更及时地帮到他们。

开展心理急救需有"三心"：第一要有耐心，耐心地倾听，能够及时疏导被干预者的情绪；第二要有细心，能够运用具体化技术，及时发现对方的问题及资源；第三要有爱心，要全身心地投入，主动助人，热心帮助对方解决现实问题。只有这样，才能赢得对方的信任与合作，达到心理干预的有效目的。

（三）紧急事件应激晤谈技术

紧急事件应激晤谈（critical incident stress debriefing，CISD）技术是一种通过交谈来减轻压力的团体干预技术，适用于经历危机事件存在一般应激性心身反应的人群。危机事件发生后的 24~48 小时内是应用 CISD 的最佳时段。CISD 包括六个阶段，时间约 2~3 个小时。

1. 介绍期 建立团队联盟，介绍团队的基本规则，强调保密性。邀请成员轮流自我介绍，指导者与参与者建立起相互信任的关系。

2. 事实期 帮助成员重新认识危机的全部真相。要求所有参与者提供危机事件中发生的一些具体事实；询问他们在这些严重的事件过程中的所在、所闻、所见和所为。鼓励每个参与者发言，不做批评、判断，须一视同仁。

3. 感受期 鼓励参与者表达自己对危机事件的最初的想法和感受。如：这次事件中，你最强烈的感受是什么？现在感觉怎样？以前有过类似的感受吗？本阶段参与者可能会有很强烈的情绪。指导者要处理好当事人的自责、内疚等感受。识别和讨论情绪是创伤愈合的重要环节。

4. 症状期 请参加者描述自己的急性应激障碍相关的症状，如睡眠改变、饮食改变、情绪改变、回避症状，以及注意力、记忆力等认知影响。在这个阶段，需要注意避免将个体的反应病理化，不要贴"疾病"的标签。

5. 辅导期 介绍应激下的正常反应，指出参与者所描述的症状是非常状态下的正常反应。讨论积极的应付方式，指出可能会出现的并存问题。

6. 恢复期 总结会谈过程，回答问题，讨论行动计划，强调社会支持，挖掘可用资源，帮助个体重新恢复原有的正常社会活动。同时提醒：若两个月后还感到特别痛苦，请向当地的心理卫生机构寻求帮助。

（四）应激干预"简快重建"法

"简快重建"法克服了 CISD 等前人范式的弱点（如人数限制、次数难题，急性期情绪宣泄争议等），具有容量大（可数倍于常规团辅人数）、结构性强、兼容性高、一次见效等特点。"简快重建"法适用于大规模的初级心理援助，每次干预的时间约为 1.5 小时。一般可以分为四个步骤。

1. 呈现问题 要求参与者呈现当前最受困扰的问题或症状，探索与应激体验相关的问题、应激事件带来的困扰并具体化。聚焦在当前情境下最困扰参与者的问题，邀请参与者为这个问题带给他当下的困扰程度评分，分数从 0（中性或没有困扰）到 10（最严重的困扰或痛苦感受）。

2. 信息传递 让参与者了解其所出现的症状是经历应激事件的正常反应，提供相关科普信息，向参与者讲述人类面临突发公共事件可能出现的反应及其发展、转归的规律。提供因过度关注负面信息而被忽视的部分，提醒哪些心身状况可能需要寻求专业诊治。

3. 应对探讨 帮助参与者梳理、联络外部资源以及个人既往的资源。了解积极应对方式，再次评估核心议题的困扰程度，并面向未来探讨改善计划。指导者可提供资源信息（如心理援助热线）和部分应激干预技能的示范（如蝴蝶拍——一种通过有规律地拍打身体来增加自身安全感与情绪稳定的干预方法）。

4. 总结提升 回顾本次团体干预的过程或对方改善的历程，总结本次的收获与感悟、帮助服务对象看到更多的资源、途径、方法以及改善的希望。可以根据团体人数和时间，决定是否邀请个别成员或全体成员分享收获或感悟。最后是达成朝向改善的行动承诺的目标。

总之，面临突发公共事件，每个人都要有正确、良好的基本应对态度，学会接纳并可以面对和处理恐惧、悲观的情绪，牢记危机中蕴含了成长的机会。

目标检测

答案解析

一、选择题

1. 心理应激对健康的影响是（　　）

  A. 积极影响　　　　　　　　　　B. 消极影响

  C. 单向影响　　　　　　　　　　D. 双向影响

2. 对自杀及其预防正确的是（　　）

  A. 自杀的人是真的想死　　　　　B. 谈论自杀的人不会真的去死

  C. 有自杀行为者需要精神医学干预　　D. 不能与有自杀念头的人谈论自杀

3. 影响应激反应的心理因素有（　　）

  A. 认知评价　　　　　　　　　　B. 社会经济水平

  C. 人格特征　　　　　　　　　　D. 应对方式

4. 适应性障碍的特征包括（　　）

  A. 应激源常为日常生活中的应激性事件

B. 应激事件终止，症状持续一般不超过半年

C. 部分患者可以表现为品行障碍

D. 症状以情绪障碍为主

二、问答题

1. 某学生考试前总是头痛，考完试症状随之缓解，请用应激模型解释。

2. 请阐述自杀的三级预防模式。

3. 请介绍心理急救 SAFER 模型的操作步骤。

（聂光辉　张东军）

书网融合……

本章小结

题库

第七章　心身疾病

PPT

📑 学习目标

1. **掌握**　心身疾病的概念；心身疾病的诊断；心身疾病的治疗。
2. **熟悉**　心身疾病的预防；常见心身疾病的临床表现及处理。
3. **了解**　心身疾病的发病机制；心身疾病的分类。
4. 学会心身疾病的诊断、治疗原则，具备常见心身疾病的初步诊疗能力。

⇨ 案例引导

　　临床案例　杜某，男性，14岁，初三在读，因"反复发作性喘息、憋闷、夜间咳嗽2年"多次就诊于呼吸内科，经建议转介至心身疾病科门诊就诊。

　　患者2年前开始出现反复发作性喘息、气紧、憋闷，当时从外地转学进入目前就读学校，由于语言等因素，患者认为无法融入。尤其是语文老师语速很快，使用方言，患者最不愿意上语文课，一上课就心烦、觉得呼吸不畅，后逐渐发展为气急、胸闷。一次上课铃响后，患者从走廊进入教室时，突发喘息，被诊断为"支气管哮喘"，一直服药治疗。逐渐变得不爱与人交流，害怕走出室外，且病情反复发作。个人史：患者系独子，祖父母、父母亲和患者共同居住，从小对患者过度保护，其母甚至限制其外出与小朋友玩耍的时间，认为出去玩耍时容易跌倒受伤，长出疤痕不好看。与人发生争执，都是由父母出面帮助其解决。

　　讨论　该哮喘患者起病有哪些心理社会因素？从心理学的角度分析，有哪些方法可以帮助患者及家属认识问题根源并改善？

第一节　概　述

一、心身疾病的概念及演变

　　心身疾病（psychosomatic disease）或称心理生理疾病（psychophysiological disease），是指一组发生、发展及其转归与心理社会因素密切相关，以躯体症状表现为主，有明确的病理生理过程和病理改变的疾病。此处的心是指心理或精神，仅指心理因素，而非心理疾病；身则是指躯体疾病。心身疾病概念一直存在着争论，其内涵在临床上一直变化不断。狭义上讲，指心理社会因素在发病、发展及其转归过程中起重要作用的躯体器质性疾病；广义上讲，特指心理社会因素在发病、发展及其转归过程中起重要作用的躯体器质性疾病和功能性障碍。从机体的反应到功能和器质性改变，可将心身疾病分为三个阶段：心身反应、心身障碍、心身疾病。但是心身障碍和心身疾病在实践中难以明确界定，按目前的疾病分类系统没有心身障碍、心身疾病的概念，但其"精髓"却早已融入整个临床实践之中。

"心身（psychosomatisch）"概念是德国精神病学家 Heinroth 首次于 1818 年提出，当时他认为失眠是一种心身问题，并描述了躯体的整体性和心身的不可分割性。1822 年，法国精神病学家 Jacobi 将溃疡性结肠炎、消化性溃疡、偏头痛、支气管哮喘、类风湿关节炎及转换性癔症（后被剔除）纳入心身的范畴。1922 年，Dentsch 首次提出"心身医学"的概念，而"心身疾病"的概念则是 Halliday 提出的。1934 年，美国心理学家 Alexander 又将甲状腺功能亢进（简称甲亢）和神经性皮炎归为心身疾病。后经过数十年的发展，心身疾病的概念越来越广泛。中国及欧美国家对心身疾病都很重视，其从业者主要是精神科医师。但近年来，心身疾病概念受到了挑战，更多学者认为心身疾病是一个理念，已融入到整个临床实践中，强调"心身统一"的整体观。

二、心身疾病的发病机制

心身疾病的发病机制较为复杂，相关研究也比较多。现主要从以下几方面讨论。

（一）易感因素

易感性（susceptibility）是心身疾病发病的生理基础，也是其躯体症状学基础，主要受遗传调控，研究发现表观遗传调控影响全身各个器官系统，这为躯体症状的病因研究提供了一个新的途径。研究发现具有遗传易感性的孕妇暴露于有显著意义的应激时，就会增加其胎儿对这种应激反应危险性的感知，增强后代应激反应系统的敏感性，因此也称遗传易感性（hereditary susceptibility）。这些因素包括：先天发育、性别、年龄、体型、血型、免疫、营养代谢、理化因素损伤及微生物感染等。由于每个个体的遗传易感性不同，因此在受到同样的生活事件刺激时，所表现出来的躯体症状不尽相同。如同样遭受离异的打击，有的患者可以表现为甲状腺功能减退，有的患者则表现为高血压，而有的人则无躯体症状。

（二）心理因素

1. 应激及认知等多因素的中介作用 应激（stress）是机体在受到内、外环境因素刺激时所出现的非特异性适应反应。引起应激反应的因素称为应激源（stressor）。研究发现，对应激源的不同认知评价、应对方式、社会支持、个性特征等多因素的中介作用，决定了个体对应激源的态度。如性格内向的人参加求职面试时，担心自己能力不足又很希望能获得这个职位，则容易产生焦虑情绪，机体肾上腺素升高，出现心率加快、呼吸频率增加、肌肉紧张、不停出汗等。

2. 情绪、情感因素 情绪（affect）和情感（emotion）都是人脑对客观事物与个人需要之间关系的态度体验，日常生活中是通用的。但是，心理学中把与机体的生物性、欲望满足等相关联，把伴有明显自主神经系统反应的较初级的内心体验称为情绪，如喜、怒、忧、思、悲、恐、惊；而把与社会心理活动相联系的高级内心体验称为情感，如荣誉感、道德感、审美感。机体长期、反复处于负性刺激下，产生负性情绪及相关生理效应的时间延长、频率增加，这些都会反馈调节中枢神经系统，导致某部分调节系统失衡，传出神经兴奋受到影响，致靶器官功能损害。例如：焦虑、惊恐等常会造成循环系统功能失衡，进而出现如高血压、冠心病、心律失常、脑卒中等疾病；长期处于压抑和抑郁情绪中的患者，可因食欲下降，胃排空能力受影响，胃酸分泌增多等发生自身消化症状，出现消化性溃疡甚至导致消化道肿瘤；长期处在担心、紧张情绪中，患者还容易出现神经性皮炎、荨麻疹、斑秃等皮肤疾病。

> **⊕ 知识链接**
>
> ### 心理健康是健康的重要组成部分
>
> 《中国健康生活方式预防心血管代谢疾病指南》提出重视并促进心理健康。心理健康是健康的重要组成部分。抑郁、持久性心理压力、焦虑等精神疾病或心理问题会增加心血管代谢疾病风险，而正面的心理情绪能够促进心血管健康。保持乐观和积极的生活态度有助于降低冠心病、脑卒中的发病和死亡。从整体观来看，保持心理健康有助于减轻机体的炎症水平；减少吸烟、失眠等不良行为，促进积极向上的行为、生活方式，从而促进心血管健康。

3. 行为因素　应对策略是能观察到的行为活动，目的是减轻应激源对自身的影响，保证心理、生理状态稳定。包括适应性策略及非适应性策略。从效果来说，适应性策略是帮助心理顺利成长、生理状态更加稳定的积极策略，如主动寻求他人帮助、积极调整个体认知、通过适当方式宣泄不良情绪等；而非适应性策略在短期内也许能缓解不良的情绪反应，但从长远来看，其对个体将会产生消极的意义，如过分逃避、酗酒、打架、危险驾驶、表演性行为、自伤等。另外行为因素还包括生活方式、行为习惯等。如喜好高盐饮食及腌腊食品的人某些癌症（如食管癌、直肠癌）发病率较高；西方国家消耗糖和脂类较亚洲国家更多，这些国家的肥胖、糖尿病、高血压发病率高等。再如酗酒与肝癌发病率明显相关、吸烟与肺癌发病率明显相关等。

4. 人格因素　人格（personality）是构成一个人的思想、情感、行为的特有模式，它是一个人区别于他人稳定而统一的心理品质。其作用主要表现在：①影响个体对各种刺激物的认识与评价、情绪与生理反应；②决定个体的行为方式、生活方式和习惯；③影响并决定个体对外界挑战的适应和应对方式、应对能力与效果；④影响个体同他人的关系，在某种程度上决定了其所能得到和利用的社会支持的质量。

其中性格是一种与社会相关最密切的人格特征，在社会生活中逐渐形成，同时受生物学因素的影响。性格可分为 A、B、C 三型。A 型性格：脾气比较火爆，竞争性与好胜心强，思维敏捷，爱显示自己的才华，对工作成就不满足，常有时间紧迫感。难以放松，不耐烦，生活节奏快。B 型性格：与 A 型性格相对应的性格。没有时间紧迫感，对自己的成就和业绩不在乎，生活比较低调，喜欢享受娱乐和休闲时光。C 型性格：又被称为"癌症性格"。这类人群内心冲突大，情绪压抑，抑制烦恼，委曲求全，逆来顺受，但内心却又极不服气。A 型性格是高血压发生的危险因素之一，C 型性格的人群癌症发生率较非 C 型者高 3 倍以上。

（三）社会因素

1. 人际关系　包括父母、子女、夫妻、恋人、朋友等在内的一切人际关系，构成了人们的社会支持体系，社会支持体系完整的个体在受到应激之后，能够获得支持和帮助的社会关系足够多，因此能够帮助其度过应激反应，重新恢复心理结构和社会功能的完整。相反，社会支持体系不好的个体在遭受同样的应激之后，神经兴奋性会降低，免疫功能低下，内分泌失调，罹患高血压、消化性溃疡、冠心病、癌症的风险会增加。

2. 工作环境　职业因素也可能是应激源。如工作的变化、工作不能胜任、同行竞争压力大、失业、经济收入不能满足自我需求等因素都会导致应激反应，从而出现一系列情绪及生理反应。如抑郁、焦虑、紧张、担心、惊恐、消极观念、失眠、心悸、多汗、血压升高，并且可能导致某些行为异常，如厌食或贪食、强迫呕吐、心因性呼吸困难等，甚至出现精神病性症状，严重者可导致消化性溃疡、高血压、糖尿病、冠心病甚至癌症的发生。

3. 生活环境　随着生活节奏的不断加快，现代城市中人们的生活可能面对多种污染，如光、噪声、电磁辐射等，同时要面对诸如交通拥堵、经常排队等问题。长期处在这种环境中，性格会变得更加急躁，更容易出现高血压、甲亢等心身疾病。

三、心身疾病的诊断

心身疾病不等同于单纯的躯体疾病。但是，由于躯体症状的存在，患者的心理致病因素常常被临床医师忽视甚至无法识别，导致许多医师只能用药物控制患者症状，不能达到去除病因的目的。同时，由于心身疾病患者自身受到诸如人格问题、述情障碍、应对方式等因素的影响，因此诊断心身疾病并不是一件容易的事。这需要在询问病史时耐心追溯其遗传病史、个人史、性格特点、文化程度、教育背景、经济条件、生活环境、人际关系、社会支持体系、价值观、个人意愿等，找到与患者目前症状在时间、因果上有关联的个人生活事件，并追问患者对此事件或事实的认知，全面且有针对性地进行体格检查、心理评估（晤谈）、合理安排相关实验室检查，同时配合适当的心理测量。综合以上资料，分析、判断心理社会因素是否导致躯体症状的发生及影响的严重程度，并做出诊断。

心身疾病的诊断原则包括以下内容。

（1）有明确的躯体症状，通常涉及自主神经系统所支配的系统或器官，有明确的病理生理过程和器质性病理改变。

（2）起病常在时间上与某些心理、社会因素相联系。

（3）排除心理或精神障碍，如躯体症状及相关障碍等。

（4）排除躯体疾病。

四、心身疾病的分类

目前国际、国内针对心身疾病尚没有统一的分类标准，通常按照系统将心身疾病分为以下几类。

1. 循环系统　原发性高血压、冠心病（心绞痛、心肌梗死）、心律失常（如阵发性室上性心动过速、期前收缩等）、雷诺现象等。

2. 呼吸系统　支气管哮喘、过度换气综合征、心因性呼吸困难、神经性咳嗽等。

3. 消化系统　消化性溃疡、慢性胃炎、胃下垂、过敏性结肠炎、溃疡性结肠炎、贲门痉挛、幽门痉挛、习惯性便秘、肠易激综合征。

4. 神经系统　偏头痛、紧张性头痛、脑卒中、心因性知觉（运动）异常、癫痫。

5. 内分泌系统　糖尿病、甲状腺功能亢进、肥胖、原发性慢性肾上腺皮质功能减退症、低血糖、甲状旁腺功能亢进（低下）、垂体功能低下。

6. 泌尿系统　神经性尿频、过敏性膀胱炎、尿路结石。

7. 皮肤　神经性皮炎、过敏性皮炎、荨麻疹、湿疹、白癜风、银屑病、多汗症。

8. 眼耳鼻喉、口腔　原发性青光眼、低眼压综合征、中心性浆液性脉络膜视网膜病变、眼肌疲劳、眼肌痉挛、梅尼埃病、过敏性鼻炎、神经性耳鸣、晕动病、咽喉部异物感、颞下颌关节病、复发性阿弗他口炎、特发性舌痛、口臭、唾液分泌异常、咀嚼肌痉挛、心因性齿痛、口吃。

9. 生殖系统　经前期紧张综合征、更年期综合征、功能性子宫出血、功能性不孕、性欲减退、心因性闭经、阳痿、早泄。

10. 运动系统　类风湿关节炎、脊柱过敏症、书写痉挛、痉挛性斜颈、面部痉挛、纤维肌痛综合征。

11. 肿瘤　包括许多恶性肿瘤，如肺癌、胃癌、膀胱癌等。

五、心身疾病的治疗

（一）治疗目标

（1）消除与发病相关的心理社会刺激因素，减轻应激源引起的生理反应，降低其对身体器官的损伤。

（2）治疗躯体症状，降低或恢复躯体器官对心理应激因素的脆弱程度。

（3）增强心理调节及适应能力，恢复完整社会功能。

（二）治疗方法

由于心身疾病是以明确的躯体症状为主要表现，一定要心身同治，采用心身并重的基本处置原则，但对于具体病例应有侧重，在识别及评估躯体症状风险性和心理社会因素程度的基础上，决定以躯体治疗为主还是以心理治疗为主。通常心身疾病的治疗大致可分为以下几个方面。

1. 躯体治疗　针对躯体症状的相关治疗方法已经在医学教材中有较多阐述，在此不再赘述。

2. 心理治疗　心理治疗方法可根据心理理论流派的不同分为很多种类型，目前国内比较常用的有支持性心理治疗、精神分析治疗、行为治疗、认知治疗、人本主义疗法、家庭治疗、音乐治疗等，具体的理论和方法将在本书第十三章中介绍。但是不论运用何种治疗方法，心理治疗首先应该做到耐心搜集来访者个人资料，包括个人生活经历、性格特点、受教育程度、社会支持体系、生活环境等相关信息，建立良好的治疗关系，运用自身擅长同时适合患者的技术，制订不同阶段需要达到的目标。与患者一同为达到目标而做出努力，分析未能达到目标的深层次原因，从而达到让患者心理成长的目的。

3. 精神药物治疗　当患者情绪症状较为严重或在短期内希望得到改善时，可以在专业精神科医师指导下，适当配合相应药物治疗，如抗抑郁药物（如舍曲林、帕罗西汀等）、抗焦虑药物（如苯二氮䓬类药物，坦度螺酮、丁螺环酮等）。另外，中药相关治疗，根据证候特点，心身疾病多归属于中医"郁病"等范畴，脏腑功能失调是其基本病理机制，可进行中药辨证论治，也可用电针等多种针灸疗法及走罐、八段锦等辅助疗法。

4. 物理治疗　近年，临床研究发现一些物理治疗方法，如重复经颅磁刺激（repetitive transcranial magnetic stimulation，rTMS）、经颅直流电刺激（transcranial direct current stimulation，tDCS）等能改善患者情绪、认知等症状，可以在专业精神科医师指导下，适当配合相应物理治疗。

六、心身疾病的预防

心身疾病预防的总体原则：心身同时、从早做起、健全人格、矫正行为、消除刺激、积极疏导。针对不同的对象可分为社会群体预防和个人预防。

（一）社会群体预防

1. 加强心理卫生宣传　目前，公众多将心理问题与躯体疾病对立，认为其是两类不同的疾病。现代医学已逐步走向生物－心理－社会医学模式，并从心理与生理相统一的角度认识、理解、诊疗疾病。在疾病预防方面尤其需要动员社会各界力量参与。这就需要社会各界力量都了解疾病的相关知识，尤其是心身疾病相关的知识。需要将心身疾病知识向社会各界进行传播，从而提升民众的整体心理健康水平，尤其是儿童青少年。专业、准确而又通俗易懂的心身疾病的科普就显得尤为重要。近年来国家层面越来越重视儿童青少年心理健康。如《健康中国行动——儿童青少年心理健康行动方案（2019—2022年）》要求，要建成有利于儿童青少年心理健康的社会环境，形成学校、社区、家庭等联动的心理健康服务模式，落实儿童青少年心理行为问题和精神障碍的预防干预措施。有志之士可以积极倡导普及心理卫生，做好不同年龄段的心理卫生工作，提升民众的整体心理健康水平。

2. 加强职业心理卫生建设 各种职业的工作环境、劳动条件、劳动强度等都可能形成应激源，不断地作用于个体，会引发各种心身疾病。因此应加强职业心理卫生建设，促进职业心理卫生事业发展。

3. 开展心理咨询与心理治疗 社会应积极支持心理咨询与心理治疗机构的设立、心理医生的培养，创造良好的心理咨询和心理治疗的社会氛围。

（二）个人预防

1. 培养良好的个性 个性在 3~5 岁时开始形成，在青春期中后期逐渐成熟。后天因素是个性形成的决定性因素，包括个人实践、家庭环境、学校教育、社会制度、文化传统、生产关系、政治条件等。因此，要从多方面综合着手，加强个体（尤其是青少年）良好个性的培养。

2. 增强应对能力 通过有意识的锻炼，学会正确认识挫折、培育自尊自信、理性平和、积极向上的社会心态，提高心理忍耐力，掌握应对心理压力的技巧等。

3. 建立和谐的人际关系，营造良好的生活环境 和谐的人际关系、良好的生活环境能够给人以安全感、温暖感、信任感和轻松感，增强社会支持水平，使人少生烦恼、忧愁，从容面对挫折，预防心身疾病。

第二节　常见心身疾病

一、原发性高血压

原发性高血压（essential hypertension）是指病因不明，受遗传、饮食和心理社会因素综合影响，以体循环动脉血压持续升高为临床表现，以全身细小动脉硬化为病变基础的全身性疾病，常常累及心、脑、肾等多个重要器官。流行病学调查结果显示高血压的患病率在城市高于农村，发达国家高于发展中国家，经济发达地区高于不发达地区，脑力劳动者高于体力劳动者。原发性高血压患者常表现为长期不良的心理状态和情绪反应（焦虑、抑郁、悲伤等）；容易紧张、激动，具有内向的人格特征；不良的生活方式和生活习惯（如吸烟、高盐饮食等）。同时，社会政治、经济文化、工作环境、人际关系、民族、职业、宗教等社会因素，也可通过影响心身活动而导致原发性高血压的产生。该病还有明显遗传倾向，在同一家族中发病率较高。具有高发病率、高致残率、并发症多的特点。

从病理生理学角度出发，凡是能影响心排血量和血管紧张度的因素都可以引起血压的变化。原发性高血压患者的不良心理社会因素（如精神紧张、易激动等）影响大脑皮层的认知、评价，产生异常的情绪和生理反应，导致大脑皮质的功能发生紊乱，通过影响自主神经及内分泌使全身细小动脉痉挛而致血压升高。如果心理应激足够强烈、持久，血压调节机制遭受破坏导致长时间的血压波动，最终形成高血压。

原发性高血压病程长，发展缓慢，治疗应因人而异。但对高血压患者的健康宣教及心理社会干预是治疗高血压的前提。轻度患者可先尝试非药物治疗，非药物治疗中包括针对心理社会因素的干预。方法有避免压力和应激源、矫正 A 型行为、认知行为疗法等。研究表明长期处在高度紧张工作环境中的驾驶员罹患高血压病较一般人群为高，故针对该类患者，可减少开车时间甚至调换工作，对降低血压会有一定帮助。再者，情绪长期处于压抑状态的人容易罹患高血压，放松训练及情绪疏导将会有利于该类人群的血压下降。A 型性格类型人群罹患高血压病的风险较其他性格类型人群较高，通过认知行为疗法，改变该类性格人群面对应激事件时的思维方式及行为处事的方法也将有利于高血压的治疗。对伴有情绪问题的可以适当使用改善情绪药物。

二、冠状动脉粥样硬化性心脏病

冠心病是冠状动脉粥样硬化性心脏病（coronary atherosclerotic heart disease）的简称，是由于冠状动脉功能性或器质性病变导致冠脉供血和心肌需氧之间不平衡所致的心肌损害。心理社会因素如人格特征、情绪因素等与冠心病的关系密切。尤其是 A 型行为，在冠心病的发生中是独立于传统危险因素之外的主要危险因素。在 20 世纪 50 年代，西方协作研究组（Western Cooperative Group Study）对 3154 名正常人随访 8.5 年后发现，A 型性格个体罹患冠心病的危险性是其他参与者的 2 倍。其他危险因素包括：年龄、性别、家族史、吸烟、高血压、高脂血症、糖尿病、肥胖、运动量减少、饮酒、口服避孕药、饮食习惯等。Black 对总结了大量冠心病的流行病学调查结果，认为约 40% 的动脉硬化患者没有吸烟、高血脂、高血压等危险因素，而是与精神应激如愤怒、焦虑、烦躁、紧张、过分激动等有关。Mathew 等对具有冠心病危险因素的正常人群的多因素干预的纵向研究表明，慢性的工作应激和离婚能增加男性患心血管疾病的概率。

冠心病的临床表现主要为各种形式的心绞痛，随着病程推移，可能出现心肌梗死、心力衰竭、心律失常、休克、晕厥甚至猝死，精神应激可以引起或加重冠心病的心肌缺血、心律失常，因此控制冠心病危险心理因素特别重要。

与其他心身疾病一样，在冠心病的病程中，躯体因素是生理基础，个体人格特征是易感因素，负性情绪和应激状态是诱发因素，社会支持系统起着重要的缓冲作用。目前，随着临床检测方法的进步，冠心病的诊断已不困难，但针对冠心病危险因素，尤其是心理社会因素的治疗及预防却没有受到应有的重视。因此，有必要通过心理干预、行为指导以及积极的社会支持，做好冠心病的一级预防，降低发病率，提高生活质量。

三、甲状腺功能亢进

甲状腺功能亢进（hyperthyroidism）简称甲亢，是由各种原因导致正常甲状腺激素分泌的反馈机制丧失，引起循环中甲状腺激素异常增多而出现以全身代谢亢进为主要特征的疾病总称。目前认为甲亢危险因素包括遗传、自身免疫功能紊乱、感染、心理社会等因素。其中不良的个性特征（如急躁、癔症、紧张等）、环境因素（恐怖或惊险）和社会生活事件等在其发生、发展及复发等过程中都起到重要的作用。其作用机制可能通过皮质－下丘脑－垂体－甲状腺轴和免疫系统的功能紊乱而导致甲亢的发生或病情恶化。临床以甲状腺肿大、性格急躁、易激动、失眠、怕热、消瘦、多汗、食欲亢进、心悸、脉压增大、易疲劳、内分泌失调等为主要表现，在临床工作中，甲亢导致的精神行为异常也不少见。

甲亢作为心身疾病被研究的历史要追溯到第二次世界大战中，因为在遭受德国袭击的法国、波兰、丹麦等国家甲亢患者数量急剧增加，由此推断其起病与精神刺激有关。后来的研究也表明紧张感所引起的肾上腺皮质激素和交感神经系统的改变是导致免疫抑制的中间环节，它会导致甲状腺激素释放增多，形成甲亢。精神因素作为甲亢的病因和结果，在甲亢的防治中起着至关重要的作用。

甲亢患者有一些共同的性格特质，如过分承担责任、不惜牺牲自己利益、依赖的希望与需要受到抑制、害怕生命受到伤害、在恐惧中特别脆弱。大部分患者情绪不稳，容易紧张、焦虑，偏于内向，有神经质倾向。有研究表明，神经质是甲亢患者 SCL－90 总分偏高的主要危险因素，它也可通过社会支持、积极应对、负性事件及其交互作用而产生影响。因此，提高甲亢患者的积极应对能力，尽量提供更多的社会支持，纠正患者不稳定的情绪和个性，尽量回避负性事件的刺激或者改变对负性事件的看法可以帮助甲亢患者消除不利的心理社会致病因素，增强其自我调节能力及应对能力。

四、糖尿病

糖尿病（diabetes mellitus）是一组常见的内分泌疾病，分原发性（1 型）和继发性（2 型），其中 2 型糖尿病的病因与心理社会因素有着密切的关系。2 型糖尿病的病因包括遗传、环境、年龄、种族及生活方式等因素，而其主要诱因包括肥胖、体力活动过少、应激及性格不成熟等。应激主要有紧张、劳累、精神刺激、外伤、手术、分娩、其他重大疾病以及使用升高血糖的激素等。长期过度的紧张、焦虑、抑郁等因素会产生相应的情绪反应，破坏机体防御能力，导致胰岛功能减退，胰岛素分泌不足。临床主要表现为多饮、多食、多尿、体重减少等，常不十分明显或仅有部分表现为典型的"三多一少"症状，后期常伴有多系统并发症。治疗主要以各种口服降糖药或胰岛素为主。

心理应激本身就会导致血糖的峰值反应延迟，因此无论是患者还是正常人群均可出现血糖一过性升高。之所以认为应激是糖尿病起病的诱因，是因为发现在重大灾害、地震之后，该病的发病率呈上升趋势。Mooy 等人针对人群中的潜在 2 型糖尿病患者进行 5 年的追踪后发现，经历丧偶、移居等重大生活事件与该病的发病率呈正相关。国内龚耀先等人对糖尿病高危人群的前瞻性研究中也发现遭遇意外事故、家庭成员患病、子女升学困难等应激因素在从糖耐量异常到诊断糖尿病的过程中起促进作用。有关糖尿病的心理干预主要包括知识健康教育、支持性心理治疗、认知行为治疗等。

五、支气管哮喘

支气管哮喘（bronchial asthma）是由多种细胞介导的慢性气道炎症反应，气道高反应可引起反复发作的喘息、气促、胸闷和咳嗽等症状，多在夜间或凌晨发作，该病的发病因素包括遗传和环境两个方面，其中环境因素包括感染、吸入物、气候变化、食物、运动等因素。心理学家们认为哮喘患者双亲的过分溺爱会导致患者在潜意识中出现寻求保护的愿望，继而内脏习得性行为不断被强化，因此哮喘作为一种行为模式被固定下来。同时哮喘作为一种负性心理刺激，肾上腺激素释放紊乱，迷走神经功能亢进，患者发病时出现恐惧、焦虑。长期、反复暴露在这种应激源下，患者可能形成一种病态的条件反射，从而出现一系列如抑郁、焦虑、社会适应不良等表现。

哮喘患者的共同性格特质包括：过度依赖、敏感、过于被动、内向、社会交往少、情绪不稳、易受暗示、有强迫倾向、自我中心性、期待他人关注和接纳、有神经质倾向等。针对哮喘患者的心理干预主要是解除病因（如避免或减少与过敏原接触），通过催眠、暗示、生物反馈治疗、呼吸调节训练及放松训练消除患者紧张及恐惧的心理，创造一个和谐安全的治疗环境，给予患者无条件积极关注，也可辅以行为矫正训练，提高患者应对负性应激源的能力，必要时给予药物治疗等。

六、消化性溃疡

消化性溃疡（peptic ulcer）主要指由胃酸的自身消化作用所致的胃、十二指肠慢性溃疡。近年来的研究表明胃排空延迟、胆汁反流、胃肠肽的作用、遗传、药物、感染、环境和精神等因素都与该病的发生有关。临床表现以长期、节律性、周期性的中上腹疼痛为主。目前治疗方法以药物、介入、手术等方式综合治疗为主，但是现有的各种疗法尚不能改变消化性溃疡的自然病程和根治溃疡。

我国流行病学的资料显示，因精神因素而发病者占消化性溃疡患者总数的 5.4% ~ 20.5%。因此重视心理社会因素在消化性溃疡发病中的重要地位对其预后将会有很大帮助。国内外的一些研究表明，消化性溃疡患者一般不善交往、内向、古板、被动、顺从、依赖性强、缺乏创造性和进取心、过分理智、易怒，常常压抑、神经质倾向，面对应激事件时容易引起精神过度紧张。因此，治疗目标为消除心理社会刺激因素，改善情绪状态，提高生活质量，建立完整的社会支持系统。根据治疗目标，认识领悟疗法是目前采用最多也是效果较好的治疗方法。

七、经前期紧张综合征

经前期紧张综合征是女性每次月经前出现的周期性精神、躯体、行为异常。表现为在女性月经前 4～7 天出现头痛、乳房胀痛、全身乏力、紧张、压抑、易怒、烦躁、失眠、腹痛及水肿等一系列症状，月经后症状明显减轻或消失。本病在女性中并不少见，Morton 等人统计了 1000 例女性，且认为其发病率在 90% 以上，以 20～30 岁育龄期女性最多见。据估计，国内女性罹患率为 50% 左右。

月经前期，由于大脑皮层兴奋性减低，自主神经功能紊乱，垂体促卵泡生成素分泌过多，雌激素增高，水盐代谢、糖代谢紊乱，从而引发一系列心身症状导致本病的发生。目前针对本病的共同性格特质研究资料不多。可通过健康教育以及心理支持疗法改善患者不良情绪，也可通过一些音乐、娱乐及健身设施等改善心身反应的方式来缓解经前期紧张。

八、肿瘤

肿瘤（tumor）是机体细胞在各种始动与促进因素作用下产生的增生与异常分化所形成的新生物，一旦形成不因病因消除而停止增生，其生长不受机体正常生理调节，进而破坏正常组织与器官。在我国最常见的恶性肿瘤在城市依次是肺癌、胃癌、肝癌、肠癌、乳腺癌，在农村依次为胃癌、肝癌、肺癌、食管癌、肠癌。导致肿瘤发病的致病因素除了物理、生活、化学刺激物以及遗传因素以外，还有内分泌和免疫因素参与，心理社会因素也是公认的导致肿瘤发生和发展的重要因素之一。

心理社会因素在肿瘤的发生发展中产生作用的研究可以追溯到公元 2 世纪，盖伦（Galen）发现情绪抑郁的患者罹患乳腺癌的风险较高。后来将这类肿瘤患者病前性格进行分析，认为她们有一些共同性格特征，情绪不稳定、过度合作、过分克制、屈从让步、回避冲突、谨慎、孤独等。肿瘤患者的心理往往是不稳定的，在疾病的不同阶段、接受不同的治疗、不同的疗效反应等情况下可出现不同的心理反应，并且很容易受外界因素影响而出现情绪波动。因此，时刻注意患者心理的变化，才能针对不同的心理反应采取相应的治疗方法加以处理，有利于提高疗效及生存质量。

九、慢性疼痛

国际疼痛研究协会（the international association for the study of pain）将疼痛定义为伴随着组织损伤或潜在的组织、神经损伤，并由这种损伤引起不愉快的感觉和情绪体验。慢性疼痛（chronic pain）是超过正常组织愈合时间（一般为 3 个月）的疼痛，这类疼痛常常在一定的期间内（数月至数年内）反复发作或者时轻时重，迁延不愈。

由于疼痛是一种主观感受，受到患者人格因素、价值观、道德等复杂因素的影响，因此对疼痛进行评估十分困难，故诊断和治疗更为复杂。慢性疼痛常伴随不愉快的情绪和躯体反应，且与应激和抑郁状态显著相关。这些因素增加了针对慢性疼痛患者治疗和康复的难度。由于长期暴露在应激源刺激下，慢性疼痛患者生活质量下降，出现躯体功能障碍、心理失衡等表现，严重者可导致焦虑、抑郁甚至自杀。

针对此类患者治疗的总体目的是减轻疼痛、改善生理功能、提高心理适应力、改善生活质量。目前通常采用药物治疗、心理治疗等相结合的综合治疗模式。随着此类患者的不断增多，人们对健康要求不断提高，慢性疼痛患者的生活质量越来越受到学界重视。目前主张以疼痛模型来综合考虑其治疗，减轻患者疼痛而不过分强调痊愈，将目光着眼于患者对疾病的适应力。从心理学的角度来说，应该从社会歧视、相关生活事件、支持系统、用药负担等多种方面考虑患者的生活质量，且同时关注患者精神状态，努力分析患者情绪变化过程并进行针对性干预，避免出现不良后果。

答案解析

目标检测

一、选择题

1. 下列不在心身疾病的范畴之内的是 （   ）

 A. 原发性高血压 　　　　　　　　　B. 继发性高血压

 C. 冠心病 　　　　　　　　　　　　D. 溃疡病

 E. 习惯性便秘

2. 心身疾病是 （   ）

 A. 心理社会因素引起的躯体疾病 　　B. 心理社会因素引起的精神疾病

 C. 心理社会因素引起的神经症 　　　D. 心理社会因素引起的生理反应

 E. 心理社会因素引起的器官系统功能性反应

3. 可预防心身疾病的措施不包括 （   ）

 A. 减少负性情绪对健康的不良影响 　B. 正确认识各种生活事件

 C. 养成健康的行为习惯和生活方式 　D. 多参加社会活动

 E. 劳逸结合，不超负荷工作

4. 原发性高血压发病的心理社会因素有 （   ）

 A. 强烈的焦虑、紧张 　　　　　　　B. 情绪压抑

 C. A 型性格 　　　　　　　　　　　D. 早年生活经历

5. 广义的心身疾病是指心理社会因素在疾病的发生发展中起重要作用的 （   ）

 A. 精神障碍 　　　　　　　　　　　B. 神经症

 C. 躯体功能性障碍 　　　　　　　　D. 躯体器质性疾病

二、问答题

1. 何谓心身疾病？

2. 心身疾病的发病因素有哪些？

3. 简述心身疾病的分类？

4. 心身疾病的诊断原则？

（陈思宇）

书网融合……

本章小结

题库

第八章 疾病诊疗过程中的心理问题

PPT

📖 学习目标

1. **掌握** 处于不同疾病阶段、患不同性质和不同严重程度疾病、接受不同手段治疗的患者的心理问题其临床应对方法。
2. **熟悉** 患者临床诊疗心理反应、心理问题及其对策。
3. **了解** 躯体疾病引发心理反应、心理问题甚至精神障碍的生理、心理机制及其解决方法。
4. 学会正确理解躯体疾病患者疾病诊疗过程中的心理反应，具备正确识别患者常见的心理反应并进行针对性干预的能力。

➡️ 案例引导

临床案例 李某，男性，46岁，已婚，公司高管。患者近半年来因工作压力大，有时候出现胸口不舒服、心悸等症状。妻子因为担心他的身体多次催促他就诊。但他都以没空为借口拒绝就医。直到两个月前，患者在公司加班期间突发心前区疼痛、心悸、大汗等症状，经急诊抢救后病情稳定，诊断为"冠心病""心绞痛"，建议住院治疗、绝对卧床休息。但患者不相信医生心脏病的诊断，说"我身强力壮，怎么可能有心脏病"，觉得医生胡乱诊断，拒绝执行医嘱。一个月前，患者在下班途中再次突发心绞痛，伴有恶心呕吐、出汗、晕厥等症状，再次被急诊科医生诊断为"冠心病""心肌梗死"。此后患者才相信自己确实患上了冠心病，日常行为也出现明显变化。他不敢去上班、不轻易活动、担心自己随时会因心脏病死亡，而且因为害怕手术失败不接受主治医生行"心脏搭桥手术"的建议，希望能够通过非手术方法治好自己的病。

讨论 李某存在哪些心理症状，为什么会出现这些症状？

在临床工作中，因人格特点、疾病性质、疾病发展阶段，以及诊疗手段不同，患者的心理行为表现也各自不同。这些反应可能有利于疾病诊断和治疗，也可能阻碍疾病治疗与康复。临床医生必须清楚处于诊疗过程患者的心理行为反应以及这些反应对疾病诊疗的影响，充分调动患者心理资源，尽力提升临床治疗成效。

第一节 躯体疾病与心理问题

躯体疾病主要通过四条途径引发患者心理问题（图8-1）。第一条途径是由中枢神经系统疾病导致中枢神经功能损害，从而引发相应的心理问题甚至精神障碍，如颞叶癫痫引发类似精神分裂症样的症状群，阿尔茨海默病的记忆障碍，额叶肿瘤产生人格障碍等。中枢神经以外的躯体疾病也可能通过影响脑功能而间接引发患者心理问题或者精神障碍，如心源性脑病使患者因脑部慢性缺血可伴发焦虑、抑郁、幻觉甚至意识障碍，肝性脑病早期也可出现行为紊乱、性格改变等，这是第二条途径。疾病引发心理问题的第三条途径是患者对疾病本身的心理体验，如由急性躯体疾病引发的焦虑、恐惧情绪，慢性疾病导致的抑郁、人格改变等问题。最后一条途径是因疾病损害患者社会功能（如工作、人际交往功能等）

而引起的一系列心理行为问题。一般情况下，躯体疾病患者的心理反应与心理问题是由以上四个途径综合影响的结果。

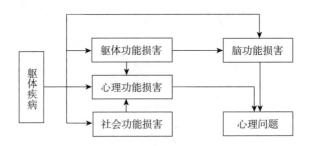

图 8－1　躯体疾病导致心理问题的途径

从以上途径可知，容易引发心理问题的躯体疾病患者主要包括以下情况。

1. 中枢神经系统疾病患者　如脑肿瘤、脑外伤、老年痴呆、脑血管病变等患者。

2. 容易影响脑功能的躯体疾病患者　如肝性脑病、心源性脑病、原发性高血压等患者。

3. 伴发精神障碍或人格不健全的躯体疾病患者　如伴发精神分裂症的患者、有抑郁性人格倾向或疑病倾向的患者等。

4. 慢性疾病患者　慢性胃炎、冠心病、糖尿病等患者。

5. 重症疾病患者　癌症、心肌梗塞等患者。

6. 容易影响人际交往的躯体疾病患者　传染病、性病等患者。

7. 社会支持不良的患者　贫困、失业、独身的患者。

对以上容易发生心理问题的患者，临床医生要特别注意观察他们的心理行为，及时预防和处理心理行为问题，尽量减少不良心理行为反应对躯体疾病治疗的不良影响。

第二节　疾病诊疗过程的一般心理反应

对于患者，繁琐的疾病诊疗过程本身就是一个心理负担，况且还要克服面对医生时的自卑感、面对医学诊疗的未知感以及诊疗过程的苦痛等。这些都可引起患者的不良心理行为反应，出现心理问题甚至精神障碍。

一、疾病诊疗过程中的心理反应

疾病诊疗过程包括病史收集、体格检查、实验室检查、诊断、治疗和康复等过程。除了诊断过程主要依靠医师的思维过程以外，其他几个过程都需要医患互动才能顺利完成。一般情况下，医师希望能在最短的时间内收集到最完整最真实的病史、完成最精确的体格检查和实验室检查，然后做出最正确的诊断，最后执行最有效的治疗康复方案。但是，实际诊疗过程并非都像医师所期待的那么顺利，因为患者在疾病诊疗过程中的各种心理反应都可能阻碍这个过程。

1. 患者对疾病诊疗的心理反应　患者就诊，不仅意味着他的身体结构和（或）功能出现了损害，还意味着患者已经判断自己无法解决这个问题，需要他人（医师）的帮助。因此，患者就诊时多少都具有不得不求助于他人的无奈感。患者接受医师的诊疗过程本身就包含着损害自尊与治愈疾病的趋避冲突。可贵的是，处于患病期间的绝大部分心理健康患者能够清晰明白，治疗疾病比维护自尊更加重要。他们愿意尊重医师和医师的诊疗，表现出较好的遵医行为。但是，对于过度自尊（或者自卑）的患者，则可能表现出相反的求医行为，甚至为了回避心理上的自卑感觉而不顾自己疾病诊疗的得失，有意或者无意地抵抗医师和医师的诊疗行为，阻碍正常诊疗进程。

所以，医师在疾病诊疗过程中必须尊重患者，理解与宽容过于自尊或者自卑患者的特殊心理行为，平等、谦虚地对待患者。

2. 病史收集过程患者的心理反应　当医师要求患者阐述病史的时候，都希望患者能够简明扼要地提供疾病资料，尽快满足诊断需求。但是医师的这个期待一般不会被完全满足的，因为患者不知道什么样的信息对诊断有用。建议临床医师不要对患者抱有过高期待，以免对患者产生不满情绪。

病史收集是医患沟通的第一阶段，也是建立良好医患关系的关键时期。在收集病史资料过程中，患者对就医环境、医师都可能产生心理反应。如会谈环境是否安静、隐秘，医师是否是共情的、包容的、智慧的、可信赖的等。

在病史收集过程中，主要有三种情况可能阻碍患者顺利提供病史：第一，患者不知道自己病情的发生发展过程。除了幼儿、智力障碍者和严重精神病患者以外，患者一般都知道自己的病史。但是，患者能够准确、完整地表述病史的前提条件是他具有正确的"病感"，即对自己的心身状态感受敏锐、能够科学定义"病态"状态。事实上，因不同患者所掌握的健康疾病知识与所处的心理状态不同，并非所有患者都能真实、完整地"知道"和"表述"自己的病史和疾病表现。第二，患者不愿意描述病变过程。如果患者对医师或者就医环境感到不安全，如觉得不好意思、担心被医师鄙视等，患者就可能不愿意提供完整、真实的病史，或者有意无意地歪曲病史。第三，患者的思维不清晰、表达能力有限。如处于焦虑、恐惧等强烈情绪状态的患者，思维功能受限、语言表达能力下降，可能无法清晰表述自己的病史。

对于以上情况，临床医师必须做到如下几点：首先，医师必须让患者始终能够感受到接纳、宽容、可信赖的感觉，及时发现患者的不安全感，并在准确反馈的基础上提供更多心理支持。其次，医师应该尽量先让患者按照自己思路表述病史。在他们充分表述之后医师再进行相对封闭的提问。按部就班的结构式提问虽然可能提高问诊效率，但这也可能因诱导患者思维导致病史失真，还可能让患者处于被动地被审问处境，损害患者主动性。

3. 患者对检查的心理反应　检查包括体格检查和实验室检查。体格检查是医师通过望触叩听等手段获得患者身体信息的过程。体格检查经常需要患者暴露身体的某些部分，医师也经常需要直接接触患者的躯体表面，因此体格检查过程经常需要冲破日常人际交往心理界限，这对于患者也是一种心理挑战。但是为了治疗疾病和基于对医师的信任，绝大部分患者愿意也能够承受这个心理压力。相反地，如果就诊的环境不够隐秘、医师的态度不够和蔼、检查的动作不够柔和，也可能引发患者较强烈的情绪反应甚至抵触行为，出现如情绪紧张、行为不配合、肌肉僵硬等状况，影响体格检查进程。

因此，医师在体格检查过程中，应展示给患者更多的理解、宽容和体贴。如先用手温暖一下听诊器听筒再听患者心脏，接触患者肌肤之前先征得患者同意等。这些小动作足够让患者产生正性心理体验，提升患者对环境和医师的安全感。第二，医师体检动作要轻柔、熟练，不出现多余的动作，并尽快完成体格检查过程。第三，医师应该主动保护患者心理安全，与患者保持一定心理距离。在不影响体格检查效率的前提下，医师可以隔着一层衣服触诊患者，尽量少直接接触患者肌肤，特别是在检查会阴部等"敏感部位"的时候。

实验室检查的心理反应在标本提取过程比较明显。如患者抽血过程出现恐惧，提取粪便、尿液、痰液等排泄物过程体验到的厌恶感等。

在进行超声、脑电、心电等物理检查时候，患者也经常需要暴露身体。它的心理反应类似于触诊体验。而像 CT、MRI 这样的检查，因为大多是患者独自在大型设备中进行，可能出现空虚、无助、恐惧等情绪反应。像内窥镜、穿刺等检查的心理反应类似于手术治疗。

检查过程是医（技）师与患者最亲密的接触过程。医（技）师正确的检查行为，不仅是检查顺利进行的保证，也是建立良好医患关系的关键。

4. 患者对诊断结果的心理反应　疾病诊断对医师来说只是制订治疗计划和预测预后的依据，但对患者来说具有更加重大的意义。疾病是所有人不愿意拥有的，所以患者最愿意听到医师对他下"无病"的诊断。相反地，大多数临床医师习惯于"有病"的推断倾向，因为他们工作的第一项任务就是发现疾病。所以大部分医师在没有足够证据证明患者"无病"的时候，会告诉患者可能有什么病，但是目前证据还不足；而不是告诉患者他没病，因为目前不存在有病的证据。另外，举证没病的实际难度要比确定有病的大得多。这也是医生保持有病思维倾向的原因之一。第二，医师经常具有重症思维倾向。优先识别排除重症、危症是临床医师工作的要点，是减少工作风险的基本思路。因此医师经常会告诉患者，如果你不是某种严重疾病的话，就是某种轻症疾病。以上的有病和重症的思维倾向，不可避免增加患者对诊断结果的恐惧和焦虑。因此，医师不仅必须通俗易懂、准确无误地传递给患者疾病诊断的结果，还必须留意患者是否是在紧张焦虑的心境下片面接收诊断信息，尤其是对于有疑病倾向的患者。临床上常见患者将医师说的"慢性病"理解成"这是无法治疗"的疾病，将"遗传倾向"理解为"遗传病"，将"可能"解读为"就是"。医师在告知患者诊断信息时必须特别留意患者这些心理倾向。

最后，疾病诊断的结果都是相对的，即使是很明确被诊断为某种严重的疾病，这个患者的疾病表现和发展进程也可能不同，医师必须尽量清晰传递诊断信息的特异性部分，特别是能够增加患者信心的信息。如被诊断癌症的患者，第一反应就是"我要死了"，但如果患者得的是胃癌，而且是分化水平比较高的类型，在系统治疗和健康维护的基础上，患者长年限的生存率是很高的，并非就是患者理解那么严重。这样全面、精细、特异性地传递诊断和预后信息，有助于患者正确理解病情、树立信心、维护良好的遵医行为。

5. 患者对治疗的心理反应　躯体疾病的治疗方法多种多样，最常用的有药物、手术、放射、物理治疗等。药物治疗是大部分患者的治疗手段。药物主要有片剂、胶囊、针剂等。口服药物因其貌不扬，不能给患者以"威力强大"的感觉，因此许多患者觉得针剂一定比口服剂有效，特别是静脉点滴用药。患者对口服药的这种轻视心态，有时导致患者不能按时按量服药，影响治疗效果。

患者心理反应最强烈的方法是手术治疗。其中，侵入性手术是患者产生强烈恐惧的首要原因。第一，手术治疗不仅需要切开表皮，还经常需要切除原有的组织器官，甚至还需要植入有机或是无机的"异物"，让患者体验到明显的被侵入感。第二，手术期间的麻醉状态可能使患者有任人摆布的无助感。全身麻醉经常被患者体验为死亡或者睡着的感觉。许多患者担心麻醉以后自己是否可以再次清醒。第三，接受组织器官切除手术的患者还具有躯体的丧失感和残缺感。

物理治疗和体格检查一样，经常需要经常突破患者的心理安全范围，接触体表，具有与体格检查类似的心理反应。

因此，临床医生在选择治疗方法阶段就得考虑患者的心理需要。在保证疗效的前提下尽量选择侵入性小、执行方便的治疗方法；提前作好心理疏导工作，确保患者理解、接受治疗方法；保证治疗方案科学、顺利执行。

二、综合医院患者常见的心理问题

对我国患者来说，综合性医院不仅意味学科门类齐全，还意味着医疗水平高、设备精良。因此我国的综合性医院都人满为患，造成床位极端紧缺、医护疲于奔命、设备超负荷运转。

在综合性医院就诊的患者，对医院更有安全感、对医生更有信任感，对疾病治疗更有信心，同时对医院和医务人员的期望值更高。相应地，在综合性医院就诊，患者必须花费更多的等待和诊查时间、忍受拥挤吵闹等欠佳的就医环境、接受医患互动时间较少的情境以及更加昂贵的医疗费用等。这些负性因素都可能引发患者不良心理反应，影响医患关系和医疗行为。

综合性医院分科过细，容易让患者不明就诊科室，经常要在不同的科室之间往返就诊，容易出现疲劳，产生焦虑、无助、易激惹等不良心境。

进一步明确各级各类医疗机构功能，全面提升各自专业领域医疗水平，完善执行分级诊疗和转诊制度是解决以上问题的前提。

第三节 不同疾病时期患者的心理特征

疾病发生发展不同阶段表现的症状、体征不同，治疗手段与治疗方法也不同，引发的心身体验、痛苦程度与性质也各不相同，患者表现出来的心理反应与心理问题自然也不尽相同。

一、急性期

疾病的急性期一般病情严重或者苦痛明显，因此引发的心理反应也较明显。

1. 情绪反应 强烈的负性情绪是急性期患者最主要的心理特征，表现为恐惧、焦虑等。首先，疾病的急性发作让患者感措手不及而恐慌；其次，剧烈疼痛、瘫痪、濒死感等痛苦使患者恐惧；第三，医疗过程的紧张气氛、抢救环境的异乎寻常都使患者感到自己正身处险境。在急性发病期，患者担心疾病痛苦长期持续，担心自己身体受到损害甚至死亡，担心医院和医生是否有能力保护自己的生命安全等。

2. 认知与行为反应 作为一种强烈应激事件，疾病急性发作，可使患者心身处于危机状态。患者除了出现强烈的情绪反应外，还可能出现心理危机的其它心理行为表现。如短暂地否认，认为自己不可能患这么严重的疾病；可伴有拒绝医疗帮助等回避行为，以此短暂保护自己心理安全。处于心理危机状态的患者还可以出现明显的退行心理，表现出哭闹、依赖等行为。

急诊医学工作者必须了解急症患者的心理特征，理解、包容他们的心理行为反应，在积极治疗躯体疾病的同时，帮助患者度过心理危机时期，为后续治疗康复做好心理准备。

二、慢性期

慢性期疾病患者的心境与急性期的恐惧不同，他们更多以抑郁心境为基调。被诊断为慢性疾病以后，由于暂时没有生命危险，同时也没有能够快速治愈疾病的办法，患者意识到疾病和苦痛将长时间伴随自己，因此出现无助等体验。况且，慢性疾病基本都需要积极地治疗和康复才能保持病情的相对稳定，治疗与康复成为患者最日常、最重要的生活内容。这种状况不可避免地改变患者的自我体验，消耗患者的自尊自信，进一步加剧患者无助等抑郁情绪。

长年累月的疾病与艰难的治疗康复过程，容易让患者出现两个方向的心理行为问题。第一个方向是患者角色强化，表现为对身体症状、对与疾病相关的信息、对别人对自己身体与疾病的看法等过度敏感；患者不相信医师的诊断、预后判断和治疗方案，不知疲劳地寻找对病情"有利"的信息，期待世间存在的单方、偏方或者其他意想不到的方法能够治愈疾病，表现出对疾病的过度心理投入和过度医疗，降低患者生活质量。第二个方向是患者角色减退。在长期疾病中逐渐适应疾病及其症状，患者对疾病体验的感受性下降，对疾病的关注减少，忽视必要的治疗康复，导致遵医行为减少。持有这种心态的慢性疾病患者，经常要在病情再次加重后才能再次重视治疗。这样的病情反复最终导致疾病控制难度不断增加，预后相对不良。

与急性期相比，慢性疾病期患者具有更加长期、顽固的心理行为问题，甚至出现人格改变。慢性疾病患者的心理保健更应该具备先见之明，以预防为主。临床工作者必须留意慢性病患者的心理反应，避免患者陷入两个极端行为，实现以下心理调节目标：①清晰疾病的原因、机制和表现，明了治疗方法和预后；②接受疾病的现状和后果；③与疾病共存，在合理治疗保健的基础上，科学安排日常生活，最大程度保持良好生活和工作质量。

第四节　外科患者常见心理问题

外科以手术治疗为主要特征。手术是一种对躯体和心理具有双重侵入性的治疗方法。外科手术后往往使患者躯体的组织结构发生改变，包括摘除患者原有的组织器官，或者增加并非属于患者自己的组织器官，甚至增加的是非生物性的器械，容易引发患者明显的心理反应，甚至出现精神障碍。

一、手术患者的心理问题

一般的手术是指去除躯体表面或者内部的某些病变组织或者器官，因此手术患者不仅由于身心的被侵入产生强烈的心理反应，同时也伴随身心的丧失感。

1. 手术前患者的心理反应　外科手术往往是在内科治疗无效的情况下使用，因此患者具有一定程度的无助感。在此基础上，手术治疗的侵入性和组织器官缺损的后果进一步加剧外科患者的心理行为反应。其中，手术前焦虑是影响手术与手术预后的主要心理因素之一。患者手术前焦虑首先担心的是手术的安全性。比如担心麻醉过度、手术过程失血过多、手术对身体的损害太大等。第二是担心手术的疗效。手术对于患者来说是一件重大的心理事件，是一次巨大的心身付出。如果手术治疗效果不显著，将导致患者心理挫折，让患者感觉得不偿失。第三，担心手术期间和手术后的疼痛、感染等风险。手术前焦虑主要表现为焦虑、恐惧、易激惹甚至抑郁等情绪。患者反复怀疑手术的安全性和疗效，希望得到万无一失的保证，要求为自己治疗的是最好的医师，使用的是最好的设备。手术前焦虑还可能伴随失眠、心悸、血压升高、出汗、消化不良、尿频等自主神经功能症状，严重时还可能不得不暂停手术，影响正常治疗。

手术前焦虑是患者对重大应激事件的心身反应。合适程度的手术前焦虑有利于患者应对手术应激，为手术过程和手术后恢复做好心理准备。Janis 的研究表明，患者的手术前焦虑水平与手术后的治疗效果呈"倒 U"型函数关系，即具有中等水平手术前焦虑的患者手术后身心恢复最为良好。过少的手术前焦虑可能意味着患者对手术应激没有做好充分的身心准备；相反地，过高的手术前焦虑意味着患者错误放大手术不良结果的可能性，也反映患者调节手术应激能力的不足。

为了更好地调动患者适应手术应激的心身资源，医务工作者应该重视手术患者手术前焦虑的调适。首先要肯定患者手术前适当焦虑的正面意义；其次，医师要准确无误地传递给患者手术信息，包括手术大概过程、手术前、手术中和手术后可能的感觉、手术的安全程度、手术的疗效和表现等，让患者对手术的判断和反应建立在客观事实之上；第三，营造支持性心理环境，维护良好医患互动关系，调动患者社会支持资源；第四，通过包括放松训练、模仿示范等行为训练技术，调整患者手术前焦虑水平。

2. 手术期间的心理反应　接受局部麻醉与椎管内麻醉的患者，在手术期间意识清晰，依然具有良好的心理功能。手术期间，他们意识范围狭窄，只专注于手术相关的事件，因此患者对手术期间发生的信息记忆深刻，可能影响后续的心理行为。

意识清晰的手术患者更可能在手术期间出现任人摆布的无助感和焦虑感。患者可能会想象医护人员在自己身上做些什么，因此手术期间医护人员的言谈、举止对患者心理影响明显，必须加以注意。

3. 手术后的心理反应　手术后患者除了要承受手术疗效焦虑、创口疼痛、手术后治疗以外，还可能出现手术后精神障碍，体验躯体损伤、组织器官缺损的心理哀伤过程。

手术后精神障碍是常见的手术后心理现象，常表现为意识障碍、幻觉、妄想等谵妄状态，有时候伴有焦虑、易激惹、冲动行为等。这是手术过程影响脑功能的表现。手术后精神障碍多发生在手术后1周之内，手术后24小时为最高峰。对于手术后精神障碍一般不需要特殊处理，只要严格保护患者不出现意外即可，大部分患者可以自愈。出现严重精神症状的患者可以给予少量抗精神病药物治疗。

手术后患者另一个要面对的心理问题是患者对组织、器官丧失的哀伤过程，特别是导致外观损害（如面部损伤手术、乳房切除术等）或者功能损害（如截肢）的手术，需要通过震惊—体认现实—重建生活的哀伤过程。另外，即使像胃切除这样的手术，虽然患者外表上感受不到腹部器官的丧失，也必须为适应"无胃"状态而放弃早已经习惯的饮食习惯，改为少食多餐。这种因为手术治疗后不得不放弃的行为习惯，也被患者体验为丧失，也需要一个哀伤过程。

二、器官移植患者的心理反应

器官移植是当代医学科学发展的里程碑。随着器官移植技术的成熟和推广，与器官移植相关的心理问题也逐渐被关注。器官移植与一般的外科手术不同，它不仅要切除患者原有的组织器官，还要植入他人（供体）的组织器官。可见，器官移植患者不仅可出现一般手术患者的心理反应，还可能出现更为复杂的对异体器官的排斥—接受的心理反应过程。异体器官移植患者主要经过以下三个心理过程。

1. 异物期 手术初期，患者在感受重生喜悦的同时，由于自体器官被摘除与异体器官被植入，患者同时处于对旧器官丧失的哀伤与对新器官的排除—接受的双重心理来适应过程。这种复杂的心理状态极大增加器官移植患者的心理适应难度。这个时期患者的心理主要表现在几个方面。首先是对自体器官丧失的哀伤，体验为空虚感、悲伤感。第二是对异体器官的排斥感，体验为厌恶感、不和谐感和异物感；特别是死体器官移植患者，这种体验尤其明显。第三是对供体的内疚感，特别是接受活体器官移植患者。第四是对新器官功能的焦虑，担心新器官是否能够良好地为自己工作。

在器官移植的早期，患者需要使用大量的抵抗器官排斥的免疫抑制药物，这些药物本身就具有引发精神症状的可能，临床医师也应该加以关注。

2. 认同期 器官移植初期，患者如果能更多地体验到新器官的良好功能和健康恢复的感受，就有助于推动初期复杂的心理适应。此后，患者在更多体验新器官带给自己补益的基础上，开始萌发更多了解移植器官和提供器官的人（供体）的兴趣，如了解供体的长相、性格以及和他相关的信息。患者希望通过了解提供器官的人，来了解为自己服务的器官，由此让自己心身进一步接受移植器官。

3. 同化期 通过认同期后，患者与供体拥有了某些相同的心理行为特征，并开始将这些特征与患者原有的心理特征进行衔接、融合。如移植了男性肾脏的女性移植者更多地显示出男性心理特征。

总之，移植在体内的器官就像是一件应激事件进入患者的内心，需要经过排斥、认同和融合过程，然后才能在心理上完全整合，成为新的整体。从事器官移植的医务人员，必须理解患者的这些复杂心理变化过程，并根据心理发展的不同阶段采取相应的心理行为应对措施，减少患者心身对新器官的排斥，提高器官移植患者的成活率和生活质量。

三、美容整形患者的心理特征

美容整形患者的就医目的与一般患者不同，他们是为了改善外观容貌，并非为了治疗疾病、恢复身体功能，因此美容整形患者的躯体功能本来就良好，接受手术主要是为了满足心理的需要。他们的治疗动机、治疗过程感受和治疗效果评估都很容易受审美偏好、心理状态等影响，具有更加明显的主观性。

美容整形患者存在对自身形体外观的不满意、不接受心态。他们通常具有以下心理特征：①对自己的容貌要求苛刻，无法容忍细小的缺点。②对自己的外观容貌过于关注，具有夸大缺点而无视优点的倾向，甚至出现自体感知综合（体像）障碍。③患者过度钟情于自己的明星偶像，期望成为偶像一样的人，要求按照明星的样子整容。以上这些心理特征都反映，患者具有明显的自卑心理。他们不接受自己的现实状态，具有明显的心理问题。

美容整形手术患者除了可以出现与一般外科手术患者类似的心理反应外，他们对手术的目标更不清晰、对手术效果更主观。他们更担心手术疤痕等不良结果，因为他们"本来就不需要治疗"。他们更容易因为治疗效果不尽人意而觉得"得不偿失"等。这些心理特点都可能使美容整形患者出现较一般手术患者更加明显的术前焦虑。

在手术后，一些一过性的躯体症状可能明显影响整形美容患者的心理状态。如手术后手术部位的暂时性肿胀，轻则持续 1~3 个月，重则可达半年以上。在这期间患者可能对他人有意无意的言语、目光过度敏感，出现焦虑、抑郁、易激惹等不良心境，还因此可能触发对手术、对医生、对自己产生愤怒，影响手术后顺利恢复。

在另一方面，由于美容整形患者手术动机不现实、手术目标更主观，容易对手术结果产生过于苛刻、甚至不合理的评价，进而对医生、医院不满，甚至引发医患冲突。此外，社会对美容整形手术的不接纳和排斥也给患者增加心理负担。患者因不想让他人知晓自己接受过美容整形手术而需长年累月背负保密压力。

因此，医生在接受患者进行美容整形手术之前，必须系统、真实地了解患者的治疗动机和期待，认真评价患者动机和期待的现实性，减少手术过程和手术后的意外心理结局。

为减少患者不良心理行为，预防医患冲突，医师必须对以下情况的患者进行恰当的心理干预，不宜贸然进行手术。①患者对自己的容貌和手术结果过于挑剔；②患者对是否手术未下十足的决心；③将某些明星作为整容的模板；④未成年人等无民事行为能力者；⑤具有心理问题和精神障碍者；⑥治疗目标不明确者等。具有以上心理特点的患者较可能对手术效果缺乏正确、理性评价，容易挑剔手术效果，产生心理行为问题。

第五节　致死性疾病患者的心理反应

从被告知患上致死性疾病瞬间开始，患者的一系列心理过程就被启动。患致死性疾病对于个体当然是严重的心理危机事件，其心理反应符合心理危机过程。人类处于心理危机状态时，被触发的主要是最原始的危机应对模式，被称为"逃跑 - 战斗 - 假死"的系列心理行为过程。

1. 否认期　否认是患者对致死性疾病诊断信息的"逃跑"性急性心理反应。当患者被告知患上致死性疾病之后，典型的表现是否认医师告知的诊断结果，认为医师的诊断完全是错误的，或者认为医师把别人的结果错当成是他的等。相应地，患者对自己的病情表现出异乎寻常的平稳情绪，还对医师表现出愤怒情绪。但是如果认真观察会发现，患者并非完全相信自己的判断，他的焦虑和恐惧情绪依然存在。从行为上看，这个阶段的患者可能表现出两个相互矛盾的行为过程：一方面患者拒绝接受医师依据诊断制订的治疗方案；一方面又着急地寻找其他途径以确认他自己的判断。在多次确认诊断结果与原来结果一致后，患者才会逐渐从否认的心理中走出来，开始相信医师诊断是正确的。

否认期持续 1~2 周，一般不超过 1 个月。这个时期的患者不遵医行为明显，这可能让急性疾病患者丧失最好的治疗时机，导致严重后果。因此医生应该及时干预患者过长时间的否认，而短暂、不延误治疗时机的否认则可以被接纳。

2. 愤怒期　在否认期之后，患者逐渐开始清晰地感受到疾病的感觉，体验到诊断的现实感，并开始接受医师的诊断。与此同时，患者开始进入第二个心理适应期—愤怒期。患者愤怒自己身体不争气，愤怒医生医术太差、愤怒家人没照顾好自己，愤怒工作压力太大，愤怒世道不公平只让他得了这么严重的疾病等，因此出现情绪易激惹、甚至骂人打人行为。愤怒期是心理危机通过否认期后，进一步认清现实基础之上的心理状态，是一种"战斗"状态，属于正常的危机心理反应过程。

愤怒期的另一种表现是，患者抱着必定治愈疾病的信念，收集、研究与疾病治疗相关的信息。患者甚至决意遍访名医，搜索民间单方偏方，希望出现治愈疾病的奇迹。

3. 抑郁期　患者经过愤怒期以后进入抑郁期，即假死阶段。这个时期的患者已经基本认清了自己病情的现实，接受了致死性疾病的诊断，表现为无助、情绪低落、思维速度缓慢、沉默寡言、发呆懒动、失眠、食欲不振、甚至出现轻生念头等。

4. 接受期　患者顺利度过抑郁期以后，在接受病情的基础上探索减缓疾病发展、维护生活质量的可能。这是心理进入修复阶段的表现。患者开始能够客观地评价自己和病情，能够较好地接纳、承受病情和疾病带来的问题，积极配合合理治疗，有效控制症状发展速度，保持最好生活状态。

以上被诊断为致死性疾病之后患者的一般心理反应过程，均属于正常的心理反应范畴。不同的患者各阶段经过的时长不同，心理行为表现也各有差异。临床工作者必须详细观察，必要时进行及时、正确干预，减少不良心理行为反应对疾病治疗的阻碍。

⊕ **知识链接**

临终与临终关怀

临终期是临床死亡前的一段时期。临终期的疾病已经无法治疗，患者基本处于等待死亡状态，容易出现心理危机反应，也需要经历否认、愤怒、探索、抑郁和接受五个心理适应过程。

对于临终期患者，医护人员给予临终关怀和姑息治疗。临床工作者需要在理解、接受患者否认和愤怒的基础上，让患者逐渐认清现实，尽快使患者进入心理接受期，避免不必要的治疗，尽量减少患者身体痛苦，增加心理宁静感，满足社会需求，最大限度地维护患者的生活质量，保证患者以平静心态，有尊严地迎接生命的最后时刻。

第六节　传染病患者的心理问题

传染病与其他疾病最大的区别就是它的传染性。疾病的传染性威胁患者日常人际关系，对患者心理产生特征性影响。

1. 一般传染病　传染病患者经常因为患有传染性疾病、成为传染源而被隔离。即使不被隔离，患者也会担心将疾病传染给别人而主动回避与人接触。因此患者容易体验到孤独、寂寞的感觉。具有自卑倾向的患者还会担心被嫌弃或者感觉到被嫌弃。另外，因为传染病往往病程长，显效慢，患者不仅担心治疗效果，还可能为因长时间患病影响家庭和工作而感到内疚。

少部分传染病患者可能出现与以上描述相反的心理行为。他们把自己患传染病的危险和传染他人的危险放在脑后，想做什么就做什么，想去哪里就去哪里，有意无意地让自己成为流动的疾病传播员。医务人员必须尽快发现这类患者，并及时给予有效心理行为干预。引发传染病患者这类心理行为的机制有三：一是患者将愤怒转嫁于人，试图想用传染给别人来表达对社会的愤怒；二是患者一味地想隐瞒自己的病情，未顾及疾病对自己和他人的风险；三是作为对传染病强烈恐惧的下意识防御行为，患者潜意识地隔离对传染病的感受，让自己体验不到恐惧与焦虑。

2. 性传播疾病 性传播疾病经常既具有传染性又具有道德违背性，因此性传播疾病患者具有更加明显而复杂的心理行为反应。他们除了具有一般传染性疾病的心理行为反应以外，还具有更加显著的羞愧感和回避行为。他们的这些不良行为使配偶等处于更加危险的境地，明显提高了社会性传播疾病的控制难度。

像艾滋病这类疾病，既具有传染性，又（可能）具有道德违背性，更具有致死性的疾病，需要对患者的心理行为进行干预。这对患者疾病治疗和家庭社会成员心身健康，具有不容迟疑的必要性。

第七节　产科患者的心理反应

产科患者严格意义上说并不算是患者，因为孕产是生理过程。产科医师应该清晰传递给患者这个信息，这对孕产妇的心理健康意义重大。

1. 孕期的心理反应 孕期的心理变化可以分为前、中、后三个时期。孕后 1~3 个月为怀孕前期。孕前期的前半阶段以喜悦、幻想为主。这阶段孕妇为自己怀孕开心，想象孩子在腹中成长的样子，感觉幸福甜蜜。从孕吐等早孕反应开始，进入孕前期的后半阶段。这阶段由于孕吐、食欲不振、失眠等让孕妇感到恐惧、焦虑。孕妇恐惧呕吐的痛苦，担心早孕反应对自己和胎儿产生不良影响，担心胎儿的健康状况，经常伴随易激惹、依赖等心理行为。

进入怀孕中期，由于早孕反应减少、胎儿发育更加平稳，孕妇的恐惧、焦虑等不良情绪明显减少，心理进入最稳定阶段。胎动让孕妇直观感受胎儿的存在，体验自己孕育生命的奇妙，让孕妇感到幸福和自豪。

在孕期后 3 个月的怀孕后期，孕妇主要有三个方面的心理反应：一是身体活动不方便造成的行动限制，二是担心分娩风险，三是由胎儿过大导致的躯体不适。以上三种原因可能诱发孕妇焦虑、恐惧、孤独感，以及失眠、疲劳等感觉。

2. 分娩期的心理反应 分娩期产妇最恐惧的是分娩疼痛。同时她们还可能担心分娩是否顺利，新生儿是否健康等问题。临床实践表明，分娩前科普教育、分娩体验预告、分娩期间自我放松等心理行为干预具有减少分娩疼痛、增加自然分娩率、促进产妇体力恢复等效果。

3. 分娩后的心理反应 分娩后产妇的心理反应与以下因素有关：①产后内分泌急剧变化；②胎儿娩出引发的丧失感；③初产妇照顾婴儿经验不足；④对长期顺利抚养孩子的信心不足。

产后抑郁是分娩后产妇常见的心理问题之一。产后抑郁发生率为 15%~30%，多发生在产后 6 周之内，有时候可持续到整个产褥期甚至更长。产后抑郁主要表现为抑郁情绪。患者体验为情绪低落、空虚郁闷、对婴儿等兴趣减少甚至丧失、情绪不稳定、易激惹等；患者后悔生育孩子、觉得自己很笨、无法抚养好孩子；患者对自己的生活失去信心、抚养孩子的行为减少甚至缺乏，严重时甚至自伤、自杀。产后抑郁患者还经常伴有失眠、头疼、全身酸痛、耳鸣眼花等躯体功能性症状。产后抑郁不仅损害产妇心身健康，更重要的是它阻碍最初始的母婴心理互动，对婴儿的心理发展可能产生持久不良影响。

孕产是女性特有的生理现象，是女性一生的重大心理事件。面对孕产过程的心理问题，临床医生首先必须给予患者以科学心理健康教育，让患者明确以上心理行为反应的"正常"属性，赋予正性心理意义；给与患者良好心理支持，让患者理解、接纳它们，能够更加心平气和地体验孕产过程。对较严重的抑郁、焦虑情绪障碍患者可给与适量抗抑郁、抗焦虑等药物治疗和心理治疗，减少患者精神症状，维护良好母婴心理互动，保证母婴心理健康。

第八节　精神科患者诊疗心理

精神障碍患者以认知、情感、行为以及人格障碍为主。他们对精神障碍、接受精神科诊疗的心理行为反应与躯体疾病患者不同。

1. 精神科患者的求医行为　患者的疾病自知力与精神科患者求医行为直接相关。大部分重症精神障碍患者对自己的病情缺少自我审查和判断能力。他们不觉得幻觉、妄想是不符合客观事实的。严重抑郁症患者否认他们的过低自我评价是错误的。所以重症精神障碍患者缺少主动寻求医学帮助的动机，呈现被动求医行为甚至需要强制就医。

像焦虑症、强迫症这样的轻症精神障碍患者对自己的疾病具有部分自知力。他们能够觉察自己心理行为不能完全符合客观事实，能觉察自己的某些心理行为活动不受自己调控，具有明显的病感，但是他们并不能清晰明白自己疾病的病因与病理机制。轻症精神障碍患者这种对自身精神病态只具有部分觉察与理解能力的特点，决定了他们的求医行为比重症精神障碍患者主动，但是不如一般躯体疾病患者积极。

第三类精神科患者是失眠、摄食障碍、性功能障碍等心身障碍患者。他们中的很大一部分并不认为这些疾病与精神有关。他们更加主动就诊于内外妇儿各临床专科，而排斥接受精神科治疗。这类患者求医行为问题主要与医学知识缺少有关，也与精神障碍患者病耻感有直接关系。

因为疾病自知力的完整性决定轻重症精神障碍患者求医行为问题的严重程度，所以积极治疗疾病、尽快恢复精神功能是解决精神科患者求医行为问题的核心途径。当然，针对求医行为的认知矫正也非常重要。特别是轻症精神障碍，心理治疗本来就是它的重要治疗方法。至于心身障碍患者，重点要提供给他们更完整、正确的疾病相关知识，减少病耻感，才能解决他们求医行为问题。

2. 精神障碍诊察过程的心理行为特点　当前，大部分精神科医生的诊疗理念依旧是生物医学模式。精神障碍患者的就诊观念更是如此。患者期待的还是"收集病史—体格检查—实验室和影像学等检查—生物学治疗"等过程。但是精神科诊断是以病史资料为主要依据的现象学诊断，缺少"体格检查—实验室和影像学等检查"过程。即使医生建议患者接受躯体方面的检查，大多也是为了排除存在躯体障碍的可能。因此不少患者主动要求医生开具更多的身体检查项目，否则可能会觉得医生不重视病情，怀疑医生的诊疗过程。与此同时，患者可能否认精神科医师详细收集病史（特别是成长史）的必要性，拒绝或者简略提供精神科诊断需要的病史信息。另外，有些患者不理解、不接受精神科诊疗过程使用的问卷量表测查，觉得问卷量表测查内容与病史内容重复，否认这些工作的重要性。

以上精神科诊察过程问题与新医学模式教育与贯彻不彻底有关。精神科医师必须模范执行生物-心理-社会综合医学诊疗理念，通过良好的医患沟通纠正患者错误诊察观念，顺应精神障碍特性，科学开展精神障碍诊察工作。

3. 精神障碍治疗的心理行为问题　在生物医学模式指导下，精神障碍患者依然保持"看病吃药"的老观念。不少轻症精神障碍患者不太接受医生"暂时不需要用药"的建议，对心理治疗、行为调整、运动等非生物学处方重视不够。由于适用于儿童的药物品种缺少、治疗疗效不够确实，轻症精神障碍少年儿童患者及其监护人如果拒绝选择心理治疗等非生物学治疗，将明显降低治疗方案的科学性、有效性，阻碍治疗进程。

与躯体疾病患者相比，精神科患者的遵医行为明显不良。除了与精神障碍性质有关以外，这个现象还与患者对精神科治疗的期待不合理密切相关。到目前为止，精神分裂症、心境障碍甚至创伤后应激障碍等绝大部分精神障碍的生物学病理机制都不明确。精神科药物等生物治疗的靶向不清晰。大多数药物治疗的明显起效时间需要 2~3 周甚至 1~2 个月，疗效也主要显示在阳性症状消退方面，而且一旦药物过早撤除就容易导致症状复发等。这些特点与一般患者快速、有效、长久治愈的期望值不匹配。许多精神科患者在治疗早期只是按照初始剂量使用几天以后，就自主判断药物治疗无效而停药或者换药。这不能满足精神科药物足量、足疗程的基本用药要求。过早判断药物疗效，从而造成"未显效就放弃"的结局。这种现象延误治疗时机，消磨患者治疗信心，使不少精神障碍患者得不到科学有效治疗。

保守的生物医学模式并非精神科患者特有，但这对精神障碍的治疗危害特别突出。所以精神科医生应该优先、自觉承担起改变患者健康疾病观念的任务，在每次处方后必须告知患者执行医嘱后的可能体验、起效时期和疗效感觉，保证患者完整执行治疗方案。

在医学临床实践过程中，患者的心理行为反应错综复杂，既有共性又有特异性。临床医生应该善于觉察、熟练判断，及时解决患者可能出现的阻碍正确诊断、科学治疗、有效康复过程的心理行为问题，提升临床诊疗成效。

目标检测

答案解析

一、选择题

1. 传染病患者最特征的心理行为问题是（　　）
　　A. 认知歪曲　　　　　B. 心境问题　　　　　C. 人际困扰　　　　　D. 不遵医行为

2. 最利于术后恢复的手术前焦虑水平是（　　）
　　A. 高度焦虑　　　　　B. 中度焦虑　　　　　C. 轻度焦虑　　　　　D. 无焦虑

3. 下列患者中，最容易出现疗效判断偏差的是（　　）
　　A. 内科患者　　　　　B. 外科患者　　　　　C. 美容患者　　　　　D. 产科患者

4. 影响精神障碍患者求医行为的最主要因素是（　　）
　　A. 疾病严重程度　　　B. 疾病发展时期　　　C. 疾病核心症状　　　D. 疾病自知力

5. 慢性病患者最特征的心境是（　　）
　　A. 抑郁　　　　　　　B. 恐惧　　　　　　　C. 焦虑　　　　　　　D. 易激惹

二、问答题

1. 躯体疾病可能通过哪些途径影响患者的心理行为？

2. 急性、慢性病患者的心理有哪些特征？

3. 被诊断为致死性疾病的患者一般需要经过哪些阶段的心理适应过程？

4. 产后抑郁患者有哪些临床表现，有哪些不良影响，如何处理？

5. 精神障碍患者的求医行为有哪些特点？

（林贤浩）

书网融合……

本章小结　　　　　　　　题库

第九章 常见异常心理现象

PPT

📖 学习目标

1. **掌握** 异常心理的概念；异常心理的研究内容；异常心理的区分原则及判断标准。
2. **熟悉** 认知障碍、情感障碍、意志与行为障碍以及意识障碍的临床表现。
3. **了解** 异常心理分类的原则及主要诊断系统以及异常心理的医学心理学分类。
4. 学会常见异常心理的主要特征，具备常见异常心理的识别能力。

➡️ 案例引导

　　临床案例 某男，22岁，大三学生，头脑里充满着各种体验，感觉和想法，沉溺于奇异的幻想中，脾气古怪。虽与同宿舍同学相处近三年，但从不和他们一起聊天、谈话，看到同学也不打招呼，也很少见同学、老乡来找他。他离群独处，冥思苦想，偶尔与人交谈，亦不能与人合拍，说的全是些"玄论"，令人莫名其妙。他性格孤僻，对人冷漠，又很怕羞、敏感，从不肯在公共场合露面，也没有什么知心朋友。他一味我行我素，行为怪异。

　　讨论 此学生的心理正常吗？出现了什么问题？

第一节 异常心理概述

一、异常心理的概念

　　异常心理又称变态心理，是指个体的心理过程和心理特征发生异常改变，大脑的结构或功能失调；或是指人对客观现实反应的紊乱和歪曲，属于变态心理学的研究范畴。在人体内外存在着各种能影响人心理状态的因素，在有害因素的影响下，人的心理活动会出现不同程度的创伤，心理活动的完整性、心理与外界环境的统一性会遭到破坏，这就可能出现心理活动的偏离，丧失正常心理活动功能，从而无法保证人的正常生活，而以其异常的心理表现随时破坏人的心身健康。异常心理的实质是大脑器质性或功能性变化，或是人不能正确地反映客观现实。反映了个人自我概念和某些能力的异常以及社会人际关系和个人生活上的适应障碍。

　　异常心理的研究内容如下：①解释异常心理和行为发生、发展和变化的原因及规律；②揭示异常人格形成过程机制；③制定划分正常和异常心理判断的有效标准；④为预防和治疗各种异常心理的有效方法及策略提供研究参考。变态心理学研究的对象，同时也是精神病学的对象。但是，针对同样的对象，两门学科各自的侧重点不同。变态心理学作为心理学的分支学科，侧重研究和说明异常心理过程和人格特征的心理、社会原因及其发生机制。而精神病学作为医学的分支，主要研究异常心理的生物学机制、诊断、治疗、转归和预后。

常见精神障碍发病率暴增 50 倍，精神卫生形势严峻

进入 21 世纪后的调查数据显示，常见精神障碍的患病率显著高于早年，有的病种甚至增至50 倍之多，如 1993 年报告的情感性精神病终身患病率为 0.83‰，2000 年世界卫生调查的结果是4.1%。以精神分裂症为代表的严重精神障碍则变化不大。于 2015 年完成的全国最新流行病学调查结果显示 5 类主要精神障碍中现患率最高的为焦虑障碍（4.98%），而后依次为心境障碍（4.06%）、酒精和药物使用障碍（1.94%）、间歇性暴发性障碍（1.23%）、精神分裂症及其他精神病性障碍（0.61%）。65 岁老年期痴呆患病率为 5.56%。近年报告的结果与国际上其他地区具有可比性，但总体上低于美国和欧洲发达国家。我国对国民心理健康也进行了关注。

二、正常心理和异常心理的判断标准

判断一个人的心理是否异常，只有将他的心理现象或行为，与他所处客观环境和文化背景中被社会认可的行为常规作比较，加之他一贯的行为方式和人格特征加以比较，才能判断他有无异常心理。目前根据以下几种标准，从原则和方法上确定是否存在异常心理现象。

1. 常识性的区分　非专业人员对正常与异常心理的区分，主要依据日常生活经验。尽管这种做法不太科学，但也不失为一种方法。假如出现以下几种情况，可考虑为异常心理：①出现离奇怪异的言谈、思想和行为；②呈现过度的情绪体验和表现；③自身社会功能不完整；④影响他人的社会生活。

2. 心理学的区分　我国著名的临床心理学家郭念锋教授提出三条原则作为确定正常与异常心理的依据。

（1）**主观世界与客观世界的统一性**　因为心理是客观现实的反映，所以任何正常心理活动或行为，必须就形式和内容上与客观环境保持一致性。不管是谁也不管是在怎样的社会历史条件和文化背景中，如果一个人说他看到或听到了什么，而客观世界中当时并不存在引起他这种知觉的刺激物，那么，就可认为这个人的精神活动不正常。他很可能产生了幻觉。另外，如果一个人的思维内容脱离客观现实，或思维逻辑背离客观事物的规律性，这时就可认为他可能产生了妄想。这些都是观察和评价人的精神或行为的关键，心理学上称它为统一性（或同一性）标准。人的精神或行为只要与外界环境失去同一性，必然不能被人理解。在精神科临床上，把有无"现实检验能力"作为鉴别心理正常与异常的指标。因为若要以客观现实来检验自己的感知和观念，必须以认知与客观现实一致性为前提。

（2）**心理活动的内在协调性**　人类的心理活动被心理学家们人为地分为认知、情绪情感、意志行为等部分，但它自身确是一个完整的统一体。各种心理过程之间是协调一致的，这种协调一致性，保证人在反映客观世界过程中的高度准确和有效。比如遇到一件值得庆幸的事情，在感知它时应该有愉快的情绪体验，同时伴有愉快的表情与相应的行为举止。这样，就可以说他有正常的精神与行为。如果不是这样，一边用低沉的语调，向别人述说令人愉快的事；或者对痛苦的事，做出快乐的反映。这就可以说他的心理过程失去了协调一致性，称为异常状态。

（3）**人格的相对稳定性**　人格特征是一个人在长期成长与发展过程中所形成的自己独特的为人处世的习惯方式，并具有一定的稳定性，一般没有重大外界变革是不会改变的。如果在没有明显外部原因的情况下，一个人的人格相对稳定性出现问题，就要怀疑这个人的心理活动出现了异常。这就是说，可把人格的相对稳定性作为区分心理活动正常与异常的标准之一。如一个用钱很仔细的人，突然挥金如土；或一个待人接物很热情的人，突然变得很冷淡。而在他的生活环境中，找不到足以促使他发生改变的原因。那么，就可以说，他的心理活动已偏离正常轨道。

3. 异常心理的判断标准　虽然正常和异常心理是一个渐变的连续体，其区别往往是相对的，但是既然两者之间存在着相对的界限，那么区分心理正常或异常就是可能的了。通常按以下几条标准进行判断。

（1）经验标准　这里的经验标准指两个方面。其一是患者的主观体验，如有的人觉得自己压抑、焦虑、不愉快或没有明显原因而出现不适感，或自己不能适当地控制自己的情绪或行为时，因而主动寻求他人的支持和帮助，或在专业人员的帮助下能明了自己确实存在问题，有正常心理的人其特点是有主观的"自知之明"。相反，在某些情况下没有这种不舒适感反而可能表示有异常心理，如亲人丧亡或因学业不及格而退学时，如果一点没有悲伤或忧郁的情绪反应，也需考虑其有异常心理。其二是医生的主观经验，即医生根据自己的经验做出心理正常还是异常的判断。当然这种判断具有很大的主观性，其标准因人而异，即不同的医生有各自判断行为是否正常的参照体系。不过对于大多数患者来说，不同医生由于接受过专业教育以及通过临床实践的经验积累，仍可取得较为一致的看法。

（2）统计学标准　判断一个人心理是否正常，最明显的标志就是拿他的心理活动和大多数人的心理活动进行比较和对照，看他在某些情况下的心理活动同大多数人是不是一致的。在普通人群中，对人们的心理特征进行测量的结果呈正态分布，居中的大多数人属于正常心理，而远离中间的两端被视为异常。因此决定一个人的心理正常或异常，就以其心理特征偏离平均值的程度来决定。虽然心理异常是相对的，但是它是一个连续的变量。偏离平均值的程度越大，则越不正常。所谓正常与异常的界限是人为划定的，这是基于心理测验的结果来进行判断的。统计学标准提供了心理特征的数量资料，比较客观，也便于比较，操作也简便易行。因此，受到很多医学心理学家的欢迎。但这种标准也存在一些明显的缺陷，例如，智力超常的人尽管在人群中是极少数，但很少被认为是病态。再者，有些心理特征和行为也不一定呈正态分布，而且心理测量的内容同样受社会文化的制约。所以，统计学标准也不是普遍适用的。

（3）客观检查标准　客观检查标准就是将症状数量化，以数字来表示，是比较客观和可靠的指标。它包括两方面的内容：一是生理和组织的检查指标，主要反映了大脑的生理功能和结构特点。因为大脑是心理的器官，大脑的生理功能和组织结构有损伤就必然要影响到心理活动。如果经过检查发现了某一方面的阳性证据，同时发现有相应的异常心理表现，那就要用大脑生理和组织的检查指标作为标准来肯定异常心理的存在。二是心理的检查指标，通常可以用心理测验工具和心理实验仪器来进行检查。到目前为止，比较能为大家所公认、所接受的是使用智力测验、记忆测验、人格量表等来进行检查。然而，由于人的心理活动十分复杂，心理检查指标也只能作为参考，如同大多数医学实验室检查结果一样，只具有辅助诊断价值。

（4）社会适应标准　人总是生活在特定的社会环境中，会依照社会生活的需要来适应环境和改造环境。因此，正常人的行为应符合社会准则，并能按照社会要求和道德规范行事，即其行为符合社会常模，是适应性行为。如果一个人由于器质的或功能的或两者兼而有之的缺陷，使得个体能力受损，不能按照社会认可的方式行事，导致与社会不相适应的行为后果，则认为此人有异常心理。这里正常或异常主要是与社会常模比较而言的。

如上所述，在正常心理与异常心理的判别上，很难找到一个十全十美、客观一致的标准。但以上的每一种标准均有一定的使用价值，故应相互补充。

三、异常心理的分类

根据世界卫生组织的估计，在同一时间，有20%～30%的人有不同程度的心理行为异常表现，其表现是多种多样的，有的比较轻微，有的比较严重。关于异常心理的分类，在不同的学科中，分类也不尽相同。目前在我国医学临床诊断上使用的异常心理分类方法有三种：①世界卫生组织（WHO）制定的《国际疾病分类》第 11 版（ICD – 11）；②由美国精神病学会（APA）制定的《精神障碍诊断与统计手册》第 5 版（DSM – 5）；③中华医学会于 2001 年制定的神障碍诊断与分类系统，称为《中国精神障碍分类与诊断标准》第 3 版（Chinese Classification and Diagnostic Criteria of Mental Disorders，CCMD – 3）。这三种诊断与分类系统作为官方的工具，可供精神病学和心理学等相关学科共同使用。三种分类系统的病类不完全相同，如表 9 – 1 所示。

表 9 – 1　CCMD – 3、ICD – 11 与 DSM – 5 的比较

CCMD – 3	ICD – 11	DSM – 5
0 脑器质性精神障碍	6A00 – 6A0Z 神经发育障碍	1 神经发育障碍
1 精神活性物质或非成瘾性物质所致精神障碍	6A20 – 6A2Z 精神分裂症和其他原发性精神病性障碍	2 精神分裂症谱系及其他精神病性障碍
2 精神分裂症（分裂症）和其他精神病性障碍	6A40 – 6A4Z 紧张症	3 双相及相关障碍
3 心境障碍（情感性精神障碍）	6A60 – 6A8Z 心境障碍	4 抑郁障碍
4 癔症、应激相关障碍、神经症	6B00 – 6B0Z 焦虑和恐惧相关障碍	5 焦虑障碍
5 心理因素相关心理障碍	6B20 – 6B2Z 强迫及相关障碍	6 强迫及相关障碍
6 人格障碍、习惯与冲动控制障碍、性心理障碍	6B40 – 6B4Z 应激相关障碍	7 创伤及应激相关障碍
7 精神发育迟滞与童年和少年期心理发育障碍	6B60 – 6B6Z 分离障碍	8 分离障碍
8 童年和少年期的多动障碍、品行障碍、情绪障碍	6B80 – 6B8Z 喂食及进食障碍	9 躯体化症状及相关障碍
9 其他精神障碍和心理卫生情况	6C00 – 6C0Z 排泄障碍	10 喂食及进食障碍
	6C20 – 6C2Z 躯体痛苦与躯体感觉障碍	11 排泄障碍
	6C40 – 6C5Z 物质相关及成瘾障碍	12 睡眠 – 觉醒障碍
	6C70 – 6C7Z 冲动控制障碍	13 性功能失调
	6C90 – 6C9Z 破坏性行为及品行障碍	14 性别烦躁
	6D10 – 6D11 人格障碍	15 破坏性、冲动控制及品行障碍
	6D30 – 6D3Z 性欲倒错障碍	16 物质相关及成瘾障碍
	6D50 – 6D5Z 做作性障碍	17 神经认知障碍
	6D70 – 6E0Z 神经认知障碍	18 人格障碍
	6E20 – 6E2Z 与怀孕、分娩或产褥期有关的精神行为障碍	19 性欲倒错障碍
	6E40 与其他疾病相关的精神行为障碍	20 其他精神障碍
	6E60 – 6E6Z 继发于其他疾病或障碍的精神行为障碍	21 药物所致的运动障碍及其他的药物不良反应
		22 可能成为临床关注焦虑的其他情况

　　国内医学心理学领域主要根据心理偏移常态的程度不同，将异常心理由轻到重大致分为以下几个大类。

　　1. 轻度精神障碍　是一类与心理社会因素密切相关的、程度较轻的心理障碍，如强迫症及相关障碍、焦虑障碍等。这类障碍较轻的原因是，这些心理障碍患者生活能力及社会功能基本完好，可以照常生活、工作，与正常人区别不是太大，其大多有自知力，求治心强烈。对于这部分患者采用心理和药物的联合治疗效果较好。

2. 严重精神障碍　是因各种因素，使人的精神活动功能严重受损而导致的一类精神障碍。如精神分裂症、情感性精神病等。这类疾病一般表现为自身精神活动各方面的不协调，也可表现为人与外部现实环境之间不能正常地接触和反应，其生活功能受损较重，一般需要药物为主的治疗。

3. 心理生理障碍　是由于心理社会因素的作用而导致的躯体器质性病变以及躯体功能性障碍。这类疾病的发生、发展以及转归过程中都与心理因素的刺激有关，如各种心身疾病。这类疾病的治疗原则是心身同治。

4. 躯体器质性疾病伴发的精神障碍　即由大脑器质性损害和一些躯体疾病伴发的精神障碍。如甲状腺功能亢进等疾病伴发的精神障碍。这类障碍的治疗是以躯体疾病治疗为主，同时辅以心理治疗。

5. 人格障碍　指人格特征明显偏离正常。这种异常行为模式明显影响其社会功能与职业功能，造成对社会环境的适应不良，患者为此感到痛苦，并已具有临床意义。

6. 行为问题和不良的行为习惯　即影响健康的行为习惯。对身体、心理、社会各方面带来危害的常见的不良行为有：烟瘾、酒瘾、厌食和贪食、网络成瘾等。

7. 特殊条件下产生的精神障碍　包括在药物、催眠、航空等特殊条件下产生的精神障碍。如饮用酒精、吸食海洛因等状态下的心理障碍。

最后说明确一下，这七类概念之间的划分其实是相对的，相互之间有交叉或重叠之处。

第二节　认知障碍

一、感知觉障碍

（一）感觉障碍（disorders of sensation）

1. 感觉过敏（hyperesthesia）　是对外界一般强度的刺激感受性增高，感觉阈值降低，如感到光线特别刺眼，声音特别刺耳，难以忍受。多见于焦虑障碍、转换障碍等。

2. 感觉减退（hypesthesia）　是对外界一般刺激的感受性降低，感觉阈值升高，严重时达到感觉缺失（anesthesia）的程度。感觉缺失最常见于转换障碍，还可见于神经系统疾病、抑郁状态、木僵状态及催眠状态等。

3. 感觉倒错（paraesthesia）　对外界刺激产生与正常感觉相反的感觉。如对凉水的刺激感到烫手。多见于转换障碍。

4. 内感性不适（senestopathia）　是躯体内部（如肠道、关节、皮下）产生的各种不舒适和（或）难以忍受的异样感觉，性质难以描述，没有明确的局部定位。多见于精神分裂症、抑郁状态、脑外伤后综合征等。

（二）知觉障碍（disorders of perception）

1. 错觉（illusion）　指对客观事物歪曲的知觉体验。正常人在感知条件不良（如光线暗淡）和心理状态（如恐惧、紧张及期待等）的作用下可产生错觉，经验证后可以认识纠正。病理性错觉常在意识障碍时出现，带有恐怖性质。如"杯弓蛇影""草木皆兵"，谵妄患者把输液塑料管看成一条蛇等。

某男，55 岁，因晚上失眠，突感喉咙窒息感被送入某大学附属医院急诊科治疗，医生给予强的松龙等药物静滴。凌晨时，患者突然看到输液管像一条白蛇从上而下进入自己体内，看到病房内来往的人披头散发像鬼一样来回走动，感到紧张恐惧。此患者是在药物作用下出现的错觉，把输液管看成是蛇，病房内的人看成是魔鬼了。

2. 幻觉（hallucination）　指没有现实刺激作用于感觉器官时出现的知觉体验。

（1）根据其所涉及的器官不同，幻觉可分为幻听、幻视、幻嗅、幻味、幻触及内脏性幻觉。临床上最常见的是幻听，幻视次之，其他幻觉较少出现。

①幻听（auditory hallucination）：最常见。包括言语性和非言语性幻听。临床上言语性幻听比非言语幻听更常见。可见于多种精神障碍，其中评论性幻听、议论性幻听和命令性幻听为精神分裂症的重要症状，重性抑郁、脑外伤性精神障碍、精神活性物质所致精神障碍也常出现幻听。

②幻视（visual hallucination）：幻视可以同外界事物的形象一样，也有的幻视无明确的具体形态和结构。在意识障碍时，幻视多生动鲜明，具有恐怖色彩，多见于器质性病变或精神活性物质所致精神障碍。在意识清晰时出现的幻视见于精神分裂症。

某女，14岁，因多次划伤自己胳膊，多疑敏感三个月就诊。交谈时患者述及经常在自己屋内看到一中年女鬼，披头散发，为此天天恐惧害怕。某次与其家人游逛古城，突然看见有一男性持刀站在河中央，为此恐惧躲藏，但家人根本没有发现此种情况。此患者是在意识清晰状态下出现幻视，罹患精神分裂症。

③幻嗅（olfactory hallucination）：患者闻到一些难闻的气味，如腐烂尸体的气味，烧焦物品的气味等，常继发于精神分裂症。单一出现的幻嗅，可见于颞叶癫痫或颞叶肿瘤。

④幻味（gustatory hallucination）：患者尝到食物或水中具有某种特殊的怪味。幻味多见于精神分裂症。

⑤幻触（tactile hallucination）：患者感到皮肤或黏膜上有虫爬、针刺、电灼等异常感觉。幻触常见于精神分裂症和癫痫等脑器质性精神障碍。

⑥内脏性幻觉（visceral hallucination）：产生于身体内部性质很明确、部位很具体的异常知觉。如感到肠扭转、肝破裂、肺内有虫等，多见于精神分裂或严重抑郁发作。

某男，22岁，在校大学生，其父亲患有精神分裂症。近一半年来总感到上课注意力不能集中，同学总是在背后议论自己。而且自己总是感到心脏发生扭曲，而且有时候感到自己心脏裂了个口子，血液一滴滴地向下流，非常痛苦，焦躁不安。此患者感到心脏裂口是内脏性幻觉的表现，患有精神分裂症。

（2）按幻觉的性质可分为真性幻觉和假性幻觉。

①真性幻觉（genuine hallucination）：患者体验到幻觉来自于外界，幻觉形象鲜明、清晰生动，幻觉是通过感觉器官而获得的，与客观事物一样。

②假性幻觉（pseudo hallucination）：患者体验到幻觉产生于自己的脑内、腹部或是颈部等主观空间，幻觉形象不够鲜明生动、轮廓不清晰，而且不是通过感觉器官而获得的。例如某女性患者总听到一个男的在自己嗓子里发出骂人的声音，但不是通过耳朵听到的。

3. 感知综合障碍（psychosensory disturbance）　指患者对客观事物能感知，但对某些个别属性如大小、形状、距离、空间位置等产生错误的感知，多见于癫痫。

（1）视物变形症（metamorphopsia）　患者感到外界事物的形状、大小、体积等出现了改变，如看到鹅头都成了蛇头，人的头如同猴子头一样。

（2）空间知觉障碍　患者感到周围事物的距离发生改变，如候车时汽车已驶进站台，而患者仍感觉汽车离自己很远。

（3）时间感知综合障碍　患者对时间的快慢出现不正确的知觉体验。如感到时间在飞逝，似乎置身于"时空隧道"之中，外界事物的变化异乎寻常地快。

（4）非真实感（derealization）　患者感到周围事物和环境发生了变化，变得不真实，像是一个舞台布景，周围的房屋、树木等毫无生气，视物如隔了一层帷幔；周围人像没有生命的木偶一样等。见于抑郁症、精神分裂症等。

二、思维障碍

思维（thinking）是人脑对客观事物间接的、概括的认知过程，是人类认识活动的最高形式。思维的间接性就是通过其他事物的媒介，借助于已有的知识经验，去认识事物共同的本质属性或非本质属性，预见和推动事物发展的进程。

思维障碍（thinking disorder）是精神科常见症状，临床表现多种多样，大体可以分为思维形式障碍和思维内容障碍。

（一）思维形式障碍

1. 思维形式障碍（disorders of the thinking form）

（1）思维奔逸（flight of thought） 指思维联想速度加快、数量增多、内容丰富生动，表现为说话滔滔不绝、口若悬河、出口成章。患者自诉脑子反应特别快，特别灵活，好像机器加了"润滑油"，会感到"舌头跟不上思想的速度"。说话的主题极易随环境而改变时称为随境转移，按某些句子在意义上的相近而转换主题时称意联，按某些词汇的音韵毗连而转换主题时称音联。多见于躁狂发作。

（2）思维迟缓（inhibition of thought） 指思维联想速度减慢、数量减少和困难，表现为言语减少，语速缓慢，语声微弱，反应迟钝。患者自觉脑子变笨，像"生了锈的机器，转不动了"。常见于抑郁障碍。

（3）思维贫乏（poverty of thought） 指思维内容空洞，概念与词汇贫乏，表现为沉默少语、语词空洞单调或词穷句短，对问题以"不知道""没什么""还可以"等简单作答。见于精神分裂症、痴呆及精神发育迟滞。

（4）病理性赘述（circumstantiality） 指思维过程中主题转换带有黏滞性，停滞不前，迂回曲折，过分关注问题的细枝末节，做不必要的、过分详尽的赘述，以致使问题的主要内容被掩盖。多见于癫痫、老年痴呆。

（5）思维散漫（looseness of thought） 指思维联想的目的性、连贯性和逻辑性障碍，表现为联想松弛，内容散漫，缺乏主题，对问题的叙述不中肯、不切题，以致使别人感到交谈困难，弄不清其谈话的主题和用意。多见于精神分裂症。严重时可发展成思维破裂。

某女，45 岁，精神分裂症。当问她为什么有一天突然把家里的东西都扔出去。她回答："我很好脾气，考虑到孩子，把孩子打发走，然后我老公做大臣，我当皇后，大臣靠国家养活，不要东西了。"此患者讲话的连贯性较差，出现思维松散。

（6）思维破裂（splitting of thought） 患者在意识清楚的情况下，思维联想过程破裂，缺乏内在意义上的连贯性和应有的逻辑性，表现为患者的言语或书写虽在结构和语法上正确，但主题与主题之间，甚至语句之间，缺乏内在意义上的联系，使人根本听不懂，也无法理解。如在意识障碍的背景下出现与思维破裂相似的表现，称之为思维不连贯。

（7）思维中断（blocking of thought） 患者无意识障碍，又无明显外界干扰等原因，思维过程突然中断，表现为患者说话时突然停顿，片刻之后又重新说话，但内容不再是原来的话题。这种思维中断并不受患者的意愿支配，可伴有明显的不自主感。若患者有当时的思维被某种外力抽走的感觉，则称为思维被夺。多见于精神分裂症。

（8）思维插入（thought insertion） 和强制性思维（forced thought） 思维插入指患者体验到有某种思维不是属于自己的，不受患者意愿的支配，被外力强行塞入其大脑内。若患者体验到大脑中强制性涌现大量毫无意义的思维内容，称为强制性思维。往往突然出现，迅速消失。多见于精神分裂症。

（9）思维扩散（diffusion of thought）和思维被广播（thought broadcasting）　患者感到自己的思想一出现便尽人皆知，与人共享，毫无隐私可言，为思维扩散。如果患者认为自己的思想是通过广播而扩散出去的，为思维被广播。常为精神分裂症的重要症状。

某男，22岁，精神分裂症。患者随其舅舅在某地开车，某晚开车与其他货车发生刮碰，被对方司机威胁，其感到后怕，于当晚没告诉任何人跑回家中。回家后闭门不出，经常害怕，晚上无法入睡。一个月后开始打骂父母，并说我就发生这么点事，你们告诉了外人，我出去后看到全村人都在传播我的这点事。父母向其解释说从来没告诉过别人关于他发生车祸的事，但其不信，仍经常对父母打骂。患者认为发生车祸的事情被全村人播散。出现思维扩散的症状。

（10）病理性象征性思维（pathologic symbolic thinking）　患者以一些具体的概念、行为和动作来表达某些抽象的、特殊的概念，不经本人解释，任何人都无法理解。常见于精神分裂症。

某男，17岁，精神分裂症。其父亲用自行车带其来门诊就诊。下了自行车，患者用脚画个圈，在圈内吐口唾液，迈过圈向前走。问其原因，他回答说："有一伙人欺负我，我画个圈将他们圈起来，用唾液将他们淹死，然后把他们踩在脚下。"

（11）语词新作（neologism）　患者自创一些文字、图形或符号，并赋予特殊的概念。多见于精神分裂症。

（12）逻辑倒错性思维（paralogism thinking）　患者的思维缺乏逻辑性，既无前提也无根据，或因果倒置，推理离奇古怪，不可理解。多见于精神分裂症。

临床上还可以见到其他表现的思维形式障碍，如持续言语、重复言语、刻板言语、模仿言语等。

2. 思维内容障碍　思维内容障碍主要包括妄想和强迫思维。妄想（delusion）是一种在病理基础上产生的歪曲信念，病态的推理和判断。患者的信念没有客观现实基础，内容与事实不相符，但其坚信不疑；内容均涉及其本人，总是与个人利害有关；具有个人独特性；因文化背景和个人经历而有所差异，但常有时代色彩。临床常见的妄想包括以下内容。

（1）被害妄想（delusion of persecution）　是最常见的妄想。患者坚信自己被迫害，迫害的手段主要有监视、跟踪、下毒、诽谤等。患者受妄想的支配可出现逃跑、拒食、控告、自卫、自伤、伤人等行为。

（2）关系妄想（delusion of reference）　也称牵连观念（idea of reference），患者将周围环境一些实际与其无关的事物都认为与他有关，如把别人说的话、报纸上的文章、不相识者的举动等，都认为与他有一定的关系。常与被害妄想交织在一起。

（3）嫉妒妄想（delusion of jealousy）　患者无中生有地坚信自己的配偶对自己不忠实，另有所爱。为此，患者跟踪监视配偶的日常生活，检查配偶的日常生活用品，甚至暴力拷问私通情人的证据。可见于精神分裂症、老年性痴呆及偏执性精神病等。

（4）钟情妄想（delusion of being loved）　患者坚信自己被异性所钟情，即使遭到对方的严词拒绝也毫不置疑，反而认为对方是在考验自己对爱情的忠诚度，对方多数是比自己地位高的异性。

（5）内心被揭露感（delusion of being revealed）　也称被洞悉妄想。患者认为其内心的想法及自己的私密活动，在自己没有说出来的情况下就被别人所获悉。虽然患者说不出如何被人探知的，但确信已经尽人皆知，甚至搞得满城风雨，所有人都在议论自己。

（6）物理影响妄想（delusion of physical influence）　又被称为被控制感。患者认为自己的思想、情感和意志行为都受到外界某种力量的影响，如受到电波、超声波或特殊的先进仪器的控制而不能自主。

（7）夸大妄想（delusion of grandeur）　患者认为自己具有非凡的才智、至高无上的权利和地位、大量的财富和发明创造，或是名人后裔。可见于躁狂症、精神分裂症、脑器质性精神障碍患者。

（8）非血统妄想（delusion of nonconsanguinity）　患者坚信自己不是具有血缘关系的父母亲所生，自己的亲生父母另有其人，且多为名人。有的患者坚信自己是历史著名人物的后裔，不相信任何证明目前亲生关系的证据。多见于精神分裂症。

（9）罪恶妄想（delusion of guilt）　又称自罪妄想。患者毫无根据地坚信自己犯了严重的错误或不可饶恕的罪行，应受到严惩，认为自己罪大恶极，死有余辜，以致坐以待毙，或者拒食自杀。多见于重性抑郁。

某男，42岁。诊断为抑郁症。患者原是某村乡村卫生所负责人，在其带领下，卫生所发展非常好。某年，其私自给卫生所工作人员每人分了2000元奖金。事后失眠，怕此事被村委会发现。某日，其到村书记家中，对村书记说："书记，我犯错误了，带领卫生室人员贪污了钱。"然后其详细向村书记说明过程，要求村书记把自己送到法院、派出所。村书记说："你们辛苦了一年了，也应该得到奖金，我们不收回，你也没犯错误。"患者回家后，又到派出所及法院承认自己的错误，要求判刑。

（10）疑病妄想（hypochondriacal delusion）　患者毫无根据地坚信自己患了某种严重的躯体疾病或不治之症，为此到处求医，即便反复地详细检查也无法证实其患有疾病，但都不能纠正其信念。多见于精神分裂症、重性抑郁等。

除妄想外，思维内容障碍的另一类常见症状是强迫思维。强迫思维（obsessional thought）表现为患者感到脑子里反复持续产生某些思想、冲动或意象，明知没有必要，并努力试图摆脱，但是始终无法摆脱，为此痛苦万分。常见于强迫人格或强迫症。

三、注意障碍

注意（attention）是心理活动对某种事物的指向和集中。注意并不是独立的心理活动过程，而是伴随心理过程并在其中起指向作用的心理活动。常见的注意障碍为以下几个方面。

1. 注意增强（hyperprosexia）　为主动注意的增强，有两种情况：一种是注意指向外在的某些事物，如具有被害妄想者对周围的一切现象特别关注和警惕；另一种是指向患者本身的某些生理活动，如具有疑病观念者对自身细微的生理变化过分关注。多见于精神分裂症，躯体症状及相关障碍等。

2. 注意减退（hypoprosexia）　为主动及被动注意的兴奋性减弱，或注意难于在较长时间内集中于某一事物。多见于抑郁发作、精神分裂症等。

3. 注意涣散（divergence of attention）　为主动注意明显减弱，即注意力不集中，表现为患者不能把注意集中于某一事物并保持相当长的时间，以致注意很容易分散。可见于注意缺陷多动障碍和精神分裂症。

4. 注意狭窄（narrowing of attention）　指注意范围显著缩小，当集中注意于某一事物时，不能再注意与之有关的其他事物。多见于意识障碍和智能障碍患者。

5. 注意转移（transference of attention）　为被动注意的兴奋性增强，表现为注意不能保持恰当的范围和足够的稳定性，很容易受外界环境的影响而注意的对象不断转换。多见于躁狂发作。

四、记忆障碍

记忆（memory）是人脑对经历过的事物的识记、保持、再认和重现（回忆），是一种积极能动的心理活动。人脑不仅对外界信息的摄入是有选择的，且对信息的处理是动态变化的，是不断编码、加工和贮存的。输入到脑海中的信息只有经过编码才能记住，只有当输入的信息汇入已有知识结构时才能在人脑中巩固下来。记忆障碍通常涉及记忆过程的各个部分，常见记忆障碍包括以下几种。

1. 记忆增强（hypermnesia）　病理性记忆增强，对病前不能够且不重要的事也能回忆起来。常见于躁狂症和偏执状态患者。

2. 记忆减弱（hypomnesia） 指记忆的四个基本过程普遍减退。最常见于脑器质性精神障碍，如痴呆患者，也可见于正常老年人。

3. 遗忘（amnesia） 指部分或全部地不能够回忆以往的经验，是一种记忆的丧失。表现为顺行性遗忘、逆行性遗忘、进行性遗忘、界限性遗忘。前两类多见于脑损伤，进行性遗忘主要见于痴呆，界限性遗忘指对生活中某一特定阶段的经历完全遗忘，与某些痛苦体验有关，见于分离障碍等。

4. 错构（paramnesia） 是一种记忆的错误，患者对过去曾经历过的事件，在发生的地点、情节特别是在时间上出现错误回忆，并坚信不疑。多见于老年性、动脉硬化性、脑外伤性痴呆和酒精中毒性精神障碍。

5. 虚构（confabulation） 指由于遗忘，患者以想象的、未曾亲身经历的事件来填补自身经历的记忆缺损。患者把另一时间发生的事件、或从来与本人无关的事件说成是某一时间发生的事件。虚构患者对自己虚构的内容也不能记住，故其叙述的内容常发生变化，且易受暗示的影响。多见于各种原因引起的痴呆。当虚构与近事遗忘、定向障碍同时出现时称作科萨科夫综合征（Korsakoff syndrome），又称遗忘综合征。多见于慢性酒精中毒精神障碍、颅脑外伤后所致精神障碍及其他脑器质性精神障碍。

五、定向力障碍

定向力（orientation）指一个人对时间、地点、人物以及自身状态的认识能力。时间定向包括对当时所处时间如白天或夜晚、日期、季节的认识；地点定向或空间定向是指对所处地点的认识，包括学校、医院、楼层等；人物定向指辨认周围环境中人物的身份及其与患者的关系；自我定向包括自己姓名、性别、年龄及职业等状况的认识。

定向力障碍是指对环境或自身状况的认识能力丧失或认识错误，是意识障碍的一个重要标志。以老年痴呆为例，一个人存在定向力障碍却不一定有意识障碍。

六、自知力问题

自知力（insight）又称内省力，指患者对自己精神障碍的认识和判断能力，即能否察觉或识别自己有病和精神状态是否正常，能否正确分析和判断自己的哪些表现和体验属于病态。焦虑障碍等精神障碍的患者一般自知力是保存的，有积极的求治欲望，但精神分裂症等重型精神障碍的自知力是缺乏的。

自知力是判断精神障碍严重程度和好转程度的重要指标之一。临床上可通过自知力的恢复程度来判断患者的疾病是否好转。精神障碍完全康复的指标之一是自知力完全康复。

七、智能障碍

智能（intelligence）是人们获得和运用知识解决实际问题的能力，包括在经验中学习或理解的能力，获得和保持知识的能力，迅速而又成功地对新情景做出反应的能力，运用推理有效地解决问题的能力等。它涉及感知、记忆、注意和思维等一系列认知过程。

临床上常常通过检查患者的一般常识、理解力、判断力、分析概括力、计算力、记忆力等对智能水平进行初步判断，也可以通过测量智商（intelligence quotient, IQ）对智力进行定量评价。

临床上，智能障碍可分为智力发育障碍和痴呆两大类。

1. 智力发育障碍（disorders of intellectual development） 是指在生长发育成熟以前（18 岁以前），由于各种致病因素，如遗传、感染、中毒、头部外伤、内分泌异常或缺氧等因素的影响脑的发育，致使智能发育停留在一定的阶段。随着年龄增长其智能明显低于正常的同龄人。

2. 痴呆（dementia）　　指在大脑发育成熟后或智能发育正常之后（18 岁以后），由于有害因素的影响导致大脑器质性损害，造成智力全面减退。临床主要表现为抽象、理解、判断推理能力下降，记忆力、计算力下降，后天获得的知识降低，工作和学习能力下降或丧失，甚至生活不能自理，有些伴有行为精神症状，如情感淡漠、行为幼稚及本能意向亢进等，但没有意识障碍。

（1）全面性痴呆　　大脑的病变主要表现为弥散性器质性损害，智能活动的各个方面均受到损害，从而影响到全部精神活动，常出现人格的改变。定向力障碍及自知力缺乏。可见于阿尔茨海默病（Alzheimer's disease，AD）、麻痹性痴呆等。

（2）部分性痴呆　　大脑的病变只侵犯脑的局部，智能损害仅涉及智能活动的某些方面。如血管性痴呆的早期，患者只产生记忆力减退、理解力削弱、分析综合困难等，但其人格仍保持良好，定向力完整，有一定的自知力。当痴呆严重时，临床上很难区分是全面性或部分性痴呆。可见于血管性痴呆、脑外伤性痴呆等。

（3）假性痴呆　　在强烈的精神创伤后，部分患者可产生类似痴呆的表现，而大脑组织结构无任何器质性损害。经治疗后，痴呆表现很容易消失。包括刚塞综合征及童样痴呆。刚塞综合征指对问题给予近似回答，往往给人以故意或开玩笑的感觉。童样痴呆是以行为幼稚，模仿幼儿的言语行为特征的痴呆。

第三节　情感障碍

一、概述

情绪和情感是人对客观事物的态度体验和伴随的心身变化。它具有主观体验、外部表现和生理变化。在心理学中，情绪和情感往往作为同义词使用。情绪和情感在程度、性质、稳定性等方面出现问题可表现出各种情感症状。

二、常见的情感症状

情感障碍可出现情感活动在程度、性质和稳定性等方面的改变，常见的情感障碍症状包括以下几个方面。

1. 情感高涨（elation）　　指情感活动明显增加，表现为不同程度的病态喜悦，总是兴高采烈，似乎没有发愁的事情，对任何事情都感兴趣，语言高昂、眉飞色舞、喜笑颜开、表情丰富，伴有言辞夸大，言语和活动显著增多等。多见于躁狂发作。

2. 情感低落（depression）　　患者表现为情绪消沉、忧心忡忡、愁眉苦脸、唉声叹气，对事情总是予以悲观评价；患者主观上感到心情沮丧，无论什么事情都难以令自己高兴起来，对任何事情都不感兴趣，伴有自我评价过低、丧失自信心、悲观失望等。多见于抑郁发作。

3. 焦虑（anxiety）　　是指在缺乏相应的客观因素情况下，患者表现为顾虑重重、紧张恐惧，以至搓手顿足，似有大祸临头，惶惶不可终日，伴有心悸、出汗、手抖、尿频等自主神经功能紊乱症状。多见于焦虑障碍。

4. 恐惧（phobia）　　对外界事物产生超出正常范围的恐惧，虽然自知不必如此，但仍然无法防止其发生，且难以控制，同时伴有明显的自主神经功能紊乱以及强烈的回避意向和行为。多见于恐惧障碍。

5. 情感淡漠（apathy）　　表现为面部表情呆板、对周围发生的事物漠不关心，即使与自己有利害关系也无动于衷。多见于精神分裂症衰退型。

6. 易激惹（irritability） 表现为微小刺激就产生强烈的情感反应，多为激动、不满、愤怒、发脾气等。多见于人格障碍、躁狂发作。

7. 情感脆弱（emotional fragility） 一般在细微的外界刺激，甚至常因无关紧要的事件而感动得伤心流泪或兴奋激动，无法克制。多见于脑器质性精神障碍。

8. 情感倒错（parathymia） 指情感反应与外界刺激的性质完全相反，情感表现与其内心体验或处境不相协调。例如听到亲人死亡哈哈大笑。高兴地谈论别人伤害或谋害自己。多见于精神分裂症。

第四节　意志与行为障碍

一、意志障碍的常见类型

意志（volition）是人们自觉地确定目标，并根据目标来支配、调节自己的行动，克服各种困难以实现目标的心理过程。一般把意志品质归纳为自觉性、果断性、自制性和坚持性四个方面。

1. 意志增强（hyperbulia） 指意志活动增多。往往与其他精神活动密切相关，在病态情感或妄想的支配下，患者持续坚持某些行为，表现出极大的顽固性，如有嫉妒妄想者坚信配偶有外遇，而长期对配偶进行跟踪、监视、检查等。

2. 意志减退（hypobulia） 指意志活动减少。患者表现出动机不足，积极主动性及进取心降低，对周围一切事物都兴趣索然，不愿活动，严重时连日常生活也懒于料理。常与情感淡漠或情感低落有关，见于抑郁症、慢性精神分裂症。

3. 意志缺乏（abulia） 指意志活动缺乏。患者对任何活动都缺乏动机和要求，生活被动，需别人督促和协助，严重时没有本能的要求，行为孤僻、退缩，常与其思维贫乏、情感淡漠同时出现。主要见于单纯型精神分裂症、精神分裂症晚期、痴呆。

4. 矛盾意向（ambivalence） 患者对同一事物同时产生两种相互对立的、矛盾的意志活动，但患者对此毫无自觉，也从不自动地加以纠正。多见于精神分裂症。

二、行为障碍

行为是一系列动作的有机组合，是为了达到一定目的而进行的复杂的随意运动。如点头，挥手等。动作和行为既有区别又有联系，故往往被同时联合使用，称为动作行为。人们的动作行为受到动机和目的的制约，并与认知、情感和意志活动保持一致。常见的动作行为障碍如下。

1. 精神运动性兴奋（psychomotor excitement） 指精神活动的全面增强或脱抑制，行为动作和言语活动增加。

（1）协调性精神运动性兴奋　指患者行为动作和言语活动的增加与思维、情感活动协调一致，并和环境相联系，不令人讨厌。其行为是有目的的，可理解的，整个精神活动是协调的。多见于躁狂症。

（2）不协调性精神运动性兴奋　是指患者言语、动作和行为的增多与思维、情感不相协调，其动作单调杂乱，无动机及目的性，使人难以理解，整个精神活动是不协调的，与外界环境也不相称。可见于精神分裂症、伴意识障碍的器质性疾病。

2. 精神运动性抑制 指行为动作和言语活动的减少。

（1）木僵（stupor）　指言语活动和行为动作的完全抑制或减少，常保持一个固定的姿势，缄默不语。轻度木僵者表现为问之不答、唤之不动、表情呆滞，但在无人时能自动进食，能解大小便，也称作亚木僵状态，可见于严重抑郁症、反应性精神障碍及脑器质性精神障碍。严重时患者不语、不动、不食，面部表情固定，不主动排便，对刺激缺乏反应。更严重的能达到蜡样屈曲状态（waxy flexibility），表现为丧失任何随意动作，肢体任人摆布，并保持摆布后的任何姿势不变，即使是不舒服的姿势，也较长时间地似蜡像一样维持不动，对任何刺激都没有反应，甚至没有防御反射以致身体受损。患者可因长时间不闭目而角膜溃疡，不吞咽唾液而口腔溃疡，不排尿而膀胱破裂。还有的会产生"空气枕头"的症状，即如将患者头部抬高似枕着枕头的姿势，患者可维持很长时间，此类患者意识清楚，病愈后能回忆。多见于紧张型精神分裂症。

（2）违拗症（negativism）　患者对于指令和要求都不予执行，且表现出抗拒及相反的行为。若患者对医生的要求都加以拒绝而不做出行为反应，称作被动违拗（passive negativism）。若患者的行为反应与别人的要求完全相反时称作主动违拗（active negativism）。如要求患者向前走时他反而向后退行。多见于紧张型精神分裂症。

（3）缄默症（mutism）　患者不用言语回答问题，缄默不语，但有时用手势或以书写进行交流。常见于精神分裂症和分离障碍。

3. 刻板动作（stereotyped act）　指患者机械刻板地重复某一单调的动作，这个动作并没有什么指向性和意义，常与刻板言语同时出现。多见于紧张型精神分裂症。

4. 模仿动作（echopraxia）　患者毫无目的、毫无意义地模仿别人的动作或表情，常与模仿言语同时存在。多见于精神分裂症。

5. 持续动作（perseveration）　当周围人又向患者提出新的要求后，患者依然重复地做刚才所做的动作，常与持续言语同时出现。

6. 作态（mannerism）　指患者表现出与其年龄和处境不相符的幼稚愚蠢行为，做出古怪的、愚蠢的、幼稚的和做作的动作、姿势、步态与表情，如做怪相、扮鬼脸、怪腔怪调地说话等，给人以故意装腔作势感。多见于精神分裂症。

7. 强迫性动作（compulsive act）　这是一种违反本人意愿，反复纠缠出现的动作，患者清楚地知道，做这些动作完全没有必要，努力设法摆脱，但徒劳无益，为此感到非常痛苦，有迫切的治疗要求。常见于强迫症，也可见于精神分裂症早期。

8. 冲动与攻击行为（impulsive and aggressive acts）　冲动行为常突然出现，与处境或心理社会诱因不相称，行为前毫无准备、未加思考，也没有任何意识的抵抗和选择，行为难以令人理解。广义的攻击行为包括有目的、有意图地或试图对他人或自身，或其他目标进行伤害、破坏性言语或行为。可见于精神分裂症、情感性精神障碍、人格障碍等。

第五节　意识障碍

意识（consciousness）是指个体对周围环境、自身状态感知的清晰程度及认知反应能力，大脑皮质及网状上行激活系统的兴奋性对维持意识起重要作用。

意识障碍可分为自我意识和环境意识两种障碍。自我意识障碍包括人格解体、交替人格、双重人格和多重人格、人格转换。对周围环境的意识障碍包括意识清晰度降低、意识清晰度降低伴随范围缩小或内容变化，其中以意识清晰度降低为主的意识障碍有嗜睡、混浊、昏睡、昏迷，以意识范围改变为主的有朦胧状态，以意识内容改变为主的有谵妄状态、梦样状态。

一、以意识清晰度降低为主的意识障碍

1. 嗜睡（drowsiness）　意识清晰度水平轻微降低。患者在安静环境下多处于睡眠状态，受刺激后

可立即醒转，并能进行正常的交谈，但内容简单，一旦刺激消失便又进入睡眠状态。

2. 混浊（confusion）　意识清晰度轻度受损。患者反应迟钝、思维缓慢，注意、记忆、理解均存在困难，有周围环境定向障碍，能回答简单问题，对复杂问题茫然不知所措。吞咽、角膜对光反射尚存在，也可出现原始动作如吸吮、伸舌、强握和病理反射等。

3. 昏睡（sopor）　意识清晰度水平明显降低，环境意识及自我意识均丧失。患者对一般刺激没有反应，只有强痛刺激才能引起防御性反射，如用手指压患者眶上缘内侧时，可引起面肌防御反射。角膜、睫毛等反射减弱，对光反射、吞咽反射仍存在。深反射亢进，病理反射阳性。可出现不自主运动及震颤。

4. 昏迷（coma）　意识完全丧失。痛觉反应和随意运动消失，任何刺激均不能引起反应，吞咽反射、防御反射，甚至对光反射均消失，可出现病理反射。

二、意识清晰度降低伴随范围缩小或内容变化的意识障碍

1. 朦胧状态（twilight state）　指患者的意识清晰度的降低，并伴有意识范围缩窄。患者在狭窄的意识范围内，可有部分正常的感知体验和行为，但对除此之外的事物难以正确感知、判断和评价。表现为联想困难、表情呆板或迷惘，有定向障碍，片断的幻觉、错觉、妄想以及相应的行为，也可有焦虑或欣快的情绪。常忽然发生、突然中止、反复发作，持续数分钟至数小时，事后遗忘或部分遗忘。

2. 谵妄状态（delirium）　在意识清晰度降低的同时，出现大量的错觉、幻觉。以幻视多见，视幻觉及视错觉的内容多为生动而鲜明的形象性情境，如见到昆虫、猛兽等，内容常具有恐怖性，患者常产生紧张、恐惧情绪反应，出现不协调性精神运动性兴奋；思维不连贯，理解困难，有时出现片断的妄想。谵妄状态往往夜间加重，具有昼轻夜重的规律。

3. 梦样状态（oneiroid state）　指在意识清晰程度降低的同时伴有梦样体验。患者完全处于幻觉幻想中，外表好像清醒，但就像做梦一样，与外界失去联系。对其幻觉内容过后并不完全遗忘，持续数日或数月。

目标检测

答案解析

一、选择题

1. 多见于脑器质性精神障碍的症状是（　　）

　　A. 情感高涨　　　　　B. 情感脆弱　　　　　C. 情感淡漠　　　　　D. 情感低落

2. 临床上最常见的幻觉是（　　）

　　A. 幻听　　　　　　　B. 幻嗅　　　　　　　C. 幻触　　　　　　　D. 幻味

3. 科萨科夫综合征多见于（　　）

　　A. 慢性酒精中毒　　　B. 抑郁障碍　　　　　C. 痴呆　　　　　　　D. 癫痫

4. 判断心理正常与异常的标准是（　　）

　　A. 经验标准　　　　　B. 统计学标准　　　　C. 医学标准　　　　　D. 社会适应标准

二、问答题

1. 记忆障碍的种类有哪些？

2. 异常心理的研究内容有哪些？

3. 妄想的定义和常见种类有哪些?

（张旺信）

书网融合……

本章小结　　　　题库

第十章　医患关系与医患沟通

PPT

📖 学习目标 --

　　1. 掌握　医生、护士角色的概念与特点，医生角色冲突；患者角色的概念与内涵，患者角色适应与适应不良；患者的求医与遵医行为；医患关系的概念与特点；医患关系模式；医患沟通的概念与原则。

　　2. 熟悉　医护角色的心理与行为特征；患者的心理行为特点；医患关系的现状与和谐医患关系的建立；医患沟通的过程、方法与技巧。

　　3. 了解　医生的权利与义务；患者的权利与义务；人际关系的概念、特点与发展阶段；医患沟通的作用。

　　4. 学会处理医患关系和做好医患沟通的方法与技巧，具备基本的医患关系协调和医患沟通能力。

⇒ 案例引导 ---

　　临床案例　金某，女，28岁，一次因感冒在某卫生室就诊，医生听诊后发现"心脏有轻微收缩期杂音"，但未进行解释。之后不久，其母在某医院就诊时发现有"风湿性心脏病"并伴有"心脏杂音"，遂认为自己和母亲一样，患有严重"心脏病"，可能是遗传，常表现出心慌、胸闷、气短等不适，多次到医院要求诊治其"心脏病"。

　　讨论　导致金某出现上述表现的原因有哪些，金某的表现属于哪类疾病觉察行为，为什么？

　　医生、护士、患者三者共同构成了医疗过程中的利益共同体。通过患者的求医行为与医护人员的医疗护理行为的互动，共同构成了医患关系。在这种关系中，医患双方均具有一系列的行为期待和行为表现，这种期待和表现受其心理活动的支配。

第一节　医生、护士与医护角色

一、角色与医护角色

（一）角色

　　角色（role）一词原指演员在戏剧舞台上按照剧本的规定所扮演的某一特定人物。"角色"被引入到社会心理学领域后，一般说明个体在社会舞台上的身份与地位，并产生了社会角色的概念。社会角色（social role）是社会心理学的一个专用术语，是在社会系统中与一定社会位置相关联且符合社会要求的个人行为模式。角色是个体社会属性的一种体现，其构成离不开特定的社会情景和人际关系，社会情景是复杂多变的，角色的构成也是相对的。同一个体在不同的社会情景下，可能会承担不同的社会角色。个体与环境相互作用过程中的角色学习、角色扮演和角色冲突则是社会角色形成的实质过程。

《《

⊕ 知识链接

角色学习、角色扮演与角色冲突

　　角色学习（role learning）是在特定的社会环境和互动中掌握角色的行为规范、权利与义务、态度与情感、知识与技能的过程。角色学习是角色扮演的基础，也是角色形成的重要条件。角色扮演（role-playing），是一种人与人之间的社交活动，可以以任何形式进行（游戏、治疗、培训等），在活动中，参与者通过对角色的扮演，可以获得快乐、体验以及宝贵的经历。角色冲突（role conflict）是个体扮演的某个角色或同时扮演几个不同角色时，由于不能胜任而发生的矛盾和冲突。

（二）医生角色

　　医生（doctor）是掌握医疗卫生知识，从事疾病预防和治疗的专业人员的统称。医生角色（doctors' role）是指在医患关系中占据主导地位，通过遵从诊断、治疗相关的职业规范对患者负责的特定群体及其表现出的外在行为模式。医生角色不同于医生，医生是一种职业称呼，只有从事该职业的个体处于疾病的诊疗过程之中，并对患者承担特定的诊疗责任时，才承担起了医生角色。掌握医学知识和专业技能并取得相应的执业许可资格是医生角色的必要条件。防病治病、维护人们的身心健康是社会赋予医生角色的职责，离开了这一背景与前提，医生角色也就无从谈起。医生角色一般包括三个层次：首先是期望角色，即社会赋予医生的行为规范和行为模式，如《中华人民共和国医师法》规定的"医师应当坚持人民至上、生命至上，发扬人道主义精神，弘扬敬佑生命、救死扶伤、甘于奉献、大爱无疆的崇高职业精神，恪守职业道德，遵守执业规范，提高执业水平，履行防病治病、保护人民健康的神圣职责"。这种理想的规范和模式通常比个人的实际实践水平要高；其次是领悟角色，即每位医生对自身角色权利义务和行为模式的理解与领悟，受个人文化背景、素质、认知能力、社会经历和环境等因素的影响；其三是实践角色，即表现角色，它是医生个人在职业、岗位上实际表现出的角色行为，是客观存在的，通常会与理想角色存在一定的差距。

　　1. 医生角色的特点　医生角色具有以下特点：①自致性，作为一职业角色，医生角色是个体经过自身努力而获得的；②规定性，医生角色的规定性体现在两个方面，一是医生对疾病诊疗必须严格按照医学科学知识进行，二是医生职业的行为规范要受法律法规、行业规范等约束；③表现性，医生的角色功能要通过履行治病救人的职能等外在行为表现出来；④自觉性，所有的职业角色都应以自觉角色的状态出现为宜，医生角色也不例外。

　　2. 医生角色的职业特征　美国社会学家帕森斯（T. Parsons）认为医生角色具有四个方面的职业特征：①技术的专门性，个体能够扮演医生角色首先是因为其经过了专门的职业学习和技术训练，并获得了同行的认可，这也确立了医生在医疗过程中的主导地位；②情感的中立性，要求医生在情感上与患者保持适当的距离，在疾病诊断和治疗过程中保持客观的态度；③对象的同一性，尽管所服务的对象在国籍、种族、地位等方面有所不同，但对待服务对象应一视同仁；④职能的专一性，医生的工作职能是疾病诊治，不应把其职能范围扩大到医务工作以外。

　　3. 医生的权利与义务　社会角色是一整套权利、义务的规范和行为模式的整合，医生在执业活动中同样也要享有应有的权利并承担相应义务。

　　（1）**医生的权利**　医生的权利是法律赋予的，包括7个方面。①在注册的执业范围内，进行医学诊查、疾病调查、医学处置、出具相应的医学证明文件（包括出生、死亡等），选择合理的医疗、预防、保健方案。这是医生最基本的权利之一。②获取劳动报酬，享受国家规定的福利待遇，按照规定参加社会保险并享受相应待遇。③获得符合国家规定标准的执业基本条件和职业防护装备。④从事医学教育、研究、学术交流。⑤参加专业培训，接受继续医学教育。⑥对所在机构的工作提出意见和建议，依法参与所在机构的民主管理。⑦法律、法规规定的其他权利。

（2）医生的义务　权利和义务是相辅相成的，医生在享有权利的同时，也要履行以下相应的义务。①树立敬业精神，恪守职业道德，履行医师职责，尽职尽责救治患者，执行疫情防控等公共卫生措施。②遵循临床诊疗指南，遵守临床技术操作规范和医学伦理规范等。③尊重、关心、爱护患者，依法保护患者隐私和个人信息。④努力钻研业务，更新知识，提高医学专业技术能力和水平，提升医疗卫生服务质量。⑤宣传推广与岗位相适应的健康科普知识，进行健康教育和健康指导。⑥法律、法规规定的其他义务。

4. 医生角色冲突　医生角色冲突是指在医生角色的扮演过程中，角色之间或角色内部发生了矛盾、对立和抵触，妨碍了角色扮演顺利进行的一种现象。在日常工作中，医生不仅要处理好与其他社会角色的关系，还要协调好自身的多重角色。由于现实环境中各方利益的不断碰撞，使扮演医生角色的个体不可避免地感到矛盾、冲突和紧张，甚至无所适从，于是产生了角色冲突。医生的角色冲突可以表现为与医院管理者、同事等角色间的冲突，也可以表现为医生自身所承担的多重角色之间的冲突。国内针对北京某公立医院的一项研究（2012）显示，98%的医生感受到了中高度角色冲突，过高的角色期望、工作负荷过大、工作资源配置不当等是促成医生角色冲突的主要原因。

（三）护士角色

护士（nurse）是指经执业注册取得护士执业证书，依照规定从事护理活动，履行保护生命、减轻痛苦、增进健康职责的卫生技术人员。护士角色（nurse role）则是指护士在其护理执业活动中应具有的与其职业相符合的社会行为模式。护士角色的发展经历了从中世纪的慈母、修女、侍者形象到19世纪南丁格尔开创护理专业后所形成的"白衣天使"形象。

1. 护士角色的特点　护士角色的特点及护士的权利与义务与医生类似但又有不同，与医生角色相比，护士角色最大的特点在于其有较强的从属性。这种从属性主要体现在：①疾病诊治过程中发现患者病情变化或危急情况时，应及时通知医生。②诊疗护理活动中采用的处理措施需得到医生的批准。③不能取代医生开展疾病的诊断与治疗。④大部分工作是在医生的"医嘱"要求下发生的，紧急情况下可采取力所能及的急救措施。⑤治疗原则被确定后，其护理工作对疾病的转归和预后起到重要的作用。这种从属性是相对的，并不是对医生的机械遵从，而是要发挥好在医患之间的纽带作用。

2. 护士的角色职责　护士角色职责则是指护士所承担的一种职业责任。《国际护士伦理规范》中规定的护士基本职责：健康促进、疾病预防、维护健康和减轻痛苦。中国的《护士伦理准则》要求是提供全人护理，履行保护生命、减轻痛苦、促进健康、预防疾病的护理宗旨。概括来说，在现代护理中，护士的角色职责主要有照顾者、执行者、教育者、咨询者、沟通者及保护者等。①照顾者：这是护士的本质角色，尽管现代护士虽然被赋予多种角色，但"照顾者"角色却是亘古不变的，照顾是护理的根本属性。因此，护士应为患者提供各种合理的护理照顾，满足其基本的健康需要，如身体清洁、维护呼吸、供应营养、安抚情绪等。②执行者：护士是许多诊疗措施的执行者，但又并非机械执行，如果在执行中发现医嘱违反法律法规或者诊疗技术规范，应当及时向开具医嘱的医生提出，必要时向上级医生或管理部门汇报。③教育者：即进行健康教育的义务。④咨询者：能辨别患者存在的常见心理压力或问题，并提供必要的心理照护和咨询。⑤沟通者：不仅要求护士要做好护患沟通，还要协助做好医护之间、医患之间甚至是医生间的沟通。⑥保护者：保护患者的合法权利不受侵害和保障患者的合理需求得到满足。

二、医护心理与行为

医护人员的心理素质和身心健康水平是其履行角色职责的重要因素，良好的心身状态有利于医护人员在疾病的防治中发挥更积极的作用。因此，医护人员在做好日常生活工作的同时，也要注意培养自身的良好行为习惯和心理素养。

1. 有崇高的理想　医护工作的职业特点决定了医护人员要把患者的利益、人民的健康放在第一位。每位医护人员都应端正自己的处世态度，树立崇高的理想，通过树立崇高理想和建立良好的人生观、价值观及世界观，为自己所选择职业提供心理动力支持。

2. 保持情绪的稳定　积极的情绪对于良好的行为具有促进作用，消极的情绪则相反。医护人员应善于觉察、辨别自身情绪，增强自我情绪管理的能力。稳定的情绪不仅有利于向患者传递正能量，促进医患沟通，和谐医患关系；也有利于医护人员保持饱满的精神状态、敏锐的观察力，临危不乱地有序工作，减少工作失误，提高工作效率。

3. 养成良好的性格　意志顽强、善于自控、果断理智、正直诚恳等是从事医护职业者所需的性格特质。医护人员应注意进行良好性格的培养，对工作应要满腔热情、认真负责、果断机智、沉着冷静、作风严谨；对患者应当正直诚恳、热情有礼、乐于助人；对自己应当开朗、自信、自尊、自强。

4. 有敏锐的观察力　医护人员应具有敏锐的观察力，掌握科学的观察方法。通过对患者生理指标、外在言行等方面的准确观察，有利于医务人员更好地了解患者的心身状况，正确地判断病情与疗效等。

5. 掌握有效的沟通技巧　沟通是医务人员必备的一项基本技能，信息化的社会背景下有时还需要医务人员具备一定的信息沟通素养。良好的沟通有助于和谐医患关系，增强患者战胜疾病的信心。

6. 形成科学的临床思维　临床思维包括认识、判断、决策和验证等几个过程。整个过程中离不开分析、综合、类比等科学的思维方法。要形成科学的临床思维，除了要掌握丰富的专业知识和技能外，进行思维能力培养、提升实践经验、加强前沿知识的学习也是必不可少的途径。

7. 养成良好的行为规范　一要养成健康的行为方式，以更好应对工作压力，保持身心健康。二要注意树立良好的角色形象，衣着得体、形象端庄、态度和蔼、语言交流清晰流利是医护人员应具备的基本职业形象。不应做有损其职业形象和患者信任的行为。三要养成良好的职业行为习惯，医学是一门严谨的科学，对从业人员的诊疗、护理操作行为规范有着严格的要求，职业活动中应严格遵守职业行为规范，不应出现违规操作、过度诊疗、收受红包等违规违法行为。

第二节　患者与患者心理

一、患者与患者角色

1. 患者　患者（patient）是指患有疾病、忍受疾病痛苦的人，即与医疗系统发生关系的、正在寻求医疗帮助且患病的人。

2. 患者角色　患者角色（patient role）又称患者身份，是指患者在患病和治疗康复的过程，通过与医务人员、家庭、社会之间互动而产生的一种社会角色。患者角色包括三个要素：①患有明确的生理或心理疾病；②疾病得到医学上的确认和社会的认可；③患者接受患病的事实，并表现出特定的患病行为。

在患者角色理论中，帕森斯认为病痛为一种反功能的异常行为。他认为患者角色的内容包括以下四个方面。①可从常规社会角色中解脱出来，并减轻相应的社会责任；②一般对陷入疾病状态无主动责任，因为通常个体对疾病本身无法有效控制；③有义务力求痊愈，患者应主动追求恢复常态，应避免出现借病逃避责任的情况；④应寻求可靠的治疗帮助，与医生、护士等合作，共同战胜疾病。由此可见，患者角色既有从常态社会职责中解脱出来的权利，又有积极求医以便早日康复的义务。

3. 患者的权利与义务 患者角色也具有相应的角色的权利和义务。

（1）患者的权利 ①平等享受医疗的权利：任何患者都平等享有基本的诊治、护理的权利。②知情同意权：患者对自己所患疾病的性质、严重程度、治疗情况及预后有知悉的权利，也有权拒绝一些诊治手段或试验性治疗，无论其是否有益于患者。③要求保守医密的权利。④免除一定社会责任的权利：患者有权根据病情暂时或长期地免除部分社会责任，同时有权得到各种相关福利保障。⑤受尊重和理解的权利：患者不应该受到歧视，尤其是性病、传染病、精神障碍等疾病的患者。⑥诉讼和索赔的权利：若有充足的理由和证据，患者及其家属有权对医生的诊治行为提出质疑，有权向卫生行政部门提出申请异议或向司法机关提出诉讼，如存在医疗差错、事故，有权提出经济赔偿和其他相关要求。

⊕ **知识链接**

知情同意权

知情同意权由知情权和同意权两个密切相连的权利组成。知情权是同意权得以存在的前提和基础，同意权又是知情权的价值体现。强调患者的知情同意权，主要目的在于通过赋予医疗机构及其医务人员相应的告知义务，使患者在了解自己将面临的风险、付出的代价和可能取得的收益的基础上自由做出选择，从而维护患者的利益，改变患者相对弱势地位。知情同意权的行使一般包括五个要素，分别为：信息告知、患者的表意能力、患者对信息的充分理解、自愿、明确具体的同意决定。

（2）患者的义务 ①保持和恢复健康的义务：有些疾病与人的生活方式和自我保健有密切关系，因此，患者有义务选择合理的生活方式，养成良好的生活习惯，尽快恢复并保持健康。②配合诊治的义务：患者求医行为发生后，有责任配合诊治，传染病、精神障碍等疾病的患者，必要时还需要强制接受诊治或隔离。③尊重医务人员的义务：患者应当尊重医务人员的劳动，尤其是对医务人员人格要尊重；同时患者还有遵守医院规章制度，维护医院正常秩序的义务。④支持医学科学发展的义务：人类既是医学科学研究的主体，又是医学研究的客体。医务人员常常需要对一些罕见病、疑难病进行研究。新药的使用、新疗法的推广以及医学生的培养，都需要患者的积极配合。

二、患者的心理行为特点

患者患病后可出现系列特有的心理行为反应。

（一）疾病行为

个体从感知到自身患病到疾病康复全过程中所表现出来的一系列行为被称为疾病行为（illness behavior），可分为以下两个阶段。

1. 疾病觉察行为 也称为病感，是指个体感到患病的主观体验，是促使患者去求医的直接原因。有"病感"不一定患有相应的疾病，根据产生的原因及个体的认识不同，病感可分为三类。①主动病感：是指个体无论是否患有疾病，稍有不适时即表现出明显的疾病觉察行为，可表现为责任和义务的放弃和适应能力的下降，常主动就医。②病感否认：个体尚未对所患疾病产生明显病感，或有病感但对疾病认识不足或出于工作等其他原因出现病感掩饰。③医源性病感：指由于医务人员的言行不当而导致患者担心患有某些疾病并产生病感。

2. 求医行为 求医行为（health-seeking behavior）是指个体得知自己处于疾病状态后或出于保健的原因而进行的寻求医疗帮助的行为。出现求医的原因主要有以下几方面。①躯体原因：自我感觉不适或病痛并影响社会生活，个人无法解除；②心理原因：产生心理问题或疾病，导致求医行为；③社会原因：社会公害疾病、传染病等对社会保健产生现实或潜在的危害，或出于保健需要而导致求医行为。

（1）求医行为的分类 患者患病或有病感后，是否主动采取求医行为，受很多因素的影响。一般根据是否由患者主动求医将求医行为分为三种类型。①主动求医：指个体产生不适感或病感时，主动寻求医疗帮助的行为。多数求医行为属于这一类型。疑病观念、诈病的个体也可出现主动求医行为。②被动求医：患病后不愿或不能主动求医，由家长、家属或他人的劝说或帮助下寻求医疗帮助的行为。常见于对自身疾病认识不足、昏迷、儿童、精神障碍、经济困难的患者群体。③强制性求医：指个体虽知道自身患有对本人或社会、公众构成危害的疾病，但不愿求医，而被他人强制送医的行为。如部分传染病患者、无自知力的重性精神障碍患者等。

（2）影响求医行为的因素 ①症状的特点：症状的强度、持续时间、发生的部位、对个体功能的影响程度等均可影响患者的求医行为。②对症状的认识与评价：个体对症状的感知程度越明显、病感越强，越可能积极求医。③社会经济因素：经济状况及社会支持程度也会影响求医行为，社会支持差、经济条件差、无医疗保险、无力承担医疗费用的患者更倾向于选择花费少的医院就医或不就医。④医疗机构的特点：医疗机构的医疗水平、服务态度、可利用性、可接受性等也是影响患者就医的因素，多数患者会选择医疗条件好、服务态度佳的医疗机构。⑤患者的心理社会特征：年龄、文化背景、人格特质、心理状态等均可影响就医行为。

3. 遵医行为 遵医行为（compliance behavior）是患者对医务人员治疗方案的配合、依从程度和执行程度。遵医行为反映了患者对于医务人员诊疗行为的认同度，是患者就医行为的重要组成部分。因为疾病的诊治不单依靠医务人员，还需要患者积极参与和配合。与遵医行为相对的是不遵医行为（non-compliance behavior），是指患者未积极遵守医疗建议或违背医务人员建议的行为。影响遵医行为的因素主要包括三个方面。

（1）患者因素 ①年龄：儿童青少年和老年患者发生不遵医行为较多，婴幼儿患者由于有家人的监督，不遵医行为较少。②文化程度：文化程度低的患者由于缺乏对疾病正确的认识，不遵医行为发生率较高。研究发现，患者对疾病的治疗方案不能理解时，会主动放弃治疗。③病感与病程：病感越强，病程越短，遵医行为越好；反之则越差。④患者期望：如果治疗方法和效果与患者的期望差距太大，更容易不遵医。⑤经济状况：经济状况不好的患者可能会通过减少药物用量来减轻经济负担，导致遵医程度的下降。

（2）医护人员因素 ①技能和职业素养：医护人员的技能和职业素养越高，患者的遵医行为越好。如在诊疗过程中给患者带来不能接受的痛苦，使其失去安全感和信任感时，会产生不遵医行为。②医嘱内容的合理性：医嘱内容与诊疗方案越简单合理、易于理解，患者的遵医行为越好，反之亦然。

（3）医患关系 医患关系的好坏直接影响患者的遵医行为。遵医行为的改善不是强制实行遵医行为，而是应重视患者在治疗方案制订过程中的参与，强调医患间的良性互动。医患关系越融洽，患者对医生信任度会越高，遵医行为也会更好。

（二）情绪反应

情绪变化往往是患者患病后最为敏感且常见的一种心理反应，多表现为情绪不稳及焦虑、抑郁、恐惧等负性情绪。

1. 焦虑　焦虑是个体面对现实的潜在挑战或威胁时的一种情绪反应，是各类疾病患者常见的情绪反应之一。对疾病的担忧、对检查结果的不理解或不接受、医院环境的不良刺激、创伤性诊疗措施、患者的不良心理素质等均是导致焦虑的原因。

2. 抑郁　抑郁以情绪低落为主要特征，在生理方面也可表现出睡眠障碍、食欲性欲减退及自主神经功能紊乱症状；在行为上可表现出活动水平下降、言语减少、兴趣减退及回避他人等。抑郁亦是患者常见的情绪反应之一，抑郁情绪的产生与患者患病后面临的可能或实际的丧失有关。因为患病意味着失去健康或身体器官的完好性，还可能造成经济损失和影响社会功能。

3. 恐惧　患者的恐惧多与住院、损伤性检查、手术疼痛和后果、生活能力可能受损等有关。个体在恐惧时常会伴有血压升高、心悸、呼吸急促、尿急、尿频等生理反应，过度恐惧会影响疾病的恢复。

4. 敏感　患病后，患者常因原有社会角色的改变而导致自我价值感和自尊心会挫，变得比较敏感，非常重视其他人的态度。

5. 愤怒　愤怒是个体受挫后产生的一种常见情绪体验。治疗受挫的患者更容易产生愤怒，常见的原因有：医疗条件不良、社会与家庭问题、未达到预期的治疗效果、医患关系紧张等。

6. 孤独　患者的孤独一方面来自其患病后原有社会角色的改变，如重慢病患者担心被孤立、被舍弃等。另一方面，患者患病后，尤其是住院治疗后，会离开其原来的生活环境，新的环境中常会因人员生疏、不适应、行为受限、与外界的联系减少等原因而感到孤独。

（三）认知改变

疾病所引起的心理与生理应激反应会影响心理稳态，并直接或间接地损害患者的认知功能，严重者可出现认知功能障碍。

1. 否认　否认是患者常见的心理反应，多表现为对自己患病事实的怀疑和否认，尤其在重慢病患者中，否认心理更为常见。否认的实质是患者应付危害情境的一种比较原始且简单的防御机制，它在一定程度上可缓解患者的心理应激，维持暂时的心理平衡。研究发现，接受手术治疗的患者适度使用否认，反而比完全知道手术实情的患者恢复得更好。但一味否认，不正视病情，可能会延误治疗。

2. 感知觉异常　①外界环境的感知觉异常：可表现出感受性提高，如对声音、光线、温度等刺激敏感，常伴有烦躁情绪；也可表现出感受性降低，如味觉的不敏感等。②自身感觉的异常：多为感觉过敏，患者感觉到与现实不符的躯体不适或内脏活动；老年人、长期卧床者也可出现感受性降低。③错觉与幻觉：多与患者所患疾病有关，如截肢后患者可出现蚁行感、幻肢痛等。

3. 记忆障碍　受疾病应激的影响，患者的记忆力可产生不同程度的异常，常表现为近期记忆异常，如不能准确回忆病史、不能记住医嘱等。

4. 思维障碍　患者的思维活动也会受到影响，如判断力下降，在医疗抉择上犹豫不决，甚至是对一些琐事也难以抉择，请医务人员、家属代为决定。

（四）需要的改变

人的需要包括生理需要和心理社会需要两个方面。健康的个体对心理社会层面的需要更明显，而患者在疾病的影响下，生理需要及安全需要更为突出。生理需要方面，对饮食睡眠质量、冷暖的需要比健康人常有更高的要求。安全方面，患者常存在想得到正确、无痛苦的诊治的要求，更希望得到关心和照顾。部分传染病、慢性病、精神障碍患者还会存在更强烈的被接纳、被尊重的需要。对于住院患者来说，适应新环境、与医务人员和病友建立暂时的社会联系和交往是常见的需要。

（五）人格变化

人格具有稳定性的特点，然而在某些特殊情况下，也可能发生改变。患病就是一种可能导致人格改变的情景。一般患者表现出的情绪不稳定、依赖性强、敏感多疑、自我价值感降低等，会随着疾病痊愈而逐渐消失，不会引起人格的改变。但有些重大疾病，如慢性病、性传播疾病、危重病、精神障碍等可对患者的生理、心理、社会等方面产生重大影响，并可能导致人格改变或异常。

三、患者角色适应

（一）角色转变与角色适应

由原有角色进入患者角色需要经过角色转变与适应的过程。角色转变（transition of role）是指个体承担并发展一个新角色的过程。患者角色转变是一个失去原来的社会心理平衡达到新的社会心理平衡的适应过程。对患者来说，适应角色转变是比较困难的，个人因素、社会支持、疾病情况、医疗环境等均可影响患者的角色转变。

角色适应（role adaptation）是指患者已基本上与患者角色的"心理和行为模式"相符合，能正确面对患病现实，正视自身疾病，遵守医嘱，主动采取必要的措施减轻病痛。正确的角色适应有助于患者的就医、遵医行为，更利于疾病的康复。

（二）患者角色适应不良

由于患者角色的特殊性，不少患者不能很好地完成患者角色转变，出现角色适应不良，常见的患者角色适应不良有以下 6 种类型。

1. 角色缺如 患者未能进入患者角色，表现为明确疾病诊断后否认患病，完全没有意识到或不愿意识到自己是患者。

2. 角色减退 已进入角色的患者，由于各种原因，不顾病情而从事力所不及的活动，表现出对病、伤的考虑不充分或不够重视，并影响到疾病的治疗。

3. 角色强化 由于依赖性加强和自信心减弱，患者对自己的能力表示怀疑，对原来承担的社会角色惶恐不安，安心患者角色现状，或者自觉病情严重程度超过实际情况，过度求医，小病大治。

4. 角色冲突 当从其他角色转化为患者角色时，难以完成角色转换，出现其他角色与患者角色之间冲突。

5. 角色恐惧 缺乏正确的疾病认识，过多考虑疾病的后果，对自身健康过度悲观，产生焦虑和恐惧，可导致"病急乱求医，滥用药"或拒绝就医的行为。

6. 角色行为异常 患者受病痛折磨及悲观、失望等不良情绪影响而出现行为异常，如对医务人员的攻击性言行、病态固执、抑郁、厌世，以至自杀等。

⇒ **案例引导**

> ### 鹿乳奉亲
>
> "鹿乳奉亲"是我国的二十四孝故事之一，内容如下：周郯子，品性至孝。郯子父母年老，且双目都患有眼疾。父母都想要食用鹿的乳汁，郯子就披上鹿皮，前往深山中，伪装在群鹿中间，于是取鹿乳来供养双亲。打猎者看见他，以为是鹿而欲射之。郯子便将实情告诉他，才得幸免。猎人敬他孝顺，以鹿乳相赠，护送他出山。
>
> **讨论** 请从患者角色的角度，分析周郯子父母的作为患者的心理特点，并分析其有无患者角色适应不良？

第三节 医患关系

一、人际关系

1. 人际关系的概念 人际关系（interpersonal relationship）是人们在人际交往过程中所结成的心理关系，表现为个体对他人的影响与依赖。人际关系对人类具有举足轻重的作用，与他人建立良好的人际关系是人重要的任务之一。

2. 人际关系的特点 人际关系具有以下特点。

（1）平等性 人际交往中双方的需要和其满足程度应该是平等的，这是建立人际关系的前提。

（2）相容性 即心理的相容，体现在相处时的容纳、包含、宽容、忍让等，这是建立良好人际关系的润滑剂。

（3）互利性 双方应在物质和心理社会层面互惠互利，单方获利的人际关系是难长久的。

（4）信用性 即在人际交往中要诚实、不欺、守诺。

3. 人际关系的阶段 学者欧文·奥尔特曼（I. Altman）和达马斯·泰勒（D. Taylor）（1973）在社会渗透理论中认为，人际关系的发展一般要经过以下四个阶段。

（1）定向阶段 初步确定要建立关系的对象。人们对人际关系具有高度的选择性，更倾向于关注在某些方面能够吸引自己的人。选定对象后，就会利用各种机会去接触、了解对方，明确双方建立关系的可能性与方向。

（2）情感探索阶段 双方探索在哪些方面可以建立真实的情感联系。尽管已有了一定的情感卷入，但还是避免触及私密性领域，自我信息表露比较表面化，正式性仍较强。

（3）情感交流阶段 双方彼此形成了相当程度的信任感、安全感、依赖感，可以交流私密性内容，能够相互提供赞赏、批评、建议等真实的互动信息，情感卷入较深。人际关系开始由正式交往转向非正式交往转化。

（4）稳定阶段 人际关系发展的最高水平。双方心理上高度相容，允许对方进入自己绝大部分的私密领域。能够达到这一层次的人际关系的人很少，大多都处于第三阶段的水平。

二、医患关系

1. 医患关系的概念 医患关系（doctor patient relationship）有狭义、广义之分，狭义层面是指医务人员与患者在医疗过程中结成的特定的医疗人际关系。广义层面是指以医务人员为中心的所有与提供医疗服务有关的一方，与以患者为中心的包括所有与患者健康利益有直接关系的一方所构成的群体与群体之间的多方面关系。著名医史学家西格里斯特曾说过："每一个医学行动始终涉及两类当事人——医生和患者，或者更广泛地说，医学团体和社会，医学无非是这两群人之间的多方面关系。"

在医患关系的构成双方中，"医"包括医生、护士、医技以及管理人员等在内的群体，"患"包括患者、直接或间接亲属、监护人员以及其所在的工作部门、单位等群体。医患关系在内容上包括医疗技术关系和非技术关系两个方面。

（1）技术关系 是指在医疗措施的决定和执行中，由专业知识和技术决定的医患之间的行为和地位关系，对医疗效果起着重要的作用。技术关系是医患关系的基本纽带，也是医患关系的基石。

（2）非技术关系 是指医患之间在技术关系之外所涉及的其他关系，包括伦理关系、利益关系、法律关系、文化关系等。非技术关系在医疗过程中对医疗效果起着无形的作用，可对医患关系产生重要影响。

⊕ **知识链接** --

医患非技术关系

1. 伦理关系　医生与患者之间构成施助和求助的关系。

2. 利益关系　即患者和医生双方均获益的关系，医务人员通过提供专业劳动获得薪酬与职业成就感；患者达到祛除病痛，维系心身健康的目的。

3. 法律关系　医患之间存在着受法律调节的权利与义务关系，一旦出现医疗纠纷，可以依照有关法律、法规解决。

4. 文化关系　患者和医务人员都是具有各自文化属性的人，在交往过程中会涉及文化观念的互动与交融。

2. 医患关系的特点　作为一种特殊的人际关系，医患关系的基本特点与人际关系的特点一致，但也有其自身的独特性。

（1）职业性　医患关系是围绕医疗职业活动而建立的特殊人际关系，一般会随着诊治过程的完成而结束。

（2）人文性　随着新医学模式的确立，医患关系已不局限于技术关系，更体现了人文层面的非技术关系，这也决定了医患关系应该是人类社会互助精神的发扬和升华。

（3）定向性　医患交往的对象和目的是明确而具体的。医务工作者是为了承担自己的职责帮助患者维护、恢复健康，从而实现自身价值；患者则是为了获得医疗救助，重获心身健康。

（4）非个性交往性　医患之间的交往具有非个性交往的特点，每一方都有着自己特定的行为规范。尤其是医务工作者更是一个特定的职业角色，必须遵守特定的职业规范。

（5）适度性　医患双方在诊疗活动中都是作为特定群体的代表而出现的，其交往具有相应的规范，交往深度要适度，关系太深或太浅都可能给医患关系的发展带来隐患。

三、医患关系模式

医患关系模式（model of doctor – patient relationship）是医患之间联系的标准形式，是医患双方可以照着做的标准模式。国内外学者提出了关于医患关系的不同模式，影响较大的是美国学者提出的萨斯 – 荷伦德模式，它依据医患双方在医患关系中发挥主动性的大小分为三种不同的模式。

1. 主动 – 被动型（active – passive mode）　医疗过程中，医生的权威性得到充分的肯定，处于主动地位；患者处于被动地位，并以医疗服务为前提。这种模式在现代医学实践中仍普遍存在，多适用于昏迷、休克、严重精神障碍、严重智力低下及婴幼儿等患者，其缺陷是缺少医患双方的互动，易影响诊疗效果。

2. 指导 – 合作型（guidance – cooperation mode）　是广泛存在的一种医患关系模式，医患双方在医疗活动中都是主动的，但医生主动性大于患者，医生起主导作用。患者接受医生的指导，并密切配合，可以对治疗效果提供信息，提出意见和要求。外科疾病、急性病患者和具有自知力的精神障碍患者可适用此种模式。

3. 共同参与型（mutual – participation mode）　在医疗过程中，医生和患者具有同等的权利，共同参与医疗的决定和实施。医生认为患者的意见和认识不仅是需要的，而且是具有价值的。患者不仅能主动配合诊治，还能参与诊治决策。临床中这类模式多见于慢性疾病、精神障碍的康复期和心理咨询中，且患者具有一定的专业知识。

四、医患关系现状

医患关系和谐与否直接影响到社会的稳定和发展，建立和谐统一的新型医患关系对和谐社会的构建起着重要的影响作用。近年来，医患关系一直是我国社会的一个热门话题和学界探讨的热点问题之一。我国的医患关系现状总体"相对较好，但也不尽如人意"。目前，影响我国医患关系和谐的主要因素包括以下几方面。

1. 医方因素　一是医德医风问题，少数医务人员职业道德低下、个人素质较差，收受红包、接受宴请、谋取药品回扣等不良现象的存在导致了患者对医生的信任度降低，加剧了医患矛盾。二是医疗服务质量问题，因专业技能水平不高或主观的诊疗不规范等造成的误诊误治是造成医患关系紧张的始因之一；高压力、高负荷、高强度的劳动也容易导致医务人员出现工作倦怠，在工作中常难以顾及患者感受，不注重服务水平，造成患者满意度下降。三是频发的医患冲突和医患纠纷的举证倒置等制度，也使得许多医务人员为避免医疗风险而采取防御性医疗行为，加剧了医患关系的恶化。四是医务人员对医患沟通的忽视导致医患间的交流减少，一旦医疗效果不尽人意时，往往造成矛盾。

2. 患方因素　一是患者对医疗技术期望过高，医学知识缺乏致使公众对医疗技术的认知和对医疗工作的风险和局限性理解不够，对医务人员的期望度超出了目前医学发展的实际水平，一旦出现病情恶化、患者死亡等情况，倾向于将责任推向医院和医生。二是患者医疗决策参与不到位，患者虽然越来越愿意主动参与到医疗决策过程中，但由于医患沟通不畅等因素的影响，医务人员没有正确、及时地意识并理解患者的这一意愿，客观上增加了医患隔阂。三是部分患者自身修养低下，对医学和疾病规律缺少理性认识，对医院性质、管理模式、诊疗规程、收费标准认识不够。更甚者出现"医闹""暴力伤医"等严重损害医患关系的现象。

3. 政策与制度因素　一是卫生经费投入不足，政府所占比例小。在健康中国的战略背景下，我国的卫生经费投入逐年增加，据 2020 年我国卫生健康事业发展统计公报显示：卫生总费用占 GDP 的 7.12%，其中政府卫生支出占 30.4%，仍低于世界平均水平，且使用效率有待提高。百姓看病难、看病贵的问题仍没有根本上解决，个人卫生投入仍较高。作为理性经济个体，当患者的收益不足以弥补投入时，就可能会造成医患关系紧张。二是卫生法律与社会保障制度的不健全。当前人们对健康的需求增多、个人权益保护意识不断增强，但与此不相称的是相关法律法规和社会保障制度的不健全及医患双方均存在的法律意识欠缺。因此，一旦出现纠纷，容易出现无法可依或恶意的有法不依，使纠纷的处理脱离理性的轨道。三是医疗卫生行政管理体制和社会调节机制相对落后。首先，卫生行政管理部门未完全同医疗机构脱离关系，管办不分离；其次，无论卫生行政管理部门还是医院行政管理部门，多是医学专业出身，缺少纠纷处理及社会危机公关的专门人员。一旦出现纠纷，不利于医疗卫生机构快速反应、及时处理。

4. 社会因素　首先，互联网和信息化的不断发展使得知识权威性正在逐渐褪色，健康常识和医学知识普及使得民众对医生和医术崇敬和向往之情日渐消退，人们甚至更多地从消费者的角度来苛求医生，使医患关系转变成赤裸裸的消费关系，加剧了医患关系的紧张程度。其次，媒体报道的负面作用。在医患关系中，患者常被习惯性地视为弱势一方，一旦产生纠纷，媒体容易从同情弱者的角度出发听取患者的一面之词，客观上造成不实报道。更甚者为追求新闻效应，常有意无意地夸大医患矛盾，把医患关系曲解成一种对立关系，易造成公众对医患关系的曲解。另外，在高速信息化和自媒体时代，容易出现信息报道的监管缺位，不当或失实的信息报道更容易产生聚光灯效应，使医患关系问题被进一步放大。再者，信息化的发展也使得医患之间的在线交流和远程交互增多，不少研究发现，恰当的在线交互能促进医患关系，但处理不慎的话，也会对医患关系造成很大的危害。

⊕ **知识链接**

医患关系的新特点

1. "分解"趋势 目前，医疗机构的专业分科及医务人员分工越来越精细，医生往往只对患者身体的某一器官病变有深刻的认识，对患者整体情况重视不够。同时，网络医院和远程医疗虽然为患者的就医提供了便利，但也更容易导致病—人分离。另外，一个医生同时负责几个甚至十几个患者的诊断治疗，而患者也不仅仅依赖某一个医生。这些都使医患之间的情感交流相对疏远和冷漠，医患关系出现分解趋势。

2. "物化"趋势 大量新的诊疗手段的应用提高了医疗质量，但也使得医生对这些技术设备产生了很大的依赖性，忽视了患者疾病背后的心理、社会因素，从而使医患关系被大量的医疗设备分离，医患关系演化成了医生—设备—患者的关系。

3. 复杂化 受市场经济体制等因素的影响，医疗服务的价格形成机制主要由市场来决定，导致医疗机构过度追求经济利益，忽视了自身社会责任的重要性，从而直接或间接伤害公众享有的医疗保健权益，导致医患关系日趋复杂。

五、和谐医患关系的建立

医患关系是受多方面因素影响的，因此，和谐医患关系的建立也需要多方参与，共同努力。

1. 健全医疗卫生管理体制、医疗保险体制和社会调节机制 一方面通过体制、法律法规和制度的健全规范医患双方行为，缓解医患矛盾。另一方面，通过建立与经济水平相适应的、覆盖全员的基本医疗保险制度，加快卫生事业的投入与发展，努力解决好群众"看病难、看病贵"问题。

2. 提高医务人员素质、提升医疗服务质量 和谐医患关系首先要从提高医务人员医疗技术和职业道德水平入手，加强医德医风教育，强化人文建设，提高服务质量，形成一整套医德考评、监督、奖罚体系。其次，医护人员要学会和患者沟通并充分尊重患者的尊严和权利，医院内部也要建立较完善的医患沟通制度，采取措施降低医务人员工作强度，增加其与患者交流的时间。再者，要注意医务人员的形象礼仪和医院环境建设，良好的仪表形象和优美的医院环境也会增加患者的舒适感。另外，要养成良好的信息素养和媒体沟通风险意识，避免在各类媒体上出现不当言行。

3. 患者的理解和包容 医患关系的和谐单靠医护人员的努力是不够的，还需要患者能够理解医生和医疗行业的特点，提高自身修养、合法行使权利。患者首先要有风险意识，正确认识当前医疗技术水平，对治疗效果合理期望；其次，应加深对医务人员信任，配合治疗，积极与医生沟通，正确行使医疗决策参与权利；最后，应提升自身修养，具备一定的法律常识，一旦出现意外，正确行使权利，通过法律手段解决问题。

4. 社会大众对医患关系的理性关注 医疗事业的工作质量与功能的完善，决定于它能在多大程度上与全民健康利益、社会的发展协调一致。因此，医疗服务及包含其中的医患关系也必将受到许多社会团体的监督和关注。包括新闻媒体在内的各类社会团体应理性关注医患关系，既不回避问题，也不夸大矛盾，发挥舆论监督积极作用，为和谐医患关系的构建建立良好的社会监督机制和舆论平台。

第四节　医患沟通

一、医患沟通的概念

医患沟通（doctor - patient communication）有狭义与广义之分，狭义的医患沟通是指在疾病的诊疗过程中，医务人员与患者、患者家属就疾病诊治、健康相关问题及诊疗服务方式进行的交流，是医疗服务的重要基础环节。广义的医患沟通则是围绕着医疗卫生和健康服务的各方面（疾病诊治、医事法律法规、卫生政策、道德规范、医学人才培养等），各类医务人员、卫生管理人员、医学教育工作者及医疗卫生机构，以包括诊疗服务在内的各种方式与患者和社会各界进行的沟通交流。广义概念是狭义概念的完善与补充，内容涵盖了医疗服务领域更丰富的内容。

从医患沟通的概念可以看出，医患沟通的内涵主要包括三个方面。①沟通是围绕着医疗服务的各方面进行的。②沟通的双方是以医务人员为代表的医方及以患者群体为代表的患方和社会各界。现代医学的目的不仅是治疗疾病、减少死亡，还包括疾病预防和健康维系等方面。这就决定了医患沟通不应局限于狭义层面，还应涵盖更广范围的沟通。③沟通形式以诊疗服务为主，但还应体现在疾病康复、健康教育、卫生保健、临终关怀等相关活动中。

二、医患沟通的原则

1. 人本与整体结合　"以患者为中心"的人本主义价值观已经把增加患者的满意度，最大限度地满足患者的合理需求作为医疗卫生服务的工作重点。新的医学模式下，患者是心身和社会统一的整体的观点已逐步为医务人员所接受。医患沟通应在"以患者为中心"和整体观的思想的指导下，进行多方面、多层次的沟通。除了关注症状，更要关注症状背后的"喜怒哀乐"。

2. 平等与尊重　尽管医患双方在专业关系上具有特殊性，但在地位上是平等的。尊重是平等的最好体现，医患之间相互尊重是医患沟通的前提。态度诚恳、称呼得当、及时对患者发出的信息做出反应、对敏感部位的检查要注意遮掩等均是尊重的一种体现。

3. 主动与共同参与　主动是沟通的首要原则和推动沟通的原动力。作为诊疗行为的实施者，医务人员要主动与患者沟通，因为患者缺乏医学知识，且医疗机构的环境对其来说相对陌生，需要医务人员主动进行沟通，沟通上的主动有利于避免后续工作中的被动。尽管医务人员在沟通中有主导作用，但也需要患者的全程参与，患者的积极参与也是有效沟通的前提。医务人员要认真听取患者的反馈信息及意见，让患者参与决策。

4. 真诚与详尽　医务人员在沟通过程中态度要真诚，通过诚恳的态度向患者表示关心，希望为患者寻求最好的诊疗方法，有利于患方以真诚的态度回馈医务人员并充分暴露疾病信息。详尽通常是在真诚的基础上做到的，既要详尽收集疾病相关的各种信息，又要详尽地进行告知，把疾病可能的后果与转归、诊疗方案以及可能的风险等详细地告知患方。

5. 同情与换位　同情心和能否换位思考是影响医患沟通的重要因素。患者通常希望得到医务人员的同情和认同，如果医务人员因为对疾病"司空见惯"而"麻木不仁"，会引起患者的反感和不信任，就会导致沟通不畅，进而影响信息收集的全面性和可靠性。换位则是体现同情心方法之一，换位思考要求医务人员应尽量站在患者的角度考虑问题，想患者之所想，急患者之所急，切实考虑患者疾病诊治的各种因素。

6. 保密 医疗保密是医学伦理的特有规范和历来要求，在医患沟通经常会涉及患者的隐私，医务人员有责任和义务满足其合理的保密要求，不能随便泄露其隐私，也不能取笑、歧视患者，更不能以患者的信息作为谈资和笑料。信息化背景下，有第三方参与的网络医院等诊疗模式对保密提出了更高的要求。

三、医患沟通的作用

1989 年 3 月的《福冈宣言》指出："所有的医生必须学会交流和处理人际关系的技能。缺少共鸣（同情）应该看作与技术不达标一样，是无能的表现。"可见，医患沟通在医务人员的能力体系中具有重要的地位。

1. 融洽医患关系，促进医患和谐 建立和谐融洽的医患关系是全社会的共同心愿，如果医患缺乏沟通，不能互相信赖，就容易导致误解和纠纷。研究显示，多数医患矛盾并非医疗技术问题引发，而是缺乏有效沟通所致。要消除影响医患关系的不利因素，增强医患之间的理解和信任，就需要做好医患沟通，包括从制度层面建立科学完善的沟通机制，引导全体医护人员树立沟通意识，掌握沟通技能等。

2. 完善医疗过程，提高医疗质量 有效的沟通有利于医务人员收集信息和诊断疾病。疾病的诊断一般从病史询问开始，这就是医患之间的双向沟通过程，沟通越顺畅，获得的信息就越全面，诊断正确率就越高。希波克拉底曾说："医生有三大法宝，语言、药物、手术刀。"其中，语言也即沟通被放在了首位。国外研究发现，患者遵医不良的主要原因是医患沟通的不到位。国内研究则发现沟通不良可导致患者对医嘱内容理解不明，记忆不清，并影响遵医行为。可见有效的医患沟通可提高患者对治疗方案的信任度和遵医行为，提高医疗服务质量。

3. 维护患者的合法权利 第一，有利于维护患者的知情同意权。患者对诊疗方案的想法与要求，是否接受等问题，只有通过沟通才能获知。第二，有利于保护患者的人格尊严。患者在治疗过程中希望得到医务人员的关爱、体贴和尊重。良好的沟通可以把医务人员的关爱传递给患者，使其享受温情和尊重。第三，有利于患者树立信心，更快更好地战胜疾病。"病来如山倒，病去如抽丝"疾病的发生、发展和转归有其自然过程，有效的沟通更利于医患双方产生合力，消除影响患者治疗的不良因素，树立患者的信心，加快疾病的痊愈。第四，有利于降低患者医疗费用。良好的沟通在提高诊疗的同时必然会降低治疗费用，减轻疾病负担。第五，有利于患者获取医学知识，增强健康素养。医学的目的不仅是治病，更重要的是疾病预防。因此，在医患沟通中医务人员还是健康知识传播者，要使患者及家属掌握必要的医学和卫生保健知识，逐步提高全民的卫生保健能力。

4. 维护医方的利益 第一，医患沟通有利于缓解医患紧张，改善执业环境。医患沟通是缓解医患信任危机，优化医务人员执业环境的最有效手段。第二，有利于增长工作经验，提高业务素养。通过沟通引导患者积极配合一些风险性较大的治疗方案和技术，有利于医务人员积累丰富的临床知识和技能。增强沟通意识，提高沟通能力，做好与患者的交流沟通工作，形成关爱患者的意识，是医生良好职业素质的体现，也可提高医务人员语言表达能力和人际沟通能力。第三，有利于提升社会形象。良好的医患沟通在提升医疗质量的同时也会给医务人员带来良好的社会口碑，使医务人员能真正地受到人民群众的尊重。第四，有利于赢得医疗市场，提高收入水平。市场经济环境下，患者越多市场就越大，收入也越高。医患沟通在赢得市场方面发挥了宣传、展示、广告、品牌等综合性的作用。第五，有利于医疗机构的可持续发展。患者是医院生存的基础，随着医疗改革的深入，患者有了更多的选择权，不仅可以选择治疗方案，还可以选择医生、医院。如不注重医患沟通，得不到患者认可的话，就会导致患者的流失，从而失去了赖以生存的基础。

四、医患沟通的过程

医患沟通是在疾病诊治这一特定情境下进行的，其基本过程与医务人员的对患者疾病的诊治过程紧密联系，具体可分为四个阶段。

1. 开始阶段 此阶段包括打招呼与自我介绍，对比较紧张的患者，可通过聊一些轻松的日常话题使沟通更为轻松，使患者放松的同时也体会到被尊重，然后再切入主题，了解患者的目的与需求。能否在开始阶段就建立融洽的关系是医务人员沟通能力的一种体现。

2. 资料收集阶段 主要是收集疾病相关的资料，包括病史、体格检查、实验室检查、治疗与效果等客观资料以及患者的心理社会因素等情况。此阶段是会谈最重要的部分，获取资料的质量将直接影响诊疗方案的正确性。

3. 反馈与互动阶段 在收集资料并对患者病情形成初步印象后，与患者讨论病情，提出治疗方法，给予具体意见，必要时通过患者复述、家属协助监督等方法强化治疗方案，避免患者遗忘或不配合。此阶段不仅是医务人员的反馈，还要求医患之间的互动交流，充分调动患者对疾病康复的责任感，在和谐医患关系的同时提高患者的遵医行为水平。对于住院患者，此阶段可多次进行。

4. 结束阶段 是对患者诊治的最后阶段，医务人员可以先对诊治过程进行简单小结，然后告知后续康复与疾病预防的方法、注意事项，并约定是否需要随访及随访的时间、方式等。做好结束阶段的沟通不仅有利于提高患者的疾病预防与健康管理能力，也有利于提高其后续治疗的依从性和巩固医患之间的关系。

五、医患沟通的方法与技巧

医患沟通应围绕患者疾病相关的生物、心理、社会等多方面的内容进行，如何在这一过程中获取患者或许不太愿意告知他人的资料，依赖于医患沟通的方法与技巧。尤其是在网络就诊或远程医疗的情景下，沟通过程可以被长期保存，更应该注意沟通的方式、方法和技巧。

（一）言语技巧

诚如希波克拉底所言，医生的语言也是治疗患者的工具之一。"良言一句三冬暖，恶语伤人六月寒"语言是建立良好医患关系的重要载体，医护人员必须善于运用语言艺术和沟通技巧，达到有效沟通，使患者能积极配合治疗，早日康复。

1. 称呼语得体 合适的称呼是建立良好沟通的起点，可为以后的交往打下互相尊重、信任的基础。医护人员称呼患者的原则是：①根据患者身份、职业、年龄等具体情况因人而异，力求恰当。②避免直呼其名，更不可用"患者"、床号等称呼直呼患者。③与患者谈及其配偶或家属时，适当用敬称，以示尊重。

2. 合理利用幽默 幽默是沟通的润滑剂，幽默风趣、妙语连珠能使双方很快熟悉起来，有助于增加患者战胜疾病的信心。但幽默要适度，要内容高雅、程度适当、区别对象，不能让人有油嘴滑舌之感。

3. 善用职业性口语 医患沟通要求语言的表达清楚、准确、简洁、条理清楚，避免使用可能引起患者不快的伤害性语言和过强的专业用语，善用职业性口语。医务人员的职业性口语包括以下几类。①礼貌性语言：这是医患沟通的基础与前提。②保护性语言：沟通中语言要清晰、准确、温和、有礼，防止因语言不当造成对患者的伤害，如预后不良不直接向患者透露，对患者的隐私注意保密等。③治疗性语言：用开导性语言解除患者的顾虑，了解患者的心理状态，鼓励其提出问题，帮助其树立信心，加快疾病的康复。

4. 不评价他人的诊疗方案 不同医院的条件不同，不同医生的治疗理念与技术水平亦不同，且疾病的发展、诊断与治疗是一个复杂的动态过程，故医生不要评价他人的诊疗方案，否则会导致患者的不信任，甚至引发医疗纠纷。

（二）非言语沟通技巧

孟子说："征于色，发于声，而后喻。"古人早就认识到非言语沟通的重要性。非言语沟通包括面部表情、目光、身体姿势等方面。在会谈信息的总效果中，语词占7%、音调占38%、面部表情和身体动作占55%，后两者均是非言语性沟通。在医患沟通中准确理解非言语沟通技巧并运用自如，对促进医患沟通有重要价值。在线诊疗时常会影响非言语沟通技巧的使用。

1. 重视印象管理 印象管理是指人们试图管理和控制他人对自己所形成的印象的过程，恰当的印象管理能促进人际交往。医务人员的印象管理一般包括服饰整洁、态度和蔼、面目慈祥、举止端庄等，从而使患者感到亲切可靠，促进下一步的沟通。

2. 面部表情与目光接触 面部表情是情绪的外在表露，患者的面部表情是医生获得病情信息重要来源，也是医生了解患者内心活动的镜子。医护人员应善于利用面部表情，更要细心体察患者的面部表情。眼睛是心灵的窗户，目光接触是非言语沟通最重要的一种信息渠道。医务人员要善于发现目光接触中蕴含的信息，感知并正确理解患者反馈的信息，还要善于运用目光接触反作用于患者，使其受到鼓励和支持，促进医患之间的互动。

3. 恰当的身体姿势 身体姿势也能传递个体情绪状态和交谈时的态度，医务人员不仅要懂得患者身体姿势所传递的信息，还要能通过恰当身体姿势来表达对患者的鼓励、理解和尊重。

4. 合理的人际距离 人际距离是交往双方之间的物理距离。一般可分为四种：亲密的，0.5 米以内；朋友的，0.5～1.2 米；社交的，即互相认识的人之间，1.2～3.5 米；公众的，即群众集会场合，3.5～7 米。医患沟通时的距离应根据双方的关系和具体情况来掌握。医护人员对患者表示安慰、安抚、躯体检查时，距离可近些，可进行直接的身体接触。普通的医患沟通过程中，以朋友的或社交的人际距离为宜。

（三）学会倾听

倾听是信息接收者集中注意力将信息发出者传递的信息进行分类、整理、评价、证实，从而更好地理解信息发出者所要表达的真正含义的过程。倾听是获取患者信息的主要来源，医护人员要学会并善于倾听。

1. 主动倾听 合理进行目光接触，利用手势、语调、姿势等方式表示专心和认同；表现出足够的耐心，不东张西望，不任意打断；不要看表、翻书或只伏案记录，尤其以免被患者误认为漠视或不关心。

2. 感受性地听 倾听者应当感受对方的话语中表现出来的情绪情感，换位思考，与之进行情感交流，很多时候，患者并不需要医生去评判他所讲述的东西，而只需要有人倾听、理解。

3. 积极反馈，适当提问 积极向患者反馈，针对表达不清的地方，适时提出疑问，以利于沟通的有效进行，帮助其清楚表达自己的意思，使信息准确传达。

4. 善听言外之意 注意观察的非言语信息，要听出言外之意、弦外之音，切忌误解他人的意思。要想确定理解得是否准确，可以通过积极的反馈来验证和修正。

5. 善于整合所听内容 倾听不是机械的去听，而是要在充分理解的基础上将患者所说的内容串联整合，形成自己初步的判断，以利于后续的沟通和疾病的诊疗。

目标检测

答案解析

一、选择题

1. 小王通过自己的努力攻读了临床医学本科、硕士、博士学位，参加规培，获得了执业医师资格，成为了一名内科执业医师，他的行为体现了医生角色的（　　）

　　A. 自致性　　　　　　B. 规定性　　　　　　C. 表现性　　　　　　D. 自觉性

2. 与医生角色相比，护士角色的最大特点是（　　）

　　A. 服务性　　　　　　B. 照顾性　　　　　　C. 从属性　　　　　　D. 多元性

3. 下列情况，不利于遵医行为水平提升的是（　　）

　　A. 患者有较高的文化程度

　　B. 病感强，病程短

　　C. 患者家庭经济状况较好

　　D. 目前的治疗方法一直没有达到患者理想的效果

4. 以下属于医患关系中的非技术关系的是（　　）

　　A. 伦理关系　　　　　B. 利益关系　　　　　C. 法律关系　　　　　D. 文化关系

5. 以下关于医患沟通意义的描述，主要体现对医方有利的是（　　）

　　A. 保护患者的人格尊严

　　B. 有利于改善执业环境

　　C. 有利于提升社会形象

　　D. 有利于降低医疗费用

二、问答题

1. 何为医生角色与护士角色，简述二者的区别与联系。

2. 医护人员应该具有哪些心理与行为特点？

3. 患者常见的角色适应不良有哪些？

4. 分析医患关系的三种模式及适用范围。

5. 医患沟通过程中常用的沟通技巧有哪些？

（张东军）

书网融合……

本章小结

题库

第十一章　心理评估

PPT

📖 学习目标

1. 掌握　心理评估的概念及方法；心理测验的类型；常用智力测验、人格测验、评定量表。

2. 熟悉　心理评估的一般过程；标准化心理测验的基本条件；应用心理测验的基本原则；心理诊断的概念。

3. 了解　心理评估的作用；各种评定量表的应用；神经心理测验；心理诊断的过程。

4. 学会心理评估的方法，具备根据不同的情景选择恰当心理评估方法的能力。

➡️ 案例引导

　　临床案例　李某，女，28岁。3年前，她与恋爱多年的男友喜结良缘，婚后两人恩爱。1年前小李的腹部日渐膨胀，爱情种子在两人精心孕育下悄悄发芽。1个月前小家伙顺利降生。是个男孩，7.8斤重，是个人见人爱的小天使。在亲人们的精心呵护下，母子平安，宝宝健康成长。可是孩子满月后，家人发现小李发生一些变化。她白天总是无精打采，缺少笑容，晚上又睡不着觉。怕声响和光亮，心情压抑、烦躁、易发脾气，对什么都没兴趣，不思茶饭，奶水明显减少。总担心孩子会生病，怀疑自己能否把孩子养大，甚至有抱孩子去跳楼，一起死去的可怕念头，为了怕害死小孩，常常强迫自己不去靠近，不去抱小孩。看着小李日益消瘦的面庞。家人都很着急，怎么去开导、劝解和鼓励，都没有什么作用。

　　讨论　1. 李某可能是什么心理问题？

　　　　　2. 可以选择哪些心理量表判断是否存在心理问题？

　　　　　3. 在心理评估中需遵循什么伦理要求？

　　与所有现代科学一样，医学心理学不是对患者心理的猜测，而是重视客观或量化的研究。心理评估也是判定患者心理问题和精神障碍的重要辅助手段。心理评估的目的是通过观察、访谈和标准化的心理测验等对心理行为现象的客观描述或量化。

第一节　概　述

一、心理评估的概念

　　心理过程和个性差异可用一些方法来进行客观描述。应用观察、晤谈（interview）和心理测验（psychological test）等多种方法所获得的信息，对个体某一心理现象作全面、系统和深入地客观描述，这一过程称为心理评估（psychological assessment）。

二、心理评估的作用

　　心理评估在心理学、医学、教育、人力资源、军事、司法等部门有多种用途，其中为临床医学目的所用时，便称为临床心理评估（clinical psychological assessment）。在我国，临床心理评估主要应用在诊断、疗效判断等方面，也是医学和心理学研究的常用方法。

（1）心理评估是临床疾病的心理学病因分析和心理干预的重要前提和依据，同时也是评估心理干预效果的手段。

（2）可借助于心理评估的方法，了解不同个体的心理特征，针对性地对不同人群进行心理健康教育。

（3）对健康危险行为的研究和评估以及对个体心理的影响也需借助于心理评估的方法，促进他们建立健康保护行为以预防疾病的发生。

三、心理评估的方法

（一）观察法

观察法（observation method）是通过对被评估者的行为表现直接或间接（通过摄录像设备等）的观察或观测而进行心理评估的一种方法。在心理评估中，观察法是评估者获得信息的常用手段。

按照观察者参与的程度分为自然观察法和参与式观察法两种。自然观察法是观察者在自然环境中，尽可能不引起被观察者的注意进行行为观察的方法。参与式观察法是观察者参与到被观察者的活动当中去，以便观察和记录其行为的方法。观察时要设定目标行为、观察时间，做好资料记录。

（二）晤谈法

晤谈法，也称"会谈法""交谈法"，基本形式是主试者与被评估者面对面的交流。形式上包括自由式会谈和结构式会谈。结构式会谈是根据评估目的预先设计一定的结构和程序，谈话内容有所限定，效率相对较高。晤谈在心理评估和心理治疗中均有重要作用。在心理评估中，为了得到被试者的"第一印象"、建立相互协调的和睦关系及收集其他方法难以获得的信息，往往需要借助晤谈的方式来实现。在晤谈时需要注意以下几点。

1. 用词要求通俗易懂　非必要时应少用专业词汇；在称谓上应注意使用尊称。

2. 开放性提问较多　初期阶段以开放式提问为主，在后期的访谈中为了核实相关信息可使用封闭式提问。

3. 倾听　一名优秀的晤谈者不仅要注意来访者说了"什么"，而且还要通过声音、表情和姿势注意到他们"如何"说，以此察觉到尚未暴露的非言语信息。

（三）调查法

调查法包括历史调查和现状调查两个方面。历史调查主要包括档案、文献资料和被评估者过去的经历调查等内容。现状调查主要围绕与当前问题有关的内容进行。调查对象包括被评估者本人及其周围的"知情人"，如父母、兄弟姐妹、同学、同事、老师、领导等。调查方式除一般询问外，还可采用调查表（问卷）的形式进行。调查法的优点是可以结合纵向和横向两个方面的内容，广泛而全面。不足之处是调查常常是间接性的评估，材料真实性容易受被调查者主观因素的影响。

（四）心理测验法

患者在医院常常需要对生理指标进行测量，以确定是否健康。人的心理状态也可以科学地测量。所谓心理测量是依据一定法则，用量化手段对心理现象或行为加以确定和测定。心理测验是一种心理测量的工具。在心理评估中，心理测验的结果较为客观，而且应用范围很广，包括智力、人格、特殊能力、症状评定等。关于心理测验的内容将在后面详细介绍。

四、心理评估的过程

心理评估的目的不同，其一般程序也有所区别。以临床心理评估为例，它与医学诊断过程十分相似，具体包括以下内容。

1. 确定评估目的　首先要确定来访者首要的问题是什么，进而确定评估目的。如了解学习困难的原因就要把鉴定学生的智力水平作为评估目的，在临床心理咨询时首先要把有无心理障碍的判定作为评估目的。

2. 明确评估问题与方法　详细了解被评估者的当前心理问题；问题的起因及发展；可能的影响因素；被评估者早期的生活经历、家庭背景，以及当前的社会适应、人际关系等。这与医学病历的书写包括主诉、现病史、既往史、家族史等内容很相似。当然关注的中心是心理问题，所涉及的内容更广泛。在这一过程中，主要应用心理评估的调查法、观察法和晤谈法。

3. 了解特殊问题　对一些特殊问题、重点问题的深入了解和评估，这类似于医学诊断过程中的生理生化检查。除进一步应用上述方法外，还主要借助心理测验的方法，有时还用来访者的绘画"作品"进行分析。

4. 结果描述与报告　将前面收集的资料进行分析、处理。要写出评估报告、做出结论，并对当事人及有关人员进行解释，以确定下一步问题处理的目标。

第二节　心理测验

一、基本概念

心理测验是指在标准的情境下，对个人行为样本进行客观分析和描述的一类方法。这一定义有以下4 点重要含义。

1. 行为样本（behavior sample）　测量人的行为表现来间接地反映心理活动的规律和特征。在编制某种心理测验时，必须考虑测查行为样本的代表性，也就是测题（item，也称条目或项目）的代表性；而要获得有代表性行为样本，关键在于控制影响该行为的诸多因素。再采用许多复杂的测量学方法来筛选行为样本，这一过程称为测验内容标准化过程。

2. 标准情境　从测验情景来看，要求所有被试者均用同样的刺激方法来引起他们的反应，也就是测验的实施条件、程序、记分方法和判断结果标准均要统一；从被试者的心理状况来看，要求被试者处于最能表现所要测查的心理活动的最佳时期。

3. 结果描述　心理测验的结果描述方法很多，通常分为数量化和划分范畴两类。例如，以智力商数（intelligence quotient，IQ）为单位对智力水平进行数量化描述。有些心理现象不便于量化，就划分范畴，如正常、可疑或异常等范畴。一般而言，可数量化的结果也可以划分范畴。

4. 心理测验工具　一种心理测验就有相应的一套工具或器材，这套工具包括测验材料和使用手册。测验材料就是测验的内容；使用手册则是对如何实施测试，如何量化和描述测验结果、测验的目的、性质和信度、效度等测量学资料的必要介绍。

二、心理测验的基本原则

1. 标准化原则　测量应采用公认的标准化的工具，测量方法要严格根据测验指导手册的规定进行。

2. 保密原则　测验相关材料和内容由专人保管，不允许随意扩散。对受试者测验的结果保密。

3. 客观性原则　对测验结果的解释要符合受试者的实际情况。此外，还要注意不要以一两次心理测验的结果来下结论，尤其是小儿智能发育的诊断。

> ⊕ **知识链接**
>
> 心理测量与评估的伦理要求
>
> （1）心理测量与评估旨在促进寻求专业服务者的福祉，其使用不应超越服务目的和适用范围。心理师不得滥用心理测量或评估。
>
> （2）心理师应在接受相关培训并具备适当专业知识和技能后，实施相关测量或评估工作。
>
> （3）心理师应根据测量目的与对象，采用自己熟悉、已在国内建立并证实信度、效度的测量工具。若无可靠信度、效度数据，需要说明测验结果及解释的说服力和局限性。
>
> （4）心理师应尊重寻求专业服务者了解和获得测量与评估结果的权利，在测量或评估后对结果给予准确、客观、对方能理解的解释，避免后者误解。
>
> （5）未经寻求专业服务者授权，心理师不得向非专业人员或机构泄露其测验和评估的内容与结果。
>
> （6）心理师有责任维护心理测验材料（测验手册、测验工具和测验项目等）和其他评估工具的公正、完整和安全，不得以任何形式向非专业人员泄露或提供不应公开的内容。

三、标准化心理测验的基本条件

为了减少误差，要控制无关因素对测验目的的影响，控制的过程称作标准化。并非所有的心理测验都是标准化测验（standardized test），只有通过一套标准程序建立测验内容，制定评分标准，固定实施方法，而且具备主要的心理测量学技术指标，并达到了国际上公认的水平，才能称为标准化测验。

（一）常模

所谓常模（norm），是指某种心理测验在某一人群中测查结果的标准量数，即可比较的标准。某个人在某项测验的结果只有与这一标准比较，才能确定测验结果的实际意义。而这一结果是否正确，在很大程度上取决于常模样本的代表性。

1. 样本（sample）　这里指的是标准化常模样本。为了保证常模样本的代表性，一般而言，取样时需考虑影响该测验结果的主要因素，如样本的年龄范围、性别、地区、民族、教育程度、职业等。在使用心理测验时，必须考虑被试者情况与该测验常模样本背景资料相符合程度。

2. 常模形式　常模有多种形式。均数是一种常模的普通形式，是标准化样本的平均值。某被试者在测验中直接得分（粗分或称原始分）与之相比较时，才能确定其成绩的高低。另一种形式是标准分（standard score）：原始分的意义非常有限，不具可比性。比如某被试者在算术测验中得 15 分（最高分为 20 分），而在词汇测验中得 40 分（最高分为 80 分），单凭原始分就难以判断该被试者哪项测验成绩更好，因为这两个测验分数的全距不同，测验分数在常模样本中的离散情况也可能不同，不具可比性。另外，原始分在不同年龄或不同群体被试者之间也不具可比性。采用标准分作为常模形式的基本条件就是测验的分数在常模样本中要呈正态分布。百分位、划界分、比率（或商数）也是通用常模形式。

（二）信度

信度（reliability）是指测验分数的可靠性，通过对测验分数测量误差的计算来估计。在测量学上，测验信度就是估计误差（error variance）在测验分数总方差中所占的比例。测验误差在编制测验和实施测验中均可产生。包括内容抽样误差，即编制测验时筛选有代表性行为样本的抽样误差；时间抽样误差，即同一名被试者在不同时间接受同一种测验测查时所产生的误差；评分者误差，即各人掌握的评分标准有所不同而产生误差。估计不同的误差可采用不同的计算方法，主要有分半信度、α系数、正副本相关、重测信度、评分者之间一致性检验。信度检验结果用信度系数表示，其数值在 −1 ～ +1 之间。绝对值越接近 1.0，表明误差越小，测验结果越可靠。

（三）效度

效度（validity）是指测验结果的有效性，即某种测验是否测查到所要测查的内容，在何种程度上测查了所要测查的内容，如一个智力测验，若测验结果表明的确测得了被试者的智力，而且测准了被试者智力水平，那么这个测验的效度就好，反之则不好。同信度检验一样，效度检验方法也有多种种类。内容关联效度用于系统评估测验项目反映所测量内容的程度，即测验的行为取样是否能代表所测量的心理功能及代表的程度，通常通过专家评审的方法进行，主要在设计项目时考虑这一指标。效标关联效度用来检验所编制的测验是否能预测被试者在特定情境中的行为表现，其关键之处是合理地选择效标。结构关联效度反映了编制的测验所依据理论的程度。例如编制了一个智力测验，必定有关智力理论，那么该测验反映所依据的智力理论程度，可用结构效度检验。因素分析是结构效度检验的最常用的方法。

四、心理测验的分类

心理测验可按测验材料性质分为文字测验和非文字测验，前者要求被试者具有一定的言语能力，大多数心理测验都属此类；后者采用图画或图案作为测验材料，用手势或操作来答题，适用于言语功能障碍或对测验的语言材料不熟悉的被试者。

心理测验又可按施测方式分为团体测验和个别测验，前者是一个主试者对一群被试者进行施测，这种方式可用于大样本的研究；后者是一个主试者对一个被试者施测，大多数测验采用此种方式，其优点是在施测中可以对被试者的行为进行系统地观察和描述，有的个别测验也可作为团体测验使用。

心理测验还可按测验材料的意义是否肯定和回答有无限制分为常规测验和投射测验，常规测验材料完整，意义肯定，回答有一定范围，有一致的评分标准和供解释的常模，其优点是操作技术容易掌握，结果容易分析，缺点是可能因掩饰而回答认真；投射测验则材料意义含糊，回答无限制，无严格的评分标准，其优点是测验的目的隐蔽，回答难以掩饰，结果较真实，缺点主要是测验结果分析困难，主试者要对该测验有丰富的使用经验。

在临床工作中，目前常用的心理测验不过百余种，通常按其目的和功能可分为能力测验、人格测验、神经心理测验、评定量表、职业心理测验等。

1. 能力测验　这是心理测验中一大类别，包括智力测验、心理发展量表、适应行为量表及特殊能力测验等。

2. 人格测验　此类测验数量众多，有的用于测查一般人群人格特征，如卡特尔 16 项人格问卷、艾森克人格问卷等；有的用于测验个体的病理性人格特点，如明尼苏达多相人格调查表等。

3. 神经心理测验　用于评估正常人和脑损伤患者脑功能状态的心理测验。用于脑损伤的定位诊断，在脑功能的诊断及脑损伤的康复与疗效评估方面发挥作用。

4. 评定量表　评定量表是对自己主观感受和他人行为的客观观察进行量化描述的方法。此类测验种类和数目繁多，最早始于精神科临床，以后推广到其他广泛的临床和研究领域。

5. 职业心理测验　常用的测验有职业兴趣问卷、性向测验和特殊能力测验等，人格和智力测验也常与这些测验联用，使评估结果更为全面。

五、心理测验的应用

心理测验的种类很多，临床工作者如何选用测验是很重要的，选择原则如下。

（1）根据临床测验的目的，如心理诊断、协助疾病诊断、疗效比较、预后评价、心理能力鉴定等，可针对性地选择不同测验种类，或组合多种测验来满足不同的要求。

（2）选择常模样本能代表被试者条件的测验，比如被试者年龄、教育程度、心理特点、居住区域等必须符合该测验的常模样本的要求。

（3）优先选用标准化程度高的测验以及有结构的测验。

（4）选用国外引进的测验时，应尽可能选择经过我国修订和再标准化的测验。

（5）主试者应选用自己熟悉和具有使用经验的测验。

为了使心理测验在应用中发挥最大的效用，应合理使用心理测验，避免滥用心理测验，并结合被试者的情况对结果做出解释。

第三节 常用的心理测验

一、智力测验

智力测验（intelligence test）是评估个人一般能力的方法，它是根据有关智力概念和智力理论经标准化过程编制而成。智力测验不仅用于评估智力水平，而且用于其他病理情况（如神经心理）的评估。临床上多用个体智力测验，教育领域和某些研究多用团体智力测验。

（一）智商与智力

1. 智商 智商（intelligence quotient，IQ）是智力测验结果的量化单位，用于衡量个体智力发展水平的一种指标，有比率智商和离差智商两种。比率智商：$IQ = MA/CA \times 100$。公式中 MA 为智龄（mental age），指智力所达到的年龄水平，即在智力测验上取得的成绩；CA（chronological age）为实龄，指测验时的实际年龄。例如，某儿童的 MA 为 10，而 CA 为 8，那么他的 IQ 为 125，说明该儿童比同龄儿童的平均能力高。离差智商表示被试者的成绩偏离同年龄组平均成绩的距离（以标准差为单位），$IQ = 100 + 15(X - \bar{X})/SD$。公式中 $\bar{X}$ 为样本成绩的均数，X 为被试者的成绩，SD 为样本成绩的标准差。当被试者 IQ 为 100 时，表示智力水平恰好处于平均位置。

2. 智力分类和分级 智力可以按一定标准来分出种类和等级。目前智力主要采用 IQ 分级方法，这也是国际常用的分级方法。智商与智力等级的关系见表 11 - 1。

表 11 - 1 智力水平的等级名称与划分（按智商值划分）

智力等级	韦氏智力量表（s = 15）	斯坦福 - 比奈量表（s = 16）
极优秀	130 以上	132 以上
优秀	120 ~ 129	123 ~ 131
中上	110 ~ 119	111 ~ 122
中等（平常）	90 ~ 109	90 ~ 110
中下	80 ~ 89	79 ~ 89
边缘（临界）	70 ~ 79	68 ~ 78
轻度智力缺损	55 ~ 69	52 ~ 67

续表

智力等级	韦氏智力量表（s=15）	斯坦福 – 比奈量表（s=16）
中度智力缺损	40～54	36～51
重度智力缺损	25～39	20～35
极重度智力缺损	<25	<20

注：s 为量表常模的标准差。

（二）常用智力测验

评估智力水平多采用智力测验和发展量表（developmental scale）等心理测验手段，0～3 岁多采用发展量表测查智力水平，4 岁以后多采用智力测验和适应行为量表来测查智力功能。智力测验的形式多样，有的采用单个测验形式，测查单一智力功能，其结果不能用 IQ 表示，如绘人测验、瑞文推理测验等；有的采用成套测验形式。国际通用的有韦氏智力量表、斯坦福 – 比奈量表（S – B）和考夫曼儿童能力成套测验（K – ABC）等。在临床中用得最多的是韦氏智力量表。

1. 韦氏智力量表 韦氏智力量表包括成人（16 岁以上）、儿童（6～16 岁）和学龄前期（4～6 岁）三个年龄版本。最早是韦克斯勒（Wechsler D，1896—1981）于 1939 年编制的 Wechsler – Bellevue（W – B）量表，以后逐步发展成为韦氏成人智力量表（WAIS）、韦氏儿童智力量表（WISC）和韦氏学前儿童智力量表（WPPSI），WAIS 于 1997 年再次修订，称 WAIS – Ⅲ。我国已有 WAIS、WISC 和 WPPSI 的中国修订本，制定了城市和农村两套常模。韦氏智力量表采用离差智商的计算方法。这里以中国修订韦氏成人智力量表（WAIS – RC）为例加以介绍，全量表含 11 个分测验，各分测验及其功能见表 11 – 2。

完成全部项目测试后，分别查相应的换算表，可得到各分测验量表分及三个智商。分测验量表分反映各所代表的心理功能情况，而全量表智商（FIQ）可代表被试者的总智力水平，言语智商（VIQ）代表言语智力水平，操作智商（PIQ）代表操作智力水平。

表 11 – 2 中国修订韦氏成人智力量表（WAIS – RS）

全量表（FS）	言语量表（verbal scale，VS）	操作量表（performance scale，PS）
适用 16 岁以上成人	知识	数字符号
	领悟	填图
	算术	木块图
	相似性	图片排列
	数字广度	图形拼凑
	词汇	
FIQ	VIQ	PIQ

2. 斯坦福 – 比奈量表（S – B） 1905 年法国比纳和西蒙编制比奈量表（B – S），是世界第一个智力量表。1916 年美国 Terman 根据 B – S 提出比率智商的概念，此量表称为斯坦福 – 比奈量表（Stanford-Binet scale，S – B）。现已有 S – B 第四版（S – B4），它共有 15 个分测验组成四个领域，即词语推理、数量推理、抽象/视觉推理以及短时记忆。

3. 考夫曼儿童能力成套测验（K – ABC） 考夫曼儿童能力成套测验（Kaufman assessment battery for children，K – ABC）是 Kaufman 根据 Luria 信息处理理论和 Sperry 大脑特异性功能理论于 1983 年编制而成，主要适用于 2～12.5 岁儿童，是目前国外通用的儿童智力量表，在临床、教育评估及心理学基础研究领域有一定应用价值。

（三）儿童发展量表和适应行为量表

1. 儿童发展量表 儿童早期发展量表，主要包括身体生长和心理发展两大内容，其中心理发展又以适应行为为重。婴幼儿时期所观察到的主要是一些本能和动作以及一些初级的智力活动，虽与以后的智力水平相关程度不高，但临床需要了解这一时期的智力发展水平。因此，发展量表具有一定的应用价值。常用的有贝利（Bayley）婴幼儿发展量表（2～30月）、丹佛（Denver）发展筛查测验、盖塞尔（Gessell）发展诊断量表（2.5～6岁）。国内各有相应的修订本。

2. 适应行为量表 适应行为（adaptive behavior）也称社会适应能力，是指个人独立处理日常生活与承担社会责任能力达到他的年龄和所处社会文化条件所期望的程度，也就是个体适应自然和环境的有效性。适应行为主要是个体在后天环境下的获得性行为技能，适应行为量表则用于评估个体适应行为发展水平和特征，广泛应用于智力低下（mental retardation，MR）的诊断、分类、训练及特殊教育等领域。早期有Doll编的Vineland社会成就量表，随后有美国智力低下协会（AAMD）的适应行为量表（1969年提出），以及其他一些适用于不同年龄的适应行为量表。我国有姚树桥、龚耀先1991年编制的儿童适应行为评定量表，该量表适用于3岁至12岁智力正常或低下儿童的适应行为发展水平和特征的评估，为智力低下儿童诊断性工具之一。

二、人格测验

评估个体人格的技术和方法很多，最常用的人格测验方法为问卷法和投射法，问卷法也称为自测量表。临床上常用的人格自测量表有明尼苏达多相人格调查表、艾森克人格问卷、加利福尼亚心理调查表、卡特尔16项人格因素问卷等；常用的投射测验有洛夏测验、主题统觉测验、霍兹曼墨迹测验、词语联想测验等。

1. 明尼苏达多相人格调查表 明尼苏达多相人格调查表（Minnesota multiphasic personality inventory，MMPI）由Hathaway SR和McKingley JC等编制。最初是想编制一套对精神疾病有鉴别作用的辅助调查表，后来发展为人格测验。1989年Butcher等完成了MMPI的修订工作，称MMPI-2。我国宋维真等完成了MMPI修订并已制定了全国常模，MMPI-2最近已引入我国。MMPI适用于16岁以上至少有6年以上教育年限者，MMPI-2提供了成人和青少年常模，可用于13岁以上青少年和成人。既可个别施测，也可团体测查。

MMPI共有566个自我陈述形式的题目，其中1～399题是与临床有关的，其他一些属于研究量表，在临床工作中，MMPI常用4个效度量表和10个临床量表。10个临床量表分别是疑病量表、抑郁量表、癔病量表、精神病态性偏倚量表、男子气或女子气量表、妄想量表、精神衰弱量表、精神分裂症量表、躁狂量表、社会内向量表。

MMPI应用十分广泛，在精神医学主要用于协助临床诊断，在心身医学领域用于多种心身疾病如冠心病、癌症等患者的人格特征研究，在行为医学用于行为障碍的人格特征研究，在心理咨询和心理治疗中也采用MMPI评估来访者的人格特点及心理治疗效果评价等，现在还用于司法鉴定领域。

2. 艾森克人格问卷 艾森克人格问卷（Eysenck personality questionnaire，EPQ）是由英国Eysenck HJ根据其人格三个维度理论编织而成的。EPQ成人问卷适用于测查16岁以上的成人，儿童问卷适用于7～15岁儿童。我国龚耀先的修订版成人和儿童均为88项；陈仲庚修订版成人有85项。

EPQ由三个人格维度和一个效度量表组成。神经质（N）维度测查情绪稳定性。内-外向（E）维度测查内向和外向人格特征。精神质（P）维度测查一些与精神病理有关的人格特征。掩饰（L）量表测查朴实、遵从社会习俗及道德规范等特征。在国外，高分表明掩饰、隐瞒。将N维度和E维度组合，进一步分出外向稳定（多血质）、外向不稳定（胆汁质）、内向稳定（黏液质）、内向不稳定（抑郁质）

四种人格特征，各型之间还有移行型。

3. 卡特尔16项人格因素问卷　卡特尔16项人格因素问卷（16 personality factor questionnaire，16PF）是卡特尔根据人格特质学说，采用因素分析方法编制而成。卡特尔认为16个根源特质是构成人格的内在基础因素，测量某人的16个根源特质即可知道其人格特征。16PF适用于16岁以上并有小学以上文化程度者，主要目的是确定和测量正常人的基本人格特征，并进一步评估某些次级人格因素。

4. 洛夏测验　洛夏测验（Rorschach test）是现代心理测验中最主要的投射测验。洛夏（Rorschach H）1921年设计和出版该测验。目的是临床诊断；对精神分裂症与其他精神病做出鉴别；也用于研究感知觉和想象能力。洛夏测验材料由10张结构模棱两可的墨迹图组成，其中5张全为黑色，2张是黑色和灰色图外加了红色墨迹，另3张全为彩色。美国Exner J于1974年建立了洛夏测验结果综合分析系统，目前常用于正常和病理人格的理论和临床研究。

三、临床神经心理测验

临床神经心理测验是在现代心理测验基础上发展起来的用于脑功能评估的一类心理测验方法，是神经心理学研究脑与行为关系的一种重要方法。按不同的标准可以对神经心理测验做出多种划分。最常见的分为单个测验和成套测验；按检测的脑区可以分为额叶、颞叶、顶叶、枕叶功能测验以及判别大脑左右两侧功能的测验；按不同的认知领域还可分为测查注意、信息处理速度、运动技能、词语流畅、工作记忆、抽象或执行功能、学习和延迟回忆等测验。

（一）神经心理筛选测验

由于大多数的神经心理成套测验实施起来操作复杂、时间较长，所以，国外许多研究者编制了一些简便有效的神经心理筛选测验，快速神经心理筛选测验（quick neuropsychological screening test，简称QNST）即是其中一例。

1. 快速神经学甄别实验（QNST）　主要用于测量与学习有关的神经综合功能，用于对学习困难或学习障碍儿童的甄别。

2. Bender – Gestalt测验　测查空间能力。

3. Wiscinsion卡片分类测验（WCST）　测查抽象思维能力。

4. Benton视觉保持测验（BVRT）　主要用于脑损伤后视知觉、视觉记忆、视觉空间结构能力的评估。

5. 皮肤电反应（GSR）　测查全身最大的器官——皮肤的电阻。

6. Stroop试验　该测验常用于注意缺陷多动综合征等的粗略筛选。

7. 线段中分试验　区分大脑左右侧病变、双侧弥漫性病变患者及健康对照，还可作为评估疾病预后的手段。

（二）成套神经心理测验

H – R成套神经心理测验（Halsted – Reitan neuropsychological battery，HRB）由Halsted编制。在我国由龚耀先修订。用于测查多方面的心理功能或能力状况。包括感知觉、运动、注意力、记忆力、抽象思维能力和言语功能等。该测验分幼儿、儿童和成人三个版本。分测验中部分为言语测验，部分为非言语测验。由于测验内容包括了从简单的感觉运动到复杂的抽象思维，评分客观又有定量标准，现已成为一个被广泛接受和使用的神经心理测验。

四、精神症状评定量表

精神症状评定量表（rating scale）是临床心理评估和研究的常用方法。按照评定方式分为自评量表和他评量表：自评量表是受试者根据量表的题目和内容自行选择答案做出判断的评定量表；他评量表是由评估者根据对被评估者的行为观察或访谈所进行的量化评估。包括反映心理健康状况的症状评定量表，与心理应激有关的生活事件、应对方式和社会支持等量表。评定量表具有数量化、客观、可比较和简便易用等特点。以下主要介绍几种常用的症状评定量表。包括90项症状自评量表和焦虑自评量表。

1. 90项症状自评量表（symptom check list 90，SCL–90） 由90个反映常见心理症状的项目组成。从中分出10个症状因子见表11–3，用于反映有无各种心理症状及其严重程度。每个项目后按"没有、很轻、中等、偏重、严重"等级以1~5（或0~4）5级选择评分，由被试者根据自己最近一周的情况和体会对各项目选择恰当的评分。

表11–3 SCL–90各个因子

因子名称	项目数	对应的临床症状
躯体化	12	主观的身体不舒适感
强迫	10	强迫症状
人际敏感	9	个人的不自在感和自卑感
抑郁	13	抑郁症状
焦虑	10	焦虑症状
敌意	6	敌对表现
恐怖	7	恐怖症状
偏执	6	敌对、猜疑、关系妄想等思维障碍
精神病性	10	幻听、被控制感等精神分裂症状
附加项	7	睡眠和饮食情况

2. 焦虑自评量表（SAS） SAS由20个与焦虑症状有关的条目组成。用于反映有无焦虑症状及其严重程度。适用于焦虑症状的成人，也可用于流行病学调查。每项问题按1~4四级评分。总分超过40分可考虑筛查阳性。

🌐 **知识链接**

抑郁的评定量表

抑郁是最常见的情绪症状之一，目前对它的评价主要是通过医生的观察和心理测量。抑郁测量量表可分为他评和自评两类。

（1）Zung氏抑郁自评量表（SDS） 共20个条目，1~4四级评分，用于反映有无抑郁症状及其严重程度，适用于成人，总分超过41分可考虑筛查阳性。

（2）蒙哥马利抑郁量表（MADRS） 共10个项目，7级评分。除第1项为观察项外，其余均为自我评估。

（3）Beck抑郁问卷（BDI） 共21个项目，4级评分，自评量表。

（4）快速抑郁症症状自评问卷（QIDS.SR） 共16个项目，4级评分，自评量表。

（5）9条目简易患者健康问卷（PHQ–9） 共9个项目，5级评分，自评量表。PHQ–9根据美国重性抑郁障碍诊断标准制定，我国新版《抑郁障碍防治指南》也进行了推荐。

（6）汉密尔顿抑郁量表（HAMD） HAMD是由Hamilton（1960）制定，是临床上评定抑郁状态时应用得最普遍的量表之一。共21个项目，5级评分，属于他评量表。

（7）Carroll 抑郁量表（CRS）　是为与 HAMD 对比而设计的自评量表。CRS 用于评定抑郁症状的严重度而不是用于诊断。共有 52 个条目，总分范围为 0～52，10 分或以上表示存在抑郁。

（8）爱丁堡产后抑郁量表（EPDS）　由 Cox 于 1987 年编制成的专门用于产后抑郁筛查的量表，包括 10 项内容，4 级评分，于产后 6 周进行，10 个项目分值的总和为总分。总分相加≥13 分者可考虑为产后抑郁症。属于自评量表。

（9）医院焦虑抑郁量表（HADS）　主要应用于综合医院中受检者的焦虑和抑郁情绪的筛查。属于自评量表。

在临床应用的他评量表还有 Hamilton 焦虑量表（HAMA）、总体精神症状评定量表（CPRS）、Bech-Rafaelsen 躁狂量表（BRMS）、Conners 儿童行为问卷、Achenbach 儿童行为量表等。

第四节　心理诊断

一、心理诊断概述

心理诊断是根据变态心理学知识，综合运用心理评估的各种技术手段，收集并分析来访者的资料，对有心理问题或精神障碍的人的心理进行描述，探索其心理问题的原因，对心理问题定性并归类，同时进行鉴别诊断的过程。

1. 心理诊断与心理评估的区别与联系　心理评估和心理诊断在方法、原理及技术上存在诸多相似之处，但两者也存在一些差异。

（1）心理诊断要对心理问题进行归类，强调结果和确定性。因此，显得相对静止和孤立，而心理评估是一个解决问题或回答问题的过程，强调过程性，更显示出动态性和变化性。

（2）心理诊断是对来访者的心理问题的性质，程度和原因做出判断，显得单一而有所侧重。而心理评估是对来访者的全面或局部的心理评价，把握来访者各种心态和个性特征以及心理健康水平。

（3）在对象上有所不同。心理诊断主要针对有心理问题或精神障碍的人；心理评估的对象包括各种人群。

（4）两者目的不同。心理诊断是用于确定心理问题或精神障碍，心理评估的目的更为广泛。

2. 心理诊断的任务　心理诊断的主要任务包括来访者资料的收集与整理、异常精神活动的排除诊断、对心理问题的分类诊断、探索心理问题的原因、对心理问题进行鉴别诊断。

二、心理诊断的过程

从心理诊断的具体操作实施来看，主要可分为收集资料、分析资料、对问题的诊断、确定心理干预的目标几个阶段。

1. 收集资料　在信息的收集阶段，主要任务就是深入收集与来访者及其问题有关的资料。信息的收集是在治疗的最初阶段进行的，是心理诊断和心理治疗最重要的一步，而且往往要综合心理咨询的各种技术进行访谈和收集资料。丰富的个案资料，对于咨询者确定心理诊断以及治疗是相当有利的。所以，咨询者必须要在有限的时间内，充分利用各种资源，最大化地扩充与来访者有关的资料信息。除病史相关信息外，咨询者还可以收集来访者的以下资料。

（1）基本情况　包括姓名、性别、年龄、学习成绩、工作表现、健康史等。

（2）家庭情况　包括成员结构、家庭中的人际关系、教育方式、经济状况、生活方式、父母的文化程度等。

（3）社会关系情况　包括学校、工作与生活中的人际关系情况。

2. 分析资料　对收集到的信息资料进行分析，是心理诊断很重要的环节。信息的获得可能来源于很多方面，如之前提过的，信息资料的来源一般可以从会谈、行为观察以及各种量表来获得。而如何对这些不同来源的资料进行充分的利用，就需要咨询者对其进行有机地整合和分析。这样才能做出正确的诊断。所以，分析资料在整个心理诊断过程中是一个举足轻重的环节，必须予以高度重视。

3. 对问题的诊断　在诊断过程中，通过资料收集和观察所获得的信息总有一些模糊的或者不全面的地方，有的地方甚至可能是矛盾的。对于这些问题，必须经过更详尽的分析与综合才能获得较明确的答案。所以，在这个阶段，咨询者要对有疑问的地方进行取证以及论证，对来访者的问题及原因进行分析和确认。

4. 确定心理干预的目标　咨询者要在心理诊断的基础上与来访者共同制订心理干预的目标。经过心理诊断之后，咨询者与来访者对问题的认识基本比较明确。这个时候，可以这样问来访者"通过咨询（治疗），你希望解决什么问题，有什么改变，达到什么程度"等。通过与来访者的讨论，确定进行心理干预的目标，以便接下来的工作更有效、更具针对性地进行。

目标检测

答案解析

一、选择题

1. 智商同为 85。其一是山区农民，结合他受教育程度和所处环境，考虑其智力基本正常；其二是某大学教授，结合其他表现，考虑有大脑退行性改变的可能。这是遵循心理测验的（　　）

    A. 标准化原则　　　　B. 保密性原则　　　　C. 客观性原则　　　　D. 统一性原则

2. 一位心理学专家为了对一个 3 岁幼儿作心理评估，去孩子所在的幼儿园观看该幼儿在游戏中的表现，这种心理评估的方法是（　　）

    A. 现状调查法　　　　B. 自由式会谈法　　　　C. 参与式观察法

    D. 自然观察法　　　　E. 心理测验法

3. 不属于人格的投射类测验的是（　　）

    A. 洛夏测验　　　　　　　　　　　　B. 主题统觉测验

    C. 霍兹曼墨迹测验　　　　　　　　　D. 词语联想测验

    E. 范畴测验

4. 效度反映心理测量结果的（　　）

    A. 一致性　　　　　　B. 可靠性　　　　　　C. 真实性

    D. 代表性　　　　　　E. 客观性

5. 心理测量工具好坏的最基本标志是（　　）

    A. 常模　　　　　　　B. 信度和效度　　　　C. 代表性　　　　　　D. 标准化

二、问答题

1. 心理评估的方法有哪些？

2. 标准化心理测验的基本条件有哪些？

3. 常用心理测验的类型有哪些？

4. 心理评估对临床心理工作的作用有哪些？

（王立金）

书网融合……

本章小结　　　　　　　　题库

第十二章　心理咨询与心理治疗

PPT

📖 学习目标

1. 掌握　心理咨询和心理治疗的概念；心理咨询与心理治疗的基本原则和基本阶段；临床与咨询心理学的五大工作伦理总则；心理督导的作用。

2. 熟悉　心理咨询和心理治疗的异同点；心理咨询与心理治疗需遵循的伦理守则。

3. 了解　心理咨询与治疗对从业人员的基本要求；心理督导的概念、发展和督导类型。

4. 学会主动培养心理咨询与治疗的职业伦理意识和素养，塑造真诚、尊重、共情、积极自我成长的人格品质，不断提升自己的职业胜任力。

⇒ 案例引导

临床案例　李某，女，18岁，大一学生。幼年时父母离异，跟随母亲生活，母亲生性懦弱，再婚后育有一子，继父性格暴躁，对李某和亲生子差别对待。小学和初中因性格胆小、怯懦遭受校园暴力，被女生孤立以及被男生叫绰号拽头发等，不敢告诉师长，长期自我忍受。后逐渐变得害怕人多的环境以及狭小幽闭的空间，回避与人交往，内心深感痛苦并有频繁自杀想法。进入大学后希望改变现状，故而前往学校心理咨询中心寻求专业帮助。

讨论　1. 李某存在哪些心理问题？

　　2. 适合做心理咨询还是心理治疗？

　　3. 心理师在工作过程中需遵循什么基本原则和伦理要求？

第一节　概　述

一、基本概念

1. 心理咨询　心理咨询（psychological counseling）又称心理辅导或心理咨商，是指在良好的咨询关系基础上，受过专业训练的临床与咨询专业人员依据有关的心理学、教育学、医学、社会学等多方面的知识，运用咨询心理学的理论与技术，帮助有心理困扰的求助者克服或缓解心理困扰，改善人际关系，提高适应环境和应对环境变化的能力，促进身心健康和自我发展。心理咨询侧重一般人群的发展性咨询。

2. 心理治疗　心理治疗（psychotherapy）一词来源于希腊语，psyche 的意思是"灵魂、心灵或生命"，therapy 源于"therapeutikos"，有为他人服务或医治的意思。因此，心理治疗含有医治他人心灵或灵魂的意思。现代意义上的心理治疗是在良好的治疗关系基础上，经过专业训练的心理治疗师运用临床心理学的有关理论和技术，帮助有精神障碍的来访者在心理、行为甚至躯体功能上发生某些积极变化，消除和缓解其精神障碍或问题，纠正某些偏差的认知和行为模式，促使其人格向健康、协调的方向发展。心理治疗侧重对精神障碍患者的治疗性矫正。

二、心理咨询与心理治疗的对象和领域

（一）心理咨询的主要对象和领域

心理咨询的主要对象是健康人群或存在一般心理问题的人群。当健康人群在现实生活中面对诸多问题时，都可能会产生心理困惑，或者期望做出较理想的选择。此时，需要心理咨询师从专业的角度为他们提供发展性的咨询，获取相应的帮助。若上述问题没有及时面对或解决，长期存在就可能加重心理困扰或内心冲突，影响其生活、工作等社会功能，导致心理问题的出现。或者遭遇比较严重的心理创伤，心理健康状态受到不同程度的破坏，这时就需要心理咨询师较为系统地为其进行分析和疏导，缓解其情绪困扰和内心冲突。另外，对于处于恢复期或临床治愈的精神疾病患者，心理师可以在一定条件下运用其专业手段帮助他们恢复社会功能，防止疾病复发。

心理咨询的适用领域广泛涵盖学习、工作、职业、婚姻、家庭和性等社会生活诸多方面，简要列举如下。

1. 学校咨询　各级学校普遍设有专职的心理学工作者，帮助学生解决学校适应、学习困难、人际困扰、考试焦虑等心理问题；提升学习效率和心理素质；发掘职业兴趣和职业能力，寻找适合学生自身心理特点并能充分发挥其潜力的职业。

2. 婚姻、家庭和性的咨询　在婚姻生活中，不少人会困惑于如何协调夫妻关系、长辈关系、亲子关系以及性生活的和谐、子女教育、家庭成长等问题。如果依靠个人的力量不能妥善处理，则可以通过心理咨询得到帮助。

3. 个人成长咨询　一方面，个体一生的心理发展是循序渐进的，前期的心理发展是后期心理发展的必要准备和条件。一个人如果不能顺利完成某一阶段的心理发展任务，就会难以顺利进入到下一个发展阶段，而通过心理咨询不断认识自我、探索自我，可以消除障碍继续前行。另一方面，心理咨询不只是用来解决心理难题的，它除了帮助人们缓解和消除心理障碍以外，还可以帮助人们了解心理发展的规律，探寻自我心理能力，充分发掘心理潜能以获得更高的心理水平，实现心理创造的目的。

（二）心理治疗的主要对象和领域

心理治疗主要针对有精神障碍的患者，其适用对象和领域大致如下。

1. 综合医院临床各科的心理问题　①急性疾病患者：此类患者的特点是起病急病程重，往往存在严重的焦虑、抑郁等心理问题。②慢性疾病患者：此类患者病程较长，长期处于患者的角色往往使其存在较多的心理问题。③心身疾病患者：由于此类患者疾病的发生、发展过程中存在明显的心理社会因素，故心理治疗是必不可少的。

2. 精神科及相关的患者　包括各类精神障碍如心境障碍、焦虑障碍、应激性障碍以及康复中的精神病性障碍患者等。

3. 各类的行为问题　各类不良行为的矫正，包括口吃、遗尿、过食与肥胖、烟瘾、酒瘾、儿童行为障碍等。

4. 社会适应不良　正常人在生活中可能会遇到难以应付的心理社会压力，从而导致适应困难，出现自卑、退缩、自责、自伤、失眠、攻击等行为问题，使用心理治疗给予帮助，帮助其渡过难关。

三、心理咨询与心理治疗的异同

心理咨询和心理治疗均是在心理学理论的指导下有计划、有步骤地对一定的对象的心理活动、个

性特征和行为问题施加影响，使之朝着预期目标变化的过程。二者在助人的目的、机制、理论、方法、技术背景以及遵循的原则和理念上都在很大程度上相互重叠、相互融通，因此并无本质区别。但二者之间仍有差异可寻，《中华人民共和国精神卫生法》生效之后，了解二者的差异是有一定必要性的。

1. 对象和问题不同　前面已经提到，心理咨询的对象主要是健康人群或有心理问题的正常人，要解决的是正常人在适应和发展方面的问题；心理治疗的对象主要是精神障碍患者，要解决的是他们的病理心理和病态行为。

2. 工作场景不同　心理咨询的工作地点比较广泛，很多学校、社区、工厂、企业等机构一般都设有心理咨询室，社会上也存在很多散在的心理咨询机构；心理治疗的开展往往限定在医疗机构，比如许多综合性医院和精神专科医院设置的"心理咨询门诊"，且人员资质必须符合《心理治疗规范》的规定。

3. 工作模式不同　心理咨询主要遵循的是发展与教育的模式，注重来访者现实生活中的适应和发展问题，侧重于对来访者的心理支持、启发、教育和指导等。心理治疗遵循生物－心理－社会医疗模式，着重于分析矫正，消除症状，重建人格。

4. 工作目标不同　心理咨询的目标在于促进心理健康发展，即通过心理咨询，使来访者摆脱心理困扰，增强适应能力，充分开发潜能，提高发展水平；而心理治疗的目标在于纠正异常心理，即通过心理治疗，消除或缓解病理症状，恢复正常生活。

总体而言，心理咨询与心理治疗二者的联系远远大于差异，不少研究者认为，对二者做严格的区别并无太大意义。在大致了解了二者的区别之后，为了行文的方便，在本章后面的内容中，若非特别说明，会把"心理咨询"和"心理治疗"进行术语的混用。同时，对于心理咨询师和心理治疗师，统一用"心理师"来指代；对于二者的服务对象（即"寻求专业服务者"），也不做"咨客""患者"等区分，而是直接沿用罗杰斯所首创的"来访者"一词来指代。

四、心理咨询与心理治疗对从业人员的要求

2016—2019 年，我国精神障碍患病率分别约为 17%、17.2%、17.5% 和 17.8%，2019 年精神障碍市场总额已达到 650 亿元人民币，已然成为影响我国经济社会发展的重大公共卫生问题、社会问题和民生问题。2020 年新冠肺炎病毒的全球大流行引发更多人罹患精神障碍，世界卫生组织表示，在疫情的第一年，全球焦虑和抑郁的患病率增加了 25% 以上，我国也面临类似情况，这让我国精神心理卫生资源面临严峻的考验。而心理咨询与治疗是专业性很强的工作，心理师的知识结构、工作经验、人格特点和个人素质对咨询与治疗的疗效具有关键作用。因此，加强精神心理卫生人才队伍的培养，明确从业人员要求，完善心理咨询与治疗体系建设刻不容缓。

（一）心理师的人格特点和素养要求

1. 罗杰斯（C. R. Rogers）的三个特殊品格模型

（1）**热情**　对来访者无保留的接纳，无条件的积极态度，实质是一种真正关心来访者的表现。

（2）**同感**　敏锐而正确地体察来访者经受的痛苦，善于"设身处地"为来访者着想。

（3）**真诚**　心理咨询师要"心口如一"，要"像水晶玻璃"那样纯真。

2. 伊根（Egan）的特质模型

（1）**积极面对自我的成长**　这包括了身体、智能、社会、情绪和精神层面，因为他知道自己要做当事人的模范。

（2）注意身体健康，以便有旺盛的精力来生活。

（3）有适度的智能，同时不断地主动阅读，用学习来装备自己，使自己能更有效地帮助人。

（4）有良好的常识和社会生活能力，同时有能力对人的广泛需求做出回应。

（5）关注来访者整个人，留心聆听对方的说话，也能从来访者的观点角度来了解对方。

（6）尊重来访者，不加以批判，亦相信来访者潜在的动力和资源可以帮助他自己尽力有效地生活。

（7）真挚诚恳，如有需要，能和来访者进行个人分享。

（8）表达具体而简洁。

（9）能协助来访者将自己的经验、感受和行为做出整合。

（10）若对来访者有帮助时，会出于关心进行对质。

（11）知道仅有自我认识是不够的，所以会协助来访者作行为方面的改变。

（12）注重实效的人，明白整个咨询过程是为了要引导来访者建设性地改变行为。

（13）拥有自己心理咨询的模式和风格，能够娴熟灵活地运用及变更。

（14）乐意与人相处，也不害怕进入别人的生活深层，并和他们共同去面对生活中的困扰。同时不是靠帮助人来满足或解决自己的需要，而是很珍惜和尊重自己有帮助人的权利。

（15）不会逃避自己人生中的问题，相反会去不断探索、认识自己，做一个不断发展的人。了解受人帮助是怎么一回事，明白在这个过程中如若不能为别人提供帮助，就会有害于别人，故会谨慎小心地工作。

3. 素质特征 我国心理学者张日昇提出一名优秀心理咨询工作者需要具备以下素质特征。

（1）心理反应敏感。

（2）能认真倾听。

（3）人格要求 ①情绪稳定；②健全的、乐观的人生观；③民主的人际关系；④真诚地关心来访者；⑤不断地改善自我；⑥为理解人的本质而不懈努力；⑦与人协作配合的能力；⑧亲切、和蔼、平易近人。

（二）心理师的专业技能和职业资格要求

在许多欧美国家，对于心理咨询与治疗的从业人员是有明确而严格的规定的。在美国，大多数的心理咨询师需要获得相关专业博士学位加上完成相应临床实习督导时数并获得心理咨询师执照。在我国，为了促进心理咨询的发展，2001年以来，原国家劳动和社会保障部主办了"心理咨询师资格认证"。截至2016年底，全国共有107万人次鉴定合格，取得职业资格证书。这个项目对于我国心理健康和心理咨询知识的普及发挥了巨大的作用，值得肯定。但由于认证门槛相对较低，从业人员专业水准参差不齐，人力资源和社会保障部已于2017年停止该项工作，目前尚未出台国家层面统一的心理咨询师职业技能鉴定和职业资格规范。而心理治疗从业人员可以通过卫生专业技术资格考试来实现职业发展，国家卫健委主导开办了"心理治疗师考试"，从事心理治疗的卫生专业技术人员可以按规定报名参加考试并取得相应专业技术资格。

（三）心理师的职业伦理道德要求

心理师除了需要具备合格过硬的专业技能、完善的人格特征和专业素养外，还需要培养伦理判断能力，做到不在超出能力范围的领域工作，尊重来访者的自主权，公正对待所有的来访者，保证来访者在治疗过程中免受伤害，诚实地向来访者做出承诺，避免与来访者建立多重关系等。这些要求在国家卫健委《心理治疗规范》以及《中国心理学会临床与咨询心理学工作伦理守则》等文件或规章中都有明确表述，在之后会更详细地谈及。

五、心理咨询与心理治疗中的伦理守则

无论心理咨询师还是治疗师，其与来访者都是一种特殊的人际关系，这种关系必须要以一定的伦理准则为保证。心理咨询与治疗能够行之有效的前提和关键，除了从业者必须具备的专业理论知识和技能外，还须遵循相关的伦理守则，正确处理实践中遇到的各种伦理问题。中国心理学会临床与心理咨询专业委员会于 2007 年制定《中国心理学会临床与咨询心理学工作伦理守则》，并于 2018 年进行了修订。第二版的总则包括以下内容：①善行。即心理师的工作是使寻求专业服务者从其专业服务中获益。心理师应保障寻求专业服务者的权利，努力使其得到适当的服务并避免伤害。②责任。心理师在工作中应保持其服务的专业水准，认清自己的专业、伦理及法律责任，维护专业信誉，并承担相应的社会责任。③诚信。心理师在工作中应做到诚实守信，在临床实践、研究及发表、教学工作以及各类媒体的宣传推广中保持真实性。④公正。心理师应公平、公正地对待与自己专业相关的工作及人员，采取谨慎的态度防止自己潜在的偏见、能力局限、技术限制等导致的不适当行为。⑤尊重。心理师应尊重每位寻求专业服务者，尊重其隐私权、保密性和自我决定的权利。

在心理咨询与治疗实践中特别需要注意以下伦理原则。

1. 专业关系　心理师应按照专业的伦理规范与来访者建立良好的专业工作关系。这种工作关系应以促进来访者的成长和发展、从而增进其利益和福祉为目的。在专业关系以外建立的任何多重关系都有可能对心理师的专业判断造成不利影响并可能对来访者的福祉造成潜在危险，因此应尽可能避免与来访者发生多重关系。在多重关系不可避免时，应采取专业措施预防可能的不利影响，例如签署知情同意书、告知多重关系可能的风险、寻求专业督导、做好相关记录等。

2. 知情同意　知情同意是来访者的基本权利，它是一个贯穿整个治疗的动态的过程，能确保咨访双方都充分理解这项共同参与的活动，是交流和澄清问题的过程。通过知情同意的实施，来访者可以自由选择是否开始或维持一段专业关系，充分理解治疗所应用的评估方法及可能的疗效，决定是否实施或者更换治疗方法及心理师等。当病情发生变化后，来访者通过知情同意能充分理解这些变化并自愿决定是否继续这段关系。

3. 隐私权与保密性　心理治疗的专业关系不同于一般的人际关系，具体表现为当来访者充分信任心理师时，会允许心理师探寻其个人的隐私和秘密，目的是促使心理治疗效果的达成。在这种状况下，双方呈现的是一种不平等的关系：心理师掌握来访者的大量隐私和秘密，而来访者对心理师知之甚少。因此，心理师有责任保护来访者的隐私权，同时明确认识到来访者的隐私权在内容和范围上受到国家法律和专业伦理规范的保护和约束。

4. 专业胜任力和专业责任　心理师开展工作时应遵守国家的法律法规，遵守专业伦理规范。以科学研究为依据，在专业界限和个人能力范围内以负责任的态度开展评估、咨询、治疗、转介、同行督导、实习生指导以及研究工作。应充分理解、尊重来访者的社会文化、经济背景和价值取向等，避免把自己的人生观世界观强加给来访者。应不断更新并发展专业知识、提升专业胜任力，积极参与自我保健的活动，提高个人心身健康水平，以更好地满足专业工作的需要。

除外，在心理测量与评估、教学培训和督导、研究和发表、远程专业工作、媒体沟通与合作、伦理问题处理等方面都有相应的伦理原则要求。

第二节　心理咨询与心理治疗的基本原则、工作目标和基本阶段

一、基本原则

心理咨询和治疗要取得预期的效果，必须遵循一定的原则，而各种心理流派虽然存在较多实践操作的差异性，但遵循的基本原则却是大同小异。

1. 保密原则　保密原则是心理咨询与治疗中最为重要的原则，它既是建立和维持良好咨访关系的前提，也是咨询与治疗活动顺利开展的基础，这点前面已有所提及。在具体要求上，该原则要求在没有得到来访者许可的情况下，心理师不得将来访者的个人信息随意泄漏给其他任何个人或机关。若在公开案例研究或发表文章必须要使用特定来访者的信息资料时，必须做好充分的保护处理，使其不被对号入座。需要注意的是，保密原则并不是无条件、无限度的，以下几种特殊情况可以突破保密原则并告知相关人员：一是来访者有危害其自身或危及他人安全的情况；二是不具备完全民事行为能力的未成年人受到性侵犯或虐待等；三是法律规定需要披露的其他情况。

2. 助人自助原则　心理咨询是"授人以渔"而非"授人以鱼"，咨询和治疗的过程本质上是一个帮助来访者自我认知、自我成长的过程。心理师要坚信来访者本身具有向好的愿望和恢复健康的能力，要在咨询过程中不断调动来访者自身的积极性、创造性，帮助来访者认识并理解自身情况，理清思绪，学习理性处理问题，这就是助人；来访者在心理师的帮助下，增强其人格独立性，开始自我成长，向着完美、健全的人格发展，在日后遇到类似的生活挫折和困难时，可以独立自主地加以解决，这就是自助。

3. 价值中立原则　价值中立原则要求心理师在工作过程中，不以自己的价值准则对来访者的言行进行简单武断的价值判断，不迫使来访者接受自己的观点和态度，不替来访者做出任何选择或决定。而是保持非评判性的中立态度，去理解、接纳、尊重来访者。在此基础上，通过与来访者的不断分析、探讨，引导来访者最终自行做出判断和选择。

4. 发展性原则　发展性原则是指在心理治疗过程中，心理师始终要以发展变化的观点来看待来访者的问题，不仅要在问题的分析和本质的把握中善用发展的眼光做动态的考察，而且在对问题的解决和治疗效果的预测上要具有发展性。这就要求心理师必须具有较高的洞察能力和预见能力：一方面，要对来访者的内在潜能和发展条件有较为准确的估计；另一方面，也要对来访者今后生活的发展目标和发展道路有恰如其分的提示和把握，这样才能更好地对来访者进行因势利导或防患于未然，使治疗进程向着利好的方向发展。

5. 综合性原则　心理问题是生物、心理、社会、文化等多因素相互作用的结果，要帮助来访者摆脱困扰，同样需要多元的思考和多种措施的综合运用。综合性原则主要涉及心身的综合、原因的综合以及治疗方法的综合。

6. 个性化原则　这一治疗原则要求心理师在面对来访者的问题时，不仅要看到与这一问题相关联的同类问题的特点、表现、规律、治疗方向等，更要看到问题背后的每个来访者的具体表现和差异性，要摆脱思维定式，根据来访者的实际情况（如年龄阶段、个性特征、认知水平、问题性质、治疗阶段等），灵活运用各种理论与方法，制订个性化治疗方案，以期取得最佳治疗效果。

二、工作目标

心理咨询和治疗的工作目标会受到众多因素和角度的影响，比如来访者的经济因素、认知水平、社

会资源等，心理师的理论学派、问题性质、个人经验等。因此，制订工作目标时要进行通盘灵活考虑，一般可以将目标进行如下分类。

1. 医学目标和心理目标 医学目标即是生物学目标。如对于失眠患者，医学上会使用镇静药来改善失眠症状。而心理目标是改善来访者的心理健康，消除导致来访者疾病和痛苦的社会和心理因素。如同样对于失眠，心理治疗可能会使用认知治疗或其他疗法来缓解失眠患者对失眠本身的焦虑。

2. 中间目标和终极目标 帕洛夫（Parloff）认为心理治疗的中间目标是症状的减轻或消失，终极目标是人格的重建。

3. 内部目标与外部目标 内部目标是来访者自己对自己提出的目标，外部目标是他人对来访者提出的目标（如家人、心理师）。

4. 根本目标和具体目标 根本目标是激发来访者的心理潜能，促进来访者成长和人格趋向完善；具体目标依据不同的心理治疗的理论有所不同，如精神分析是提升自我，行为主义是改变不适应的行为，合理情绪疗法是使情绪反应适度以及增强理性思维。

5. 矫正、发展和预防的目标 矫正的目标是消除不正常的行为或状态；发展的目标是发展和培养来访者的优良品质；预防的目标是减少心理问题发生的可能性。

三、基本阶段

尽管基于不同理论流派的心理治疗的目标、方法、次数等会有各种不同，但基本过程却大致相同，可以把心理治疗过程简单理解为初期、中期和结束三阶段。在不同的阶段，心理师的工作侧重点会有所不同。根据侧重点的不同，把这三个阶段做如下的理解。

1. 建立关系与评估阶段 又称初期阶段。这一阶段心理师的重点是与来访者建立起良好的彼此信任的关系，构建一个合适来访者与心理师交互作用的治疗同盟，培养治疗动机与信心，明确双方都能接受的治疗目标。在治疗同盟建立的过程中收集相关资料，包括来访者的人口学资料、生活状态、成长经历以及当前问题发生、发展、变化的过程。收集资料以时间、思维与情绪、思维与行为等几个维度为主线，便于了解其间是否协调。对于收集到的资料进行分析和整合，评估来访者的不适应模式，包括行为的、效果的以及认知的成分。在此基础上，形成关于来访者问题的假设，并开始核实这些假设，判断心理障碍的程度。

2. 干预阶段 又称中期阶段。这一阶段的目标直截了当：修正或者转变来访者的不适应模式，形成更具适应性的模式。心理治疗的过程中，心理师不能直接给来访者提供解决问题的方法，而是要引导其主动积极地寻找解决方法。治疗方法可以不拘一格，心理师可在个体化方案基础上灵活运用多种方法，帮助来访者从全新的角度去面对自己的问题，重新认识自己及周围的环境，提高认知能力，促进问题的解决和人格的完善。咨询的期限、咨询的步骤、过程目标等视来访者具体情况而定。这个过程中的经验情感、重组认知、矫正行为、学习积极的适应性行为是来访者在此阶段的主要任务。

3. 维持与终止阶段 又称结束阶段。从来访者的角度，这一阶段的任务是把治疗过程中学到的新方法不断尝试运用到生活中，维持新近获得的适应性模式，预防复发，以及逐渐减少并脱离对治疗关系的依赖性。从心理师的角度是逐渐退出治疗角色，由来访者独立地处理自己的问题。

心理师在此阶段的主要工作是疗效评估、终止治疗。通过交流、观察、心理测试等，对来访者是否能够独立前行做出评估和判断，以确定合适的结束时间。随着治疗即将结束，来访者会因为体验到要与心理师分离而感到难过、害怕，心理师一方面要处理来访者的分离焦虑，通过提前告知结束时间、逐渐降低治疗频率、偶尔定期回访等方式减轻来访者对结束的恐惧；另一方面，要认可来访者的成长，确认其已经获得了解决问题的一般技能并能行之有效地运用到未来的生活中，同时对不足之处通过讨论、示范、演练和其他方法加以改善。

⊕ **知识链接**

心理治疗（咨询）的基本技术

心理治疗的基本技术可以概括为两个大类。一是参与性技术，主要包括：①倾听技术，这是心理咨询的第一步，是建立良好咨询关系的基本要求；②提问技术，包括开放式提问和封闭式提问；③反应技术，包括内容反应技术和情感反应技术；④具体化，指心理师协助求助者更清楚、准确地进行表述；⑤参与性概括性技术；⑥非言语行为的倾听和把握。参与性技术的目的是澄清问题和启发、引导求助者进行自我探索。二是影响性技术，主要包括：①面质技术，指咨询师指出求助者身上存在的矛盾；②解释；③自我开放；④表达技术，包括内容表达技术和情感表达技术；⑤指导技术；⑥影响性概述；⑦非言语行为的运用等。影响性技术的目的是对求助者实施干预。

第三节 心理督导

一、心理督导的概述

任何心理咨询与心理治疗的从业人员都可能在从业实践中遭遇理论、技能和关系等问题，也会面临自身的发展与成长的困惑与需求。如何更好地解决问题或促进成长？很容易想到的是实践！再实践！遗憾的是，虽然生活中某些动作技能的学习可以通过反复实践得到确定的反馈从而修正问题提高技能（比如司机猛打方向盘就会立即获得发动机的反馈），但心理咨询技能却很难通过心理师的自我反复实践从而获得显著提高。不少研究业已证实：缺乏督导的咨询实践并不能很好促进受训者的临床技能发展，其发展应有赖于另一个人提供有目的和明确的反馈，即专业督导。这是心理咨询从业人员成长过程中必不可少的关键环节，也是心理咨询的职业要求。

1. 心理督导的概念 "督导"顾名思义为监督指导。心理督导是指在心理咨询或治疗专业领域，督导者通过其专业指导，协助相关从业人员提升其工作能力与心理素质的一种工作模式。这种模式既包括学习者在有经验督导者的指导帮助下完成心理工作、提高自身专业水平的过程，也包括心理行业的同行们相互分享学习促进专业提升的过程。心理督导大致具有如下四个特点：第一，发生在督导者与被督导者两个角色之间的一种特殊工作模式；第二，督导者角色需要通过观察，使用相关的技术、理论，以确保被督导者向来访者提供的专业服务是合适的，并在被督导者的专业技能及心理素质的提升方面发挥作用；第三，督导过程会持续一定时间，并且存在一定程度的评价性；第四，一般认为，督导者角色相较于被督导者，前者在心理专业工作领域拥有更高的资历，且对行业规范、伦理道德有更清楚、严格的把握。

2. 心理督导的发展 世界上首次有记载的督导是发生在1909年弗洛伊德指导他的一名学生治疗其5岁儿子（小汉斯）恐惧症的案例中。因此弗洛伊德被认为是最早的心理督导师。他的督导模式当时被公认为是一种标准的督导模式，在20世纪30年代一直处于"一枝独秀"的主流地位。该模式认为：督导是一种学习和教育的过程，这一过程特别强调患者、心理师和督导师之间的关系，以及三者之间的相互作用过程。督导的目的不是提供治疗而是教学，使被督导者学会理解和解决与督导师之间的关系冲突中的心理动力学，从而习得处理与来访者工作冲突的能力。在精神分析之后，行为主义、认知学派、人本主义、建构主义等心理学派纷纷将各自的咨询与治疗理论拓展到心理督导领域，建构起不同的临床督导模式。美国于 1978 年成立咨询员培训和督导协会（the association for counselor education and supervision，ACES），它是 1977 年成立的美国心理咨询协会（American counseling association，ACA）的一个基本组成部分，旨在着重满足咨询员的素质教育和督导需要，以提高他们的临床水平。国外近 20 年来形成了较为完善的督导体系，不仅有明确的督导课程、培训目标，还有相应的法律、伦理和认证制度。我国的心理治疗和咨询事业发展不过二十余年的时间，临床心理督导仍处于不断摸索的阶段。虽然目前已有心理咨询师和心理师的准入要求，但对督导的资质认定尚无标准。加强心理督导培训、建立督导制度和体系、加强临床督导工作的教学和研究是目前国内需要大力开展的工作，让督导工作成为心理健康领域职业化的一种有效的保障。

二、心理督导的类型

1. 根据督导与咨询师的关系，可以分为两类　上级督导和同侪督导。前者是资深的、有经验的督导与从业中需提升能力的心理师之间进行的督导；后者是心理行业中同水平、同级别的心理师彼此分享经验、交流信息、澄清思路、提升技巧的学习过程。

2. 根据时间安排，可以分为两类　全职督导和临时性督导。前者是一种持续的、持久的、定期的系统督导；后者是短期的、有一定针对性的、间断的督导。通常心理师可以根据各自的不同需要，进行选择。

3. 根据被督导者与督导者参与的方式，可分为三类　个别督导、团体督导和现场督导。个别督导是专业化训练的基础，是一个督导者与一个被督导者之间一对一的督导形式，也是最常见的督导形式。它能为督导提供双方不受任何干扰的环境，保证了督导的隐秘性，促使督导者有充分时间和精力来指导被督导者。团体督导则是一群被督导者在一名或者几名督导者的引导下，通过团体成员的互动与反馈来实现对自身专业能力的提升以及保障来访者的利益的一种方式。现场督导是督导者在治疗现场进行指导，与被督导者合作治疗来访者的问题。

三、心理督导的作用

1. 提高被督导者的专业技能　心理咨询在本质上是一种经验科学、是一种基于经验的艺术。它不同于有标准答案的考试，心理师很难依照一份答案解析对其过程进行查漏补缺。只能主要依靠个人的感觉和当事人反馈，但这往往是不够准确的。很多咨询艺术和技巧的奥妙，大都是在与督导的互动中体现出来的。

心理师尤其是新入行的心理师在咨询过程中往往因为自身的知识、经验等方面原因，遇到各种困难和阻碍（如专业知识不完备、咨询技术不合规、忽略当事人的自杀风险、未察觉到的伦理问题等），以致咨询很难继续进行下去。如果不去寻求督导，不仅会损害当事人的利益，对心理师自身也会造成不良影响。这时，就需要通过督导者的专业指导，及时修正咨询策略，提高被督导者分析和解决问题的能力，以利更好地推进咨询。

2. 助力被督导者的个人成长　成为一名心理师是一个充满艰辛和挑战的过程，作为专业的助人者，心理师的个人成长是影响咨询和治疗效果的核心因素。咨询界有个说法："你自己能走多远，来访者在你的引领下才能走多远。"可以说，心理师的个人成长甚至比专业知识和技巧更为重要。而心理督导能够帮助被督导者完善自我概念，澄清并保持积极健康的价值观，提高被督导者的自我觉察能力和敏感度，了解个人化的困扰如何影响咨询的过程，处理可能出现的职业枯竭现象等。

3. 提升被督导者的心理水平 心理咨询、心理治疗是一种高压力职业，且长期接触不良情绪，因此咨询师本人同样需要心理保健甚至心理治疗。在心理师出现心理问题时，督导可以帮助其恢复心理健康提升心理素质。

4. 促进被督导者的专业认同 专业认同是心理师专业发展的重要课题之一。在专业发展的任何阶段，接受督导都是促进心理师专业认同发展的重要手段。包括帮助被督导者充分认识自己的专业角色，认可专业的社会价值和自己在专业工作中体现的价值，设定清晰的职业行为边界，自愿接受职业伦理规则，承诺将心理助人工作作为自己长期甚至终身发展的目标等。

目标检测

答案解析

一、选择题

1. 心理咨询的对象大多数是（ ）
   A. 精神病人 　　　　　　　　　　 B. 心理异常的病人
   C. 人格障碍者 　　　　　　　　　　 D. 心理困难的正常人

2. 以下属于《中国心理学会临床与咨询心理学工作伦理守则》（第二版）中的伦理总则是（ ）
   A. 善行 　　　　　　　　　　　　　 B. 责任
   C. 诚信 　　　　　　　　　　　　　 D. 公正

3. 某医科大学大四学生，在心理咨询中谈到自己目前在考研和就业二者间难以做出选择，希望得到帮助。根据心理治疗的原则，咨询师没有替她做出决定。该咨询师遵循的原则是（ ）
   A. 回避原则 　　　　　　　　　　　 B. 助人自助原则
   C. 综合原则 　　　　　　　　　　　 D. 价值中立原则

4. 一位来访者的单位领导要求了解当事人心理治疗的情况，心理师婉言谢绝，心理师的做法符合（ ）
   A. 出于对来访者的尊重 　　　　　　 B. 保持客观中立的立场
   C. 心理治疗的保密原则 　　　　　　 D. 心理治疗的关系限定原则

二、问答题

1. 如何理解心理咨询和心理治疗的异同？
2. 心理咨询和心理治疗的基本原则有哪些？
3. 心理督导的作用体现在哪些方面？

（徐浩岚）

书网融合……

本章小结

题库

第十三章 常用的心理治疗技术

PPT

📖 学习目标

1. **掌握** 放松训练、系统脱敏等行为治疗技术，合理情绪疗法及认知行为矫正疗法
2. **熟悉** 精神分析治疗常用技术、来访者中心疗法的技术
3. **了解** 集体心理治疗、家庭治疗、本土化心理治疗的技术
4. 学会常见心理治疗技术的常用方法，具备根据不同适应证正确选用心理治疗技术的能力。

⇒ 案例引导

　　临床案例　小李，女，24岁，在同学的陪伴下来找心理医师，患者近两年来总是担心忘记关掉家中煤气，害怕引起煤气爆炸，常是反复检查核对，为此影响生活和学习。小李出生在一个富裕的家庭里，从小就比较听话和守规矩，总是得到家长或周围长辈的赞扬，21岁的时候曾被班里一男同学追求，当时迫于学习压力和家庭的反对，拒绝了该男生，事后该男生很快找到了女朋友，小李得知那个女生各方面条件都不如自己，常觉得自责和后悔，逐渐地感到缺乏安全感。自从参加一次防火知识培训，看到有煤气泄漏导致火灾的事件后，开始出现不自主反复检查核对，担心自己家里的煤气会泄漏着火，有时候出门要反复检查几次。

　　讨论　小李的问题属于什么问题，如果你是心理医师，应该如何对她进行治疗？

第一节　精神分析治疗

一、精神分析治疗概述

　　精神分析治疗（psychoanalysis therapy）是心理治疗中最经典和重要的方法之一，由奥地利精神医学家弗洛伊德开创于19世纪末。作为一套重要的心理学理论体系，精神分析既是一个系统的疗法，又是整个现代心理治疗的基础。精神分析治疗主要是通过自由联想技术了解患者潜意识的欲望和动机，分析对挫折、冲突的应对方式，帮助患者获得对问题的领悟，重新调整心理结构，化解内心症结，消除心理症状，提高适应能力，促进人格成熟。精神分析在精神病学和心理治疗领域之影响至今未被超越。

　　精神分析治疗的基本方法是晤谈，每周晤谈5次左右，每次时间40~60分钟，疗程较长，一般为半年至3年。

二、精神分析治疗常用技术

　　1. 自由联想（free association）　自由联想是精神分析治疗最重要的技术。治疗时患者半卧于躺椅上，心理师坐在患者的侧面或背后，尽量避免一切干扰，让患者全身心地放松。患者将所有出现在头脑内的思维、情绪、记忆毫无顾忌地讲出来，无论是否与疾病有关、是否重要、是否愿意、是否符合伦理道德、是否合乎逻辑，又或是无论有多么痛苦。总之，只要是联想到的全部都可以讲出来。自由联想过

程中，治疗者只在旁边倾听、记录，不随意打断患者的话，必要时适当启发引导，鼓励患者说出最原始的想法。精神分析的观点认为，所有在大脑中浮现的精神活动都不是无缘无故的，而是相互关联或者互为因果。治疗者通过收集潜意识资料，并分析资料与症状的关系，找到症结所在，然后向患者做出合理的解释。也就是把隐藏在患者潜意识中难以觉察的心理冲突通过自由联想的暴露，使患者有所领悟，让患者进行重新认识、批判和调整，疾病就自然而愈了。

2. 阻抗分析　阻抗（resistance）是精神分析治疗的基本概念，是患者自由联想过程中所表现出来的困难，患者不愿意把某些思维、情感和记忆报告出来，对治疗者不信任，有意（或无意）地回避某些敏感话题，以减轻或防止治疗过程的痛苦。在治疗中，阻抗通常是多样化的，如患者显得消极、过度沉默，破坏治疗规则，不如实报告某些想法、情绪或记忆，回避或转移话题，不信任、质疑甚至挑战治疗者，或刻意迎合取悦来"麻痹"治疗者，为治疗关系设定前提条件等。阻抗常常是患者各种防御机制在治疗中的体现，它既可以是患者对治疗工作的抗拒，也可以是患者本身的症状表现，患者大多难以察觉，或矢口否认。阻抗的出现恰恰意味着分析已触及重心，找到了病根之所在。阻抗对治疗影响很大，甚至决定治疗进程。精神分析治疗的过程就是不断处理患者的阻抗，揭示其过去的内心创伤，所以难免让患者感到痛苦和恐惧。治疗者要识别出这些阻抗，认真分析，向患者进行展示、澄清和解释，并作相应处理，以促进治疗的完成和保证治疗的效果。

3. 移情分析　移情（transference）是指患者在与治疗者接触后，将过去对他有重要影响的人的感情与关系，重复性地转移再现到治疗者身上。在这种特殊的关系中，患者虽对当下现实进行反映，却夹杂着过去的情感和经验。移情一般分为正移情和负移情，正移情主要有好感、信任、顺从、依赖、爱恋等；负性移情常有反感、不信任、气愤、嫉恨、攻击等。移情是精神分析治疗的重要概念，重视移情，并对移情进行分析、认识以及加以控制和运用是精神分析治疗的独特技术。治疗者关注移情并加以分析，妥善应用，可使其成为治疗的有效助推力。通过恰当的移情展示、解释、澄清和分析，患者不断学习掌握自我探索的技巧，且随着治疗的深入，这种能力将日趋完善，治疗效果得到很好的延续。

⊕ **知识链接** --

反移情

　　反移情（counter–transference）又称反向移情，是心理师把对生活中某个重要人物的情感、态度和属性转移到了来访者身上。反移情是与移情类似的一种情感或情绪反应，只不过它发生在心理师而不是来访者身上，因此可以理解为咨询师对来访者的移情。美国心理学家辛格儿认为反移情可有三种表现形式：对来访者的过分热情和关切；对来访者过分敌视和厌恶；对来访者一般的紧张情绪。在本质上，这些表现形式均表示了心理师对来访者思想、行为的一定的自我防御。

4. 梦的分析　梦的分析（dream interpretation）是揭示无意识，探索被压抑的心理冲突与创伤经历，使患者领悟问题的有效途径，是通往潜意识的捷径和桥梁。弗洛伊德认为，梦境是个人潜意识心理冲突和欲望的象征，是深入到患者潜意识的有效途径。为了避免潜意识的欲望被察觉，以象征的方式呈现出来，从而避免了梦者的焦虑。弗洛伊德将梦的内容分为"显梦"与"隐意"两部分，显梦是梦者能够回忆起来的内容；隐意则是隐藏在梦境内容背后的潜意识心理冲突和愿望等，梦者往往无法知晓。治疗者进行梦的分析，要求梦者对梦的内容作自由联想，借此挖掘梦境的真正含义，找出潜意识冲突，以帮助患者领悟及处理致病的因素。

5. 解释、修通、领悟　解释（explanation）是指对患者的资料和行为的潜意识意义进行分析、整理与推断，是精神分析最重要的手段。治疗者用通俗易懂的语言，揭示症状与潜意识、动机之间的关系，让患者了解自己的无意识的、内在欲望和心理冲突的根源，使潜意识的意义、资源、模式和特殊心理事件的含义成为意识的内容。只有患者真正理解和接受所解释的内容，其思维、情感、防御方式及行为等才会发生改变，才能起到治疗作用。经过心理师的督促鼓励，患者的反复练习，逐步改善患者的心理状态和情绪体验，这种帮助和解决冲突的过程称作修通（working through）。患者能了解内心冲突的根源所在，即称作为领悟（comprehension）。治疗中，经过始终反复的解释、修通与领悟过程，患者学会了面对现实，而不是否认，从而以更成熟、有效的方式应对冲突和处理现实问题。

第二节　行为治疗

⇒ 案例引导

临床案例　小娟是一个 11 岁的女孩，家长反映小娟原来是一个听话的孩子，最近一个学期，发现她多次从家长的兜里拿钱，到学校门口的小卖部里乱买东西，刚开始说服教育，可是经多次说服教育，未见成效。最近，曾有几次，家长实在难以控制自己情绪，狠狠地打了她几次，就这样，也没见有所改善，反而自己每次打过她以后，会感到自责后悔，担心女儿会和自己关系变坏。

讨论　小娟的不良行为是如何导致的？如何消除？

一、行为治疗概述

行为疗法（behavior therapy）是以行为学习理论为指导，遵循一定治疗程序，达到消除或纠正不良行为习惯的一种心理疗法。现代行为疗法的历史可追溯到 20 世纪初，但作为一种系统的临床疗法，只有半个多世纪。与其他心理治疗技术不同，行为疗法没有贯通连续的理论模式，而是很多学者根据共同的行为主义心理学理论，各自创立的多种治疗方法的集合。

二、行为治疗常用技术

1. 放松训练　放松训练（relaxation training）有多种形式，常用的是一种渐进式紧张 – 松弛放松法（progressive relaxation）。患者处舒适坐位或卧位，按固定顺序对身体各部位肌肉进行收缩与松弛练习，先尽力收缩 5～10 秒伴深吸气，后迅速完全松弛 30～40 秒伴深呼气，反复练习，体验紧张与松弛的感觉。患者除了在治疗者指导下进行放松训练之外，还可以听录音练习，掌握要领后可脱离指导而独立练习。每次训练时间以数分钟到 20 分钟为宜，每天 3～5 次。

2. 系统脱敏　系统脱敏（systematic desensitization）也称交互抑制或缓慢暴露。该方法利用沃尔普的交互抑制理论，依照一定的程序，将患者缓慢逐级地暴露在导致其焦虑、恐惧的情境中，再通过深度放松技术来对抗不良情绪，以起到治疗效果。步骤如下：①评定主观不适单位（SUD）。常以五分制、十分制或百分制为单位，评定患者对不同情境的主观感觉，给出恰当准确的评分。以五分制为例，5 分为心情极度不适，0 分为心情完全平静，然后两者之间不同程度的心情不适均衡地划分为 4、3、2、1分。②松弛训练。采用渐进性肌肉放松技术，每次 20 分钟左右，通常需 6～8 次能掌握，达到在生活环境中随意放松、运用自如的程度。③设计不适层次表。将所有让患者焦虑、恐惧的刺激因素，按 SUD评分由小到大依次列表。需要注意，最低层次刺激因素引起的不适感，要小到足以被松弛训练抑制；各层次级差要均匀适当，级差过小会延缓进程，过大常导致治疗受挫失败。④系统脱敏。从最低层次刺激开始，适应到全身松弛，无焦虑、恐惧时，再依次进行高一层次刺激的训练，直到适应最高层次为止。一般每日或隔日进行一次，每次 30 ~ 40 分钟，8 ~ 10 次完成脱敏。

⊕ **知识链接**

交互抑制理论

交互抑制理论是由美国的心理学家沃尔普通过猫的实验而提出的。沃尔普认为个体不可能同时对一个刺激产生两种对立的情绪反应。例如在很高兴的同时伴随很不高兴的情绪；在很焦虑、恐惧的同时，伴随松弛平静的反应等。如果对一个引起不良情绪反应的刺激再形成一个与不良行为相反的，即良好的情绪行为反应，那么它就会对原来的不良反应进行抑制乃至代替之，这就是交互抑制。按照这样的构念，沃尔普发展出了标准的结构化的系统脱敏疗法。

3. 冲击疗法 冲击疗法（flooding therapy）又称满贯疗法、暴露疗法或快速脱敏疗法。让患者置身在真实或想象的恐惧刺激情境中，感受最大程度的恐惧焦虑，直至反应自行消退的一种快速疗法。冲击疗法主要有现实和想象两种类型。现实冲击疗法是将患者置身于现实的情境中，让其体验强烈的恐怖情绪。想象冲击疗法是让患者想象自己置身于最可怕的情境中，体验恐怖情绪。冲击疗法具有操作简单、疗程短、见效快等特点。但因冲击疗法使患者承受巨大痛苦，处理不当病情可能恶化或出现意外，需严格控制，不宜滥用。治疗程序：①治疗前，首先详细告知治疗原理和程序，说明治疗中必须付出的痛苦；②治疗前必须征得其同意，并在治疗协议上签字；③了解患者的文化程度、性格特点、躯体状况，进行详细体格检查和辅助检查，排除重大躯体疾病。每次治疗时间通常持续 30 ~ 60 分钟，每日一次或隔日一次，2 ~ 4 次为一个疗程。

4. 厌恶疗法 用轻微的惩罚性刺激，减少或消除不良行为的行为疗法被称为厌恶疗法（aversion therapy）。当不良行为正在或即将出现时，即刻予以适当的痛苦刺激，如轻微电击、注射催吐剂等，引发患者的厌恶（或痛苦）体验和回避行为，从而减少或放弃原有不良行为。厌恶疗法可用于偷窃癖、拔毛癖、恋物癖、露阴癖、窥阴癖、强迫症、物质依赖、行为成瘾等。如临床常用去水吗啡治疗酒依赖。去水吗啡有较强的催吐作用，注射后几分钟多数患者便会出现强烈的恶心呕吐反应。治疗时先给患者皮下注射去水吗啡，数分钟后让患者饮酒，此时会马上出现强烈的恶心呕吐。反复几次治疗后，患者只要饮酒（或闻到酒味），就会出现恶心呕吐（不需注射药物）。此时患者的饮酒行为与恶心呕吐之间形成了条件反射，患者为了避免痛苦（恶心呕吐）就会放弃饮酒。因惩罚本身有风险，且可能违背伦理和心理治疗宗旨，目前对于厌恶疗法的应用仍存在争议，故应在严格控制下实施。

5. 阳性强化 阳性强化（positive reinforcement）又称正强化技术。以操作学习理论为基础，应用各种强化手段，如奖赏食物、赞扬或鼓励等，让适应性行为增加、不良行为消除的一种治疗方法。实施步骤包括：①确定需要改变的目标行为。②明确此行为的直接后果。③设计新的后果替代原有后果。④按患者情况选择强化物。⑤实施强化，在良好行为出现时即刻给予强化物，不良行为出现时不给。反复实施后正常行为逐渐增加而不良行为逐渐减少或消失。

6. 生物反馈疗法 生物反馈疗法（bio - feedback therapy）是借助电子仪器，将人体不易察觉的心理生理活动（如心率、血压、呼吸、生物电活动等）信息转换成可以察觉的信号，依据这些反馈信息，个体学习有意识地调控上述生理活动，达到治疗目的。常用的有：肌电生物反馈、皮肤电反馈、脑电生物反馈、心率、血压等生物反馈治疗。

第三节　认知治疗

一、认知治疗概述

认知治疗（cognitive therapy）是基于认知理论，通过改变患者不良认知来解决问题的一类心理治疗技术的总和。认知治疗不只是针对患者的情绪、行为等外在表现，更注重分析患者内在的思维活动，针对个体的不合理认知给予指导和训练，重建理性认知系统，以达到改善不良情绪和行为，解除症状、恢复个体社会适应能力的目的。认知治疗主要适用于抑郁障碍、焦虑障碍、饮食障碍等。其分支众多，最具代表性的有贝克认知疗法、埃利斯合理情绪疗法、认知行为矫正疗法和根植于我国传统文化的道家认知疗法等。

二、认知治疗常用技术

（一）合理情绪疗法

合理情绪疗法（rational-emotive therapy，RET）以改变认知为主要目标，认为情绪、行为等问题源于不合理信念、绝对化思维和错误评价等。治疗的基本核心因素可归纳为 ABCDE 理论，即 A 诱发事件（activating event）、B 信念系统（belief system）、C 情绪和行为后果（consequence）、D 面质（dispute）、E 效果（effect）。治疗技术要点如下。

（1）通过面质帮助患者觉察自己的非理性思维和不合理信念，领悟到情绪行为问题的原因不在外界环境，而是自己的认知和信念与现实产生不协调所致。

（2）与患者讨论、分析，用幽默甚至驳斥的方式让其认识到非理性信念是不合逻辑的，获得反思和改变的机会。

（3）运用行为示范、放松训练、系统脱敏、角色扮演等具体技术，帮助患者纠正原先不良情绪和行为，鼓励尝试原来不敢做的事，挑战恐惧，提高治疗信心，如在公共场合高声歌唱。

（4）激励患者用理性的思维和信念替代原先不合理的思维与信念，建立适应环境的良好行为反应模式。记录每天刺激性的生活事件以及当时自己的情绪、行为反应，每次复诊时与心理师讨论，以实际行为对抗原有的不合理思维和信念，强化巩固治疗。

（二）贝克认知疗法

认知治疗是根据贝克建立的理论观点而形成的技术方法。贝克发现患者在进行自由联想时，思维往往先于情绪而自动出现，且仅仅表现为一些形式简单的关键字，如同电报一样代表某些意义。贝克将其称为"自动思维"。自动思维来源于个体的价值系统，价值系统影响和制约着个体的情绪反应、行为方式。自动思维虽然很难暴露出来，但它的特异性决定了不同个体反应的差异。贝克认为，心理行为障碍的根源来自于异常或歪曲的认知模式，治疗者通过发现、挖掘这些不良的认知，加以分析、辩论后，建立理性的认知模式，就可以消除患者的痛苦，使其更好地适应现实环境。

治疗过程大致分三个阶段：①治疗早期，了解患者病史及主要症状，讲解认知治疗的基本原理和方法，建立良好的治疗关系。②治疗中期，重点是识别负性自动想法、认知歪曲和功能失调性假设，在现实生活中检验、修正，完成家庭作业。③治疗后期，进一步挖掘、修正原先的不合理认知，代之以更适应现实环境的认知方式，并予以强化和实践。一般每周治疗 1~2 次，持续 12 周，共 15 次左右。疗效满意后再巩固治疗 6~12 个月，每月 1~2 次。包含的治疗技术有。

1. 识别和检验自动性想法 与患者讨论，通过提问、想象或角色扮演来练习识别自动性想法，通过认知治疗日记进一步发展识别的能力。

2. 识别认知性错误 记录自动性想法，以及不同的情境和情绪反应，要求患者归纳，找出共性，如任意推断、全或无思维、过度引申、选择性概括等。

3. 真实性检验 同患者一起制定严格的真实性检验标准，诘难错误信念，用以改变和消除不合理信念，是认知治疗的核心。

4. 去除自己被外界过分注意感 通过改变一些外界能注意到的特征，然后加以验证，记录不良反应的次数。

5. 自我监察焦虑水平 个体的焦虑表现是波动的，鼓励患者对不良情绪作自我监察和评估，从而认识焦虑的波动性和相对性特点，增强克服焦虑的信心，注意到存在状态良好的情形。

6. 认知自我控制法 指导患者在紧张、恐惧的时候告诫、提醒自己"SWAP"。即停下来（S），等一下（W），注意周围环境（A），等感觉舒服后再继续（P）。

（三）认知行为矫正疗法

认知行为矫正疗法（cognitive behavior modification，CBM）也称为自我指导治疗（self - instruction therapy），由梅肯鲍姆提出。该疗法的理论假设之一认为行为改变是通过一系列的中介过程来完成的，其中包括内在语言的交互作用、认知结构、行为以及因行为而产生的结果；另一个是认为自己所说的话会影响或决定人们对其他事情所采取的行动。因此，CBM 的重点是放在协助来访者察觉自己的内心对话，并改变自我告知（self - verbalization）的方式和内容，以此来达到治疗目的。治疗经历"自我观察""新的内在对话""学会新的技能"三个阶段，常用技术有以下几种。

1. 认知 - 行为评定 首先，对行为的功能分析，包括一种影响反应的环境因素以及对反应结果进行的分析，分析主要关心认知在行为中的作用，关心的是来访者内部对话的不合理因素。心理师可通过分析、任务修正、能力和缺陷评定、指导和建议等方法为来访者提供帮助。

2. 包含认知因素的行为治疗技术 具体包括：①焦虑 - 解除条件反应，即来访者在治疗过程中学到的一系列的认知和行为技巧，包括在产生的不确定体验的基础上对不适当的信念的改变，通过信息的掌握而产生的自我概念及对他人印象的改变，新的问题解决和人际技巧的形成等。②系统敏感递减系统，即在系统脱敏过程中也有认知因素的作用，其中的放松程序可以通过来访者的内部自我对话而使他们适应放松的心理定势。③楷模作用，通过把从楷模身上获得的信息转换成内部的知觉 - 认知表象以及内部的言语反应，进而进行自我指导，促进行为的改变。④厌恶条件反应，在厌恶条件反应中，一个不合理的行为与一个厌恶刺激形成了条件联系，在 CBM 中，不合理的行为扩大到包括自我语言和表象等形式的认知。

3. 压力 - 免疫训练 压力 - 免疫训练（stress - inoculation training）是通过教会来访者如何应付分等级的压力情境而建立对压力的抵抗力。主要分为教育阶段、重复阶段、应用所接受的训练三个阶段。

4. 认知重建技术 认知重建技术注重对来访者的思维和推理的前提、假设、信念以及在认知过程中包含的态度等进行矫正。

第四节 人本主义治疗

一、人本主义治疗概述

人本主义治疗（humanistic therapy）是一种强调人的主观能动性、强调人的内在潜能，有能力控制和决定自己命运的理论和治疗方法。人本主义心理治疗有两个理论取向：一个是罗杰斯倡导的"来访者中心疗法"，他认为自我是自我实现最重要的因素，现实的"我"和理想的"我"之间出现不协调会导致人格成长受阻，治疗过程的责任在来访者身上，心理师只提供个体重新成长的正确情境和崭新经验，以帮助来访者实现自我理解与自我接纳。另一个是马斯洛的理论，他认为人天生有种自我实现的潜能，心理问题源于自尊需要的满足受困，从而影响了自我实现，治疗目标在于纠正个体对自我的错误看法，提高自尊，使其继续朝自我实现的方向发展。人本主义心理学的目标即是帮助人们发挥自己的潜能，实践自己的能力。

二、人本主义治疗常用技术

典型的人本主义治疗由来访者决定治疗的总体方向，心理师通过非正式提问，帮助来访者提高其对问题的顿悟和对自我的了解。治疗要点和技术如下。

1. 提供真诚、和谐的气氛　真诚与积极关注、共情理解紧密相关，也是最基本的治疗技术。让来访者感到被完全、毫无保留地接纳，心理师要真诚、和谐、表里和言行一致。心理师展示他真实的自己，将自身的情感、思想与行为参与到治疗关系中。心理师能够触及到自己情感与态度的深度以及向来访者如实呈现的程度，将决定治疗关系的建立和深化。面对这样温和、接纳的态度，来访者可以表达自己的真实感受，接受自己的情绪，实现对问题的领悟。

2. 无条件积极关注　为来访者创造一个安全的氛围，心理师始终给予关注和理解，通过耐心倾听，无条件、完全地接受、赞赏来访者，不论他的思想、情感、行为和个性如何混乱和不合理。不随意打断、下结论和提建议，让其畅所欲言，如此来访者也会逐渐用同样的态度对待自己，不必担心遭到拒绝。来访者否认、歪曲自己的次数减少，便倾向于体验、接纳真实的自己，而改变和康复就在此中逐渐展开。

3. 共情理解　共情是治疗过程的重要部分，心理师站在来访者的角度理解其思想和情绪，用来访者的眼睛观察、感受和理解他的世界。治疗中对来访者表达的一切保持敏感和理解，这样也是给来访者机会，对自己的思想和情绪获得新的理解和领悟。

4. 情感回应　心理师对来访者所说的内容进行细致入微和准确地积极倾听，给予反馈和简要复述，引申来访者的所思、所想和所感，与其交流对所述内容的理解和领会，是传递共情、正性回应的主要方法。

5. 情感阐明　随着来访者对自己探索的逐步深入，情感和思维的表达可能出现混乱的情况，这就需要心理师能理解其意图，并把来访者的情感体验逐步细化和精确化，帮助来访者清晰地表达。

6. 心理师的情感表达　作为真诚的倾听者、无条件接纳与尊重的心理师，应当在平等、互动的关系中，在合适和必要的时候，对来访者所述的内容做出自己的真实反应。

第五节　集体治疗与家庭治疗

一、集体治疗

（一）集体治疗概述

集体治疗（group psychotherapy）指为了共同目的，将经过选择的多个治疗对象组织起来，利用成员间的相互影响提供心理帮助的一种心理疗法，又称团体治疗。此疗法具有省时省力的特点，其成员间相互影响的积极治疗作用也是其他疗法无法比拟的。集体治疗主要通过相互学习、正性体验、"原本群体经验"的重复与矫正、情感矫正经验等机制发挥治疗作用。

（二）集体治疗常用技术

通过团体成员间各种心理接触来实现治疗目的，以改善各种情感、人际关系以及行为方面的问题，例如 T 小组、相遇技术、心理剧技术、格式塔小组等。

1. T 小组 又称训练小组，最主要作用是帮助成员明白自己做出决定的过程。如一项练习设置，参与者置身一条远离陆地的游艇上，而游艇正在下沉。给每个成员一张表，表中有 15 个条目，要求大家把对幸存具有重要意义的条目选出来，并达成共识。然后，对他们的过程体验、领导方式探索、冲突解决和做出决定过程等内容进行讨论。

2. 相遇技术 用以增加参与者的自我意识。例如用"信任行走"来扩展知觉意识的范围和对人际关系的信任程度。要求参加练习的参与者用手和胳臂搀扶好眼睛被蒙住的同伴，让他避开台阶、障碍或建筑物之类的危险，而以知觉探索的方式行走，以非言词的方式探索不同物品的气味和质地。双方互换角色再次进行，然后一同讨论感受。

3. 心理剧技术 通过多种多样的角色扮演技术，不以谈话为主，帮助当事人把他们的问题以戏剧化的形式表现出来，这有助于其对自身冲突的理解。角色扮演常常帮助当事人更好地透视自己和其他人，其适应环境和克服危机的能力得到提升，情感得以宣泄。

4. 格式塔小组 用来强化和澄清小组成员的意识体验，意识到他们是怎样用语言来贬损自己的各种体验的。如否认他们在能力和责任方面所具备的实力，可以选择让参与者使用"第一人称（我）的陈述"语言，使用"但是"这个词，亦可用"不能"代替"不会"，用"我需要"代替"我想要"，用"我选择"代替"我必须"等，分别体会改变语言模式时的差异。

二、家庭治疗

（一）家庭治疗概述

家庭治疗（family therapy）是将家庭作为整体，通过会谈、行为作业及其他技术减轻和消除患者的心理行为问题，属于一类人际关系方面的心理疗法。家庭治疗方法众多，常见的有结构性家庭治疗、行为家庭治疗、策略性家庭治疗、分析性家庭治疗等，不同模式均强调将患者作为家庭一员放在家庭整体的系统进行观察、描述，并将家庭本身也作为治疗对象。以系统家庭治疗为例，每次治疗需 1 ~ 2 小时，开始间隔时间较短，一般 4 ~ 6 天，以后逐渐延长至一月到数月，总次数约 6 ~ 12 次。家庭治疗主要适用于需要治疗的儿童及青少年（常用于 16 岁以下的求助者或患者）。

（二）家庭治疗常用技术

1. 系统家庭治疗的言语性干预技术

（1）**循环提问** 系统家庭治疗中最重要的提问技术，要求心理师始终保持中立态度。心理师向一位家庭成员询问对其他家庭成员行为及相互关系的观察或看法，然后轮流反复向每一位成员如此提问。通过几轮提问可以产生大量信息，便可勾画出一个家庭内的关系格局及其对不正常行为的影响，有人称之为"循环催眠"。一般这种讨论所涉及的问题尽量集中于积极方面的意义。

（2）**差异性提问** 即症状行为的出现有情境的条件性，注意提问那些"例外情况"，涉及减少症状或消除症状的时间、场合、人或事等，使被治疗成员受到启示，将注意力从消极方面转移到积极方面。

（3）**前馈性提问** 面向未来的提问将会引导家庭成员及整体去构想关于人、事、行为、关系等的众多计划，并诱导这些计划内容成为可以实现的家庭"目标"。如"当他完全康复之后，会是个什么样子呢"。

（4）假设提问　心理师从多个角度提出有时甚至出乎意料的关于家庭的疑问，通过假设明晰患者及其家庭的问题，如同一面镜子，让当事人自己认识自己，有助于家庭模式改变，让当事人将自身不正常行为与家庭中的不良人际关系联系起来。

（5）积极赋义和解释　针对当前症状和家庭系统，从积极方面重新进行描述，以一种新的积极的角度看问题，所有的轻蔑、指责都不被提及，通过描述优点将家庭困境重新定义和认识，促进家庭成员间获取快乐、放松和积极扩展的能力。

（6）去诊断化　家庭心理师有时需要故意淡化诊断的重要性，对明确已过度治疗的患者，可以让其选择减少或停止药物，以此利用矛盾心理，促使家庭成员尝试其他积极的解决办法。

2. 系统家庭治疗的非言语性干预技术

（1）艺术性技术　如心理剧、星座排列、绘画分析等。

（2）家庭作业　促使家庭成员利用自身资源和行动能力，实现家庭关系的良性互动和发展，可以将干预效应延续至访谈后。

第六节　本土化的心理治疗技术

本土化（indigenization）原意是指"使某一事物成为带有明显本国特色的事物"。早在 20 世纪 80 年代，我国心理学家潘菽就提出"建设有中国特色心理学"的建议。多年来，我国心理学工作者在心理治疗本土化方面进行了多种尝试和实践，总结形成了多种本土心理治疗方法，这里简要介绍几种。

一、中国道家认知疗法

中国道家认知疗法是由我国著名精神病学家杨德森教授从老子《道德经》总结出道家处世养生原则 8 项 32 字，即"利而不害，为而不争，少私寡欲，知足知止，知何处下，以柔胜刚，返璞归真，顺其自然"。主要解决患者面对生活事件，遭遇挫折失败时摆脱精神痛苦的一种心理应对方法。道家认知疗法是在道家哲学的思想引导下，改变个体的认知观念和行为应对方式，以改善负性情绪和不良行为，实现防病治病的目的。具体操作技术如下。

1. 松静术　患者每天坚持锻炼放松全身肌肉和少思入静默坐，每次 15 分钟。

2. 柔动术　指导患者每天配合 32 字处事养生口诀，做 4 节柔动体操，配合调整呼吸，运动全身肢体和躯干关节，每次 15 分钟。

3. 病情分析会　主要是讨论患者的病情症状、病程、病前个性和生活事件等，指导患者按照道家处世养生原则进行调整，帮助患者了解自己的性格弱点、认知方式和心理应对方式的缺陷，包括对药物治疗中不良反应和依从性的过度担心，每次治疗 1 个小时左右。

4. 保健心得志　针对患者每日学习道家处世养生原则的收获，调整心态，在应对日常生活事件、改变价值观和应对方式等方面畅谈心得体会，每次的讨论会上患者相互启发，坚持实事求是。防止鼓动、暗示或夸大效果。

二、认识领悟疗法

认识领悟疗法是由我国学者钟友彬创设的一种本土化的心理治疗方法，也可以说是一种具有中国特色的短程精神分析治疗。与传统的精神分析治疗不同的是，认识领悟疗法不把治疗重点放在回忆、挖掘幼年症结或初期焦虑的具体事件，而是和患者一起讨论、分析症状的幼稚性。重点放在纠正患者"错误"的、"不合理"的认知和情绪上。主要适用于强迫症、恐惧症和性欲倒错等，也有人用于神经性呕吐和顽固性疼痛的治疗。

治疗采用医生和患者面对面的会谈方式，在患者同意下，可有一名家属参加。每次会谈时间60分钟，会谈间隔时间由医生和患者共同商量而定，可相隔几天到2周。初次会谈时，让患者及家属报告疾病的发生和发展历史，症状的具体内容和以前的治疗情况。在以后的会谈中，一面继续补充询问病史，一面进行会谈讨论。会谈的内容因患者的具体情况而不同，不论何种患者，都可以用启发式的问题和其讨论症状的性质。例如对露阴癖的患者，可问他"在公共场所向异性暴露生殖器是什么年龄的人干的事""为什么小孩子这样做没人干预，而成年人这样做就会受到指责和惩罚"从而引导他们分析自身心理活动的幼稚性，以及是否符合成年人的经验和行为模式等。比如对露阴癖的患者，结合他们可以回忆起的童年性游戏经历，引导其认识到露阴行为实际上是用幼年儿童方式来解决成年人遇到的困难，宣泄成年人的性欲等。让患者通过医生的解释和共同讨论与分析，认识到自己的症状与幼年阶段某些经历有关，尤其是情感的激动或创伤留下的痕迹。具体事件虽已忘却或大部分忘却，但留下的印象并没有消失。在成年后遇到挫折和冲突时，这些痕迹和印象就会再现并影响情感和行为，以致不自觉地用幼年的态度来对待成年人看来不值得恐惧的事物，或用幼年的性取乐行为来解除成年人的心理困惑。

三、心理疏导疗法

心理疏导疗法由鲁龙光教授结合自己多年的实践经验，以中国传统文化为先导，以系统论、控制论和信息论为基础提出并倡导。该疗法是在良好医患关系基础上，对患者阻塞的病理心理状态进行疏通引导，使之畅通无阻，从而达到治疗和预防疾病，促进身心健康的目的。

心理疏导疗法坚持以辩证唯物主义和历史唯物主义的原则，坚持从患者的实际出发，在充分了解患者实际情况的基础上，具体分析并解决问题。心理疏导疗法认为心理疾病等与世上一切事物一样都是可以认识的，因而是可以治愈的，问题是要努力创造条件，不断有所前进。以中国传统文化和古代心理疏导的思想与方法为主导，强调在诊疗过程中，把医患双方的精神状态作为整个医疗工作的一部分，强调耐心说服、解释，争取患者的合作与信任等。控制论、信息论、系统论是心理疏导治疗系统的"三位一体"的支柱，从整体出发，始终着眼于心理和躯体、机体与环境、整体与部分之间的相互作用。心理疏导系统主要由医生、信息和患者三个要素构成，以社会信息——言语作为治疗的基本工具，其治疗控制原则主要是信息的转换和反馈原理，整个治疗过程就是通过语言等信息的传递，达到改善患者心理状态的过程。

目标检测

答案解析

一、选择题

1. 精神分析治疗中，来访者出现了对心理师不信任，回避某些敏感话题，这最可能是（　　）

　　A. 自由联想　　　　B. 阻抗　　　　　　C. 修通　　　　　　D. 移情

2. 系统脱敏疗法的理论基础是（　　）

　　A. 经典条件反射　　B. 负反馈　　　　　C. 交互抑制　　　　D. 模仿学习

3. 贝克认为，心理行为障碍的根源来自于（　　）

　　A. 潜意识的冲动　　B. 条件作用　　　　C. 自我实现受阻　　D. 歪曲认知

4. 以下属于人本主义疗法的是 （ ）

    A. 自由联想   B. 无条件地积极关注

    C. 共情理解   D. 理性情绪

二、问答题

1. 简述常用的精神分析治疗技术。

2. 简述自由联想的基本程序与方法。

3. 简述系统脱敏疗法的治疗流程。

4. 合理情绪疗法的基本要点有哪些？

5. 本土化的心理治疗方法有哪些？

（朱金富　张东军）

书网融合……

本章小结

题库

参考文献

［1］姚树桥，杨艳杰．医学心理学［M］．7版．北京：人民卫生出版社，2018．

［2］杨凤池，崔光成．医学心理学［M］．4版．北京：北京大学医学出版社，2020．

［3］钱铭怡，心理咨询与心理治疗（重排本）［M］．北京：北京大学出版社，2016．

［4］苏珊·艾尔斯，理查德·维泽．医学心理学［M］．洪炜，等译．北京：商务印书馆，2019．

［5］理查德·格里格，菲利普·津巴多．心理学与生活［M］．王垒，等译．19版．北京：人民邮电出版社，2016．

［6］彭聃龄．普通心理学［M］．5版．北京：北京师范大学出版社，2019．

［7］劳拉·E. 伯克．伯克毕生发展心理学［M］．陈会昌，译．北京：中国人民大学出版社，2022．

［8］朱金富，林贤浩．医学心理学［M］．北京：中国医药科技出版社，2016．

［9］姜乾金．医学心理学［M］．3版．北京：人民卫生出版社，2015．

［10］季建林．医学心理学［M］．上海：复旦大学出版社，2020．

［11］余毅震．医学心理学［M］．武汉：华中科技大学出版社，2020．

［12］中国营养学会．中国居民膳食指南（2022）［M］．北京：人民卫生出版社，2022．

［13］赵旭东．心身医学［M］．北京：人民卫生出版社，2022．

［14］杰拉德·科里．心理咨询与治疗经典案例［M］．谭晨，译．原著7版，中文2版．北京：中国轻工业出版社，2022．

［15］白波．行为医学［M］．3版．北京：人民卫生出版社，2018．

［16］刘新民，杨甫德．变态心理学［M］．3版．北京：人民卫生出版社，2018．

［17］雷秀雅．心理咨询与治疗［M］．2版．北京：清华大学出版社，2017．

［18］朱金富，李功迎．医患沟通学［M］．北京：高等教育出版社，2016．

［19］姚树桥．心理评估［M］．3版．北京：人民卫生出版社，2018．

［20］陆林．沈渔邨．精神病学［M］．6版．北京：清华大学出版社，2018．

［21］郝伟，陆林．精神病学［M］．8版．北京：人民卫生出版社，2018．

［22］美国精神医学学会．张道龙 等译．精神障碍诊断与统计手册［M］．5版．北京：北京大学出版社，2014．

［23］孙宏伟．心理危机干预［M］．2版．北京：人民卫生出版社，2018．

［24］吴爱勤，袁勇贵．中国心身医学实用临床技能培训教程［M］．北京：中华医学电子音像出版社，2018．